全国中医药行业高等教育"十四五"创新教材

中医系统论原理
——中医学与系统科学交叉的现代理论

（供中医学、中西医临床医学等专业用）

主　审　祝世讷

主　编　马淑然

副主编　黄海量　陈　云

中国中医药出版社
·北京·

图书在版编目（CIP）数据

中医系统论原理 / 马淑然主编 . —北京：中国中
医药出版社，2021.5
全国中医药行业高等教育"十四五"创新教材
ISBN 978-7-5132-6772-4

Ⅰ . ①中… Ⅱ . ①马… Ⅲ . ①中医学 Ⅳ . ① R2

中国版本图书馆 CIP 数据核字（2021）第 041486 号

中国中医药出版社出版

北京经济技术开发区科创十三街 31 号院二区 8 号楼
邮政编码 100176
传真 010-64405721
保定市中画美凯印刷有限公司印刷
各地新华书店经销

开本 787×1092 1/16 印张 16 字数 357 千字
2021 年 5 月第 1 版 2021 年 5 月第 1 次印刷
书号 ISBN 978 - 7 - 5132 - 6772 - 4

定价 64.00 元
网址 www.cptcm.com

社 长 热 线 010-64405720
购 书 热 线 010-89535836
维 权 打 假 010-64405753

微信服务号 zgzyycbs
微商城网址 https://kdt.im/LIdUGr
官 方 微 博 http://e.weibo.com/cptcm
天猫旗舰店网址 https://zgzyycbs.tmall.com

如有印装质量问题请与本社出版部联系（010-64405510）

全国中医药行业高等教育"十四五"创新教材

《中医系统论原理》编委会

内容提要

　　中医系统论是中医现代研究的创新方向和学科，它由山东中医药大学祝世讷教授于1980年开创，是中医学与系统科学的交叉产物，是中医现代研究和发展中具有突破和创新性质的研究。本书系统介绍了中医系统论的学科性质、特点，研究意义与进展，以及基本原理等关键性问题，使读者能对中医系统论有一个总体的理解，方便大家学习和应用。本书内容严谨，文字精练，具有学科创新性与前沿性，非常适合广大中医药师生及相关研究人员阅读参考。

前　言

　　本书是为高等中医药院校讲授中医系统论这门课程而编写的创新教材。中医系统论是中医学与系统科学交叉的现代理论，本书简要地介绍了中医系统论的学科性质、研究主题、学术价值和现实意义，重点讨论了七条基本原理。这门课程的第一部教材《中医系统论导论》由中医系统论研究和教学的开创者祝世讷教授于 1985 年编写，此后多年使用祝世讷先生的学术专著《系统中医学导论》等作为教材。本次编写《中医系统论原理》是对 40 年来中医系统论研究和教学的理论成果、教学经验的创新总结。

　　担任本书主编的是 1988 年首届攻读中医系统论专业硕士研究生、现北京中医药大学博士生导师马淑然教授。本书由祝世讷先生担任主审，亲自制定了本书的编写方案和编写提纲，执笔前两章，并提供其讲稿 1 部、专著 3 部、论文 168 篇供本书编写参考。参加本书编写的人员是多年从事中医系统论研究和教学的专家学者，各章的执笔分工为：祝世讷，第 1、2 章；马淑然，第 4、5、6 章；黄海量，第 7、8、9 章；陈云，第 3、10 章。其他编写人员还有：祝广钦（负责书中插图的绘制）、刘雷蕾、孙一珂、薛公佑（负责排版和正文的校对）、肖遥（负责参考文献的规范化）。音频朗读由薛公佑完成。在本书编写出版工作中，中国中医药出版社给予热情的支持和帮助，谨此致谢！

编委会

2021 年 1 月 6 日

目 录

第一章　绪　论 ▷▷▷▷

扫一扫，看课件

【导　读】

【教学目的与要求】

掌握：中医系统论的定义、研究对象、学科性质和特点。

理解：中医系统论研究的客观基础、现实需求、时代条件。

了解：中医系统论研究的创始、发展、成就、学习方法和应用方向。

【重点名词】 中医系统论　系统科学　人的复杂性　复杂性科学　研究性学习

　　　　　　　开放性学习　应用性学习

中医系统论产生于 20 世纪 80 年代，由中医学与系统科学交叉研究形成，以人的复杂性为研究方向，以系统科学原理来阐明和发展中医学的特色和优势，为中医学的现代研究和发展开辟突破和创新的道路。

第一节　中医系统论的性质和特点

中医系统论可定义为中医学与系统科学的交叉学科，"是中医学关于人的生命及其健康与疾病之复杂性的现代理论"[①]。

一、研究对象

中医系统论的研究对象是人的生命及其健康与疾病的复杂特性和规律。

中医学的研究对象是人的生命及其健康与疾病，系统科学的研究对象是世界的复杂特性和规律，作为两者交叉的中医系统论，其研究对象就是人的生命及其健康与疾病的复杂特性和规律（为便于表述，本书多处将其简称为"人的复杂性"）。

人的复杂性是中医系统论的研究对象。什么是复杂？它是宇宙演化产生的高级特性。由于其复杂，使人类的科学研究迟迟难以认清和破解它，迄今仍难确切定义。20世纪 80 年代倡导复杂性科学的美国圣菲研究所，在其专著《复杂》中描述了界定复杂之难：它"如此之新，其范围又如此之广，以至于还无人完全知晓如何确切地定义它，

---

① 祝世讷 . 中医系统论基本原理阐释［J］. 山东中医药大学学报，2021，45（1）：5-7

甚至还不知道它的边界何在，才是它的全部意义之所在。"①

目前，对复杂性研究得出的基本认识是，复杂的本质特征是"超还原"，即不可还原、反还原，以还原论观点不可理解，以还原论方法不可研究。钱学森指出：

"凡现在不能用还原论方法处理的，或不宜用还原论方法处理的问题，而要用或宜用新的科学方法处理的问题，都是复杂性问题，复杂巨系统就是这类问题。"②

世界的复杂性客观存在，但人类的科学研究长期未能深及，直到 20 世纪，才产生了专门研究世界复杂性的科学——系统科学（复杂性科学之一）。系统科学研究了复杂性，揭示和总结为系统特性和规律。复杂性科学研究了复杂性，揭示和总结为复杂特性和规律。系统科学与复杂性科学内在统一，研究的都是世界的复杂性，只是研究的角度和方法不同。

人是世界上最复杂的系统，其复杂性表现在人的生命及其健康与疾病中，需要有专门的研究来揭示和阐明。中医系统论是运用系统科学的理论和方法，来研究人的复杂特性和规律的现代理论。

二、学科性质

中医系统论是 20 世纪 80 年代，在中医现代研究中产生的一个新的研究方向，一门新的学科和理论，其性质有 4 个特点。

第一，是中医学与系统科学的交叉学科。这是中医系统论的首要特性。系统论是系统科学的基础理论，专门研究世界的复杂性，于 20 世纪 70 年代传入中国，与中医学交叉于人的复杂性研究，形成中医系统论研究。中医系统论研究是以系统论的理论和方法，来揭示和阐明中医学早已抓住的人的复杂性。这种研究既是中医学的——关于人的生命及其健康与疾病；又是系统论的——专门研究复杂特性和规律；两者交叉形成中医系统论的特有研究对象——人的生命及其健康与疾病的复杂特性和规律。对于中医学来讲，这是一个现代新兴的研究方向和学科——专门研究人的复杂性；由此形成一种崭新的现代理论——关于人的复杂性的系统论。而对于系统科学来讲，这是一种新的发展——从中医学已经抓住的复杂性入手，开拓和深化人的复杂性研究，形成系统科学在人学和医学的分支。因此，中医系统论既是中医学的现代理论，又是系统科学的新兴分支学科，是产生和发展于中国的系统论。

第二，是关于人的复杂性的理论。中医系统论的研究对象不同于中医学的其他学科或理论，是专门研究人的复杂性的理论。对于人的复杂性"知其然不知其所以然"是中医学的发展瓶颈，中医系统论专门来研究和破解这一发展瓶颈。由于人的复杂性广泛地呈现在健康与疾病的各个方面，因而中医系统论的研究也涉及各个学科领域，哪里有复杂性，就研究到哪里，带有横断和综合的性质。这样，中医系统论研究也就与各个学科具有交叉性，可以联系和运用于各个学科。

---

① 米歇尔·沃尔德罗普.复杂——诞生于秩序与混沌边缘的科学［M］.北京：生活·读书·新知三联书店，1997：1

② 钱学森.创建系统学［M］.太原：山西科学技术出版社，2001：7

第三，是中医学的现代理论。中医学对人的复杂性的认识历史悠久，早就开始形成系统论思想，但长期处于朴素水平，没有建立起关于复杂性的专门概念和理论。中医系统论是在现代条件下，以现代的系统科学原理，对中医学的系统思想及人的复杂性进行的现代研究，总结出现代认识，建立和发展为现代理论，是现代中医学的重要组成部分。

第四，属于理论医学范畴。中医系统论是中医学的，但不同于中医学的其他学科，而是专门研究人的生命及其健康与疾病的复杂特性和规律，是中医学的系统论，交叉于系统科学。系统论是一种世界观和方法论的统一体，是一种思维方式，属于理论医学范畴。其理论性的意义在于，从原理上揭开复杂性的面纱，为研究、理解、调理人的复杂性，提供基本原理和思路方法。

三、基本原理

中医系统论的基本原理，是对人的生命及其健康与疾病之复杂性的基本特性和规律的理论概括，是中医系统论最基本的理论，由其形成中医系统论的理论体系。

迄今为止，中医系统论的基本原理共研究和总结出七条：非加和原理、元整体原理、天生人原理、有机性原理、功能性原理、有序性原理、自主性原理。[①]

本书的主体内容就是介绍和论述这些基本原理。各条原理分别从不同的方面或层次，反映人的复杂性的不同特性和规律。从这里，可以认识和掌握人的复杂性的整体面貌及主要的特性和规律。

第二节　研究中医系统论的目的和意义

中医系统论研究有深厚的客观基础，紧迫的现实需求，特定的时代条件。中医学的现代研究和发展，把人的复杂性难题日益突出地提上当代日程，20世纪产生了破解世界复杂性难题的科学武器——系统科学。于是中医学与系统科学交叉于人的复杂性，产生了中医系统论研究。

一、人的复杂性客观存在是中医系统论的根基

中医系统论研究的是人的复杂性，人的复杂性之客观存在是中医系统论产生和发展的根基。没有人的复杂性，就没有中医系统论。有人的复杂性而不研究，也就没有中医系统论。

生命是宇宙演化至今形成的最复杂物质运动方式。人类是地球生命35亿年进化而来的最高级生命形态，浓缩了宇宙演化137亿年所形成的复杂性，是世界上最复杂的系统。人的复杂性客观地存在了几百万年，但人类的科学研究迟迟地没有进步到研究这种复杂性，人的复杂性成为科学研究长期未及的难题。

---

① 祝世讷.中医系统论基本原理阐释［J］.山东中医药大学学报，2021，45（1）：5-7

人的复杂性必然地表现在健康与疾病中，是医学迟早要追归的根本方向。问题在于，破解人的复杂性不是医学的任务，而是需要基础科学的研究来解决，特别是需要专门研究复杂性的学科来解决。1900 年之前的科学还没有进步到研究复杂性，没有为医学提供破解人的复杂性的理论和方法，医学还研究不了人的复杂性。直到 1900 年之后的现代科学，才进步到研究世界的复杂性，产生了专门研究世界复杂性的系统科学，才开始为医学研究人的复杂性提供必要的理论和方法，成为中医系统论产生的时代条件和科学条件。

二、中医学发展的内在矛盾是中医系统论产生的根本动力

所谓中医学发展的内在矛盾，是指中医学正确地认识并紧紧地抓住了人的复杂性，却不能破解它，认识停留于"知其然不知其所以然"，成为束缚中医学发展的瓶颈。

1. 经典中医学及其特色

中医学的发展分为经典中医学与现代中医学。"经典中医学是指发展到 1840 年为止的中医学"[1]，它在世界上最大的临床样本，对原生态的人及其健康与疾病连续考察和研究了几千年，广泛地接触、大量地认识、紧紧地抓住了人的复杂性，成为其根本特色。

所谓中医学的特色，实际上是指经典中医学的特色，是指有别于西医学（及其他医学）而独具的特点。它是什么？在 20 世纪 70 年代曾概括为整体观与辨证论治。这没有错，但是不深刻，不透彻，没有揭示本质。从现代科学来看，从中医学与西医学的全面比较来看，特别是从系统科学来看，中医学的特色就是认识和抓住了人的复杂性，是世界上较早研究人的复杂性的科学。中医学的这种特色，被现代科学越来越深刻地认识到，明确地将中医学称为复杂性科学。论称：

"中西医差异的焦点在于如何对待人的复杂性，中医是关于人的健康与疾病的复杂性的科学，可称为'医学复杂性科学'。"[2]

"中医是复杂性科学。"[3]

"中医是第一门复杂性科学。"[4]

2. 中医学的特色就是中医学的优势

所谓中医学的优势，应是掌握或占据医学未来发展方向的先机或主导。有些人将其概括为"简便廉验"，这也没有错，但同样不深刻，不透彻，更没有揭示本质。优势是从发展趋势来看，是优于掌握或占据未来发展的先机或主导之势。因此，中医学的特色就是中医学的优势。人作为世界上最复杂的系统，医学虽然可以几百年、几千年地不研究其复杂性，但迟早总有一天，一定要来研究。这一天已经到来，现代科学已经进步到研究世界的复杂性，开始关注人的复杂性，发现原来中医学早就在研究人的复杂性，代

① 祝世讷. 经典中医学与现代中医学［J］. 中国医药学报，1986，1（3）：6-7
② 侯灿. 后基因组时代的统一医药学——展望 21 世纪复杂性科学的一个新前沿［J］. 中国中西医结合杂志，2002，22（2）：84-87
③ 朱清时. 中医是复杂性科学，哲眼看中医［M］. 北京：北京科学技术出版社，2005：4-14
④ 祝世讷. 中医是第一门复杂性科学［J］. 山东中医药大学学报，2016，40（2）：99-101

表了医学的最新和未来发展方向。我国著名科学家钱学森坚定而明确地指出：

"说透了，医学的前途在于中医现代化，而不在什么其他途径。"

"人体科学的方向是中医，不是西医，西医也要走到中医的道路上来。"①

3. 中医学的发展遇到难破瓶颈

中医学的特色和优势是认识并抓住了人的复杂性。但正是在这里，中医学的发展遇到瓶颈——抓住了人的复杂性，却破解不了它。这是中医学发展的内在矛盾，破解这一矛盾是推动中医学现代发展的内在动力。

一方面，从经典中医学开始，就对原生态的人进行了几千年的考察，反复地大量地接触和认识了人的复杂性，总结了经验，建立了理论，抓住和代表了人类医学的发展方向。但是，人的复杂性的本质、机制、规律是什么，却不能揭示和阐明，认识只能"知其然不知其所以然"，这成为压在经典中医学头上的一层"天花板"。

另一方面，造成中医学对复杂性"不知其所以然"的症结，不在中医学，而在科学发展的水平。因为，研究和破解人的复杂性，不是医学的任务，而是基础科学的任务。到1840年为止，人类的科学研究还没有进步到探究世界的复杂性，没有为中医学破解人的复杂性提供科学理论和方法，使经典中医学没有条件和能力冲破头上的"天花板"。这种局限是历史和时代的，一旦新的时代提供了合适的新条件，中医学就一定要冲破这一瓶颈的束缚，从人的复杂性进行突破和创新，把中医学的特色和优势弘扬到现代水平。

中医学的这一发展矛盾早就存在，但长时间没有被认识清楚，没有具备破解这一矛盾的时代条件。特别是1840年后，中医学被排挤到为生存而斗争的困难境地，时代潮流淹没了中医学破解发展矛盾的方向和道路。历史的车轮在向东方转动，中医学终于迎来了新的时代条件，在20世纪后半叶出现了研究世界复杂性的系统科学。它传入中国与中医学交叉，开辟了中医学研究和发展的新局面——从研究人的复杂性进行突破和创新，为冲破中医学的发展瓶颈开辟道路。

三、中西医结合研究的深刻教训从反面警醒

为冲破中医学的发展瓶颈，医学家们进行过多种探索和努力，其中之一就是"中西汇通"。西医东渐，一批中医学家望借"他山之石"，以破中医学发展瓶颈，但结果却汇而难通。1949年新中国成立，毛泽东主席于1956年提出"中西医结合"，主张"把中医中药的知识和西医西药的知识结合起来，创造中国统一的新医学新药学。"②从此开始了中西医结合研究。

有不少人把冲破中医学发展瓶颈的希望寄托于中西医结合，两三代人为之付出了艰辛的努力，成就了医学发展史上的一项伟大实践。但是，60多年的实践证明，这种研究的方向偏离甚至背离人的复杂性，冲不破中医学的发展瓶颈。60多年的实践不无成

① 钱学森.论人体科学［M］.北京：人民军医出版社，1988：277

② 人民日报社论.认真贯彻党的中医政策［N］.人民日报，1959-01-25

就，概言之有三：一是开辟了中西医结合研究方向，造就了一支中西医结合学术队伍。二是创造了中医和西医双轨配合的"AA制"临床诊治模式，即在中西医两种基本原理不通约的情况下，临床诊治实行"两种诊断互参，两种理论双解，两种治法兼用，两种药物并投，两种疗效互补"。三是证明了中医学的基本原理与西医学不可通约，两者的分水岭在人的复杂性，这是根本的战略性成就。

实践证明，中西医结合研究破解不了中医学的发展瓶颈。关于中医学基本理论的中西医学研究证明，中医理论所反映的是人的复杂性内容，而西医学遵循的是还原论，它正是还原论的盲区。因此，就中医学基本理论进行的中西医结合研究，凡涉人的复杂性者，无不南辕北辙，无不一无所成。

例1，关于经络本质。曾列为国家重大基础研究项目，证明了经络的真实客观存在，所测循行路线与中医经典描述基本一致。但是，按西医学的观点将其本质归结为特定解剖形态，却完全失败。课题组专家们的结论：

"长期以来，一些学者一直寄希望于在神经血管之外，能找到经络独特的形态学基础，结果是一无所获。"[1]

"要想发现特殊的经络形态结构，迄今均告失败。"[2]

例2，关于阴阳本质。按西医学的观点和方法把阴阳本质归结为特定物质成分，提出："要探讨中医的阴阳本质和阴阳的物质基础，必须满足以下两个条件：①这种物质的生理作用应能解释阴、阳的主要表现，包括主要的临床证候及实验室指标，该种物质的代谢变化应与临床阴证、阳证（或阳虚、阴虚）的外观表现相对应，甚至这种物质的变化出现在前，虚证的症状表现在后，与中医关于阴阳对立统一的规律基本相符；②临床上出现阴证、阳证（或阳虚、阴虚）的动态变化时，这种物质也要有相应的动态变化。"[3]然而，探寻阴阳物质成分的各种研究，从细胞、分子直到亚分子水平，几十年无一成功，无果而不了了之。

例3，关于证的本质。进行了海量的中医辨证与西医辨病相结合的研究，力图从西医之病来解释中医之证的各种努力，同样均不成功。发现，证与病具有相关性或交叉性，有的一证与多病相关，有的一病与多证相关，但没有任何一证可"一对一"地与某病相对应；许多证不与任何病相关，存在大量"有证无病、有病无证"的复杂情况。专家们总结称："一个基本的现实是，一个证可以见于十几个或数十个病，在如此众多的疾病中找出证的某一特异指标是不实际的，而找出证的一组指标更是难上加难。"[4] "证是功能态，不企望肾阳虚证找到一个和西医直觉的、解剖的、形态的相对应的脏器或组织，而在于找到调节失衡的发病部位与治疗的调节点。"[5] 总之，"证"太复杂，远在还原论视野之外，力图把中医之证归结为西医之病，或从西医之病来揭示证的本质，没有

① 胡翔龙，等.中医经络现代研究［M］.北京：人民卫生出版社，1990：256
② 季钟朴.现代中医生理学基础［M］.北京：学苑出版社，1991：434
③ 沈自尹.中医理论现代研究［M］.南京：江苏科学技术出版社，1988：43
④ 梁茂新，等.中医证研究的困惑与对策［M］.北京：人民卫生出版社，1998：53-55
⑤ 沈自尹.对中医基础理论研究的思路［J］.中国中西医结合杂志，1997（11）：643

也不可能成功。

总之,中西医结合研究的 60 多年实践,向中医学提供了深刻的教训——中西医学的分水岭在人的复杂性,而现行西医是还原论医学,背离人的复杂性。现有的中西医不能在人的复杂性上进行结合,更不能依靠西医或中西医结合来冲破中医学在人的复杂性上遇到的发展瓶颈。中医学要从人的复杂性进行突破,不能靠还原论医学,不能靠中西医结合,必须另辟蹊径,寻找和掌握真正研究复杂性的科学武器,开辟真正从人的复杂性进行研究和突破的道路。在现实条件下,唯一可行的选择,就是掌握和运用研究世界复杂性的系统科学,开辟针对人的复杂性的现代研究,此路就是中医系统论。

四、系统科学是研究人的复杂性的必然产物

1900 年开始的现代科学革命,方向之一是向世界的复杂性进军,建立和发展了关于世界复杂性的系统科学。首先建立的是系统论、控制论、信息论、耗散结构理论、协同学、超循环理论、系统工程学等。1980 年由中国著名科学家钱学森倡导,把研究世界复杂性的各项理论统一起来,建立起系统科学体系。系统科学的研究和发展又产生了众多新学科,包括钱学森倡导的人体科学研究、人体功能态研究、思维科学研究、中医学的系统科学研究等。

系统科学在中国的研究和发展不能不"中国化"。一方面,系统科学研究向人的复杂性深入,发现了中医学,成为研究人的复杂性的突破口。另一方面,中医学为冲破发展瓶颈而探寻破解人的复杂性的科学武器,找到了系统科学。这两种发展趋势相交叉,历史必然和逻辑必然地形成中医系统论研究。

中医系统论所要破解的复杂性难题历史悠久,而所用的科学武器是崭新的最现代的系统科学。中医系统论作为交叉学科,不仅是中医学与系统科学的交叉,更是历史性矛盾和现代条件的交叉,是以最现代的科学条件来破解孕育和积累了上千年的中医学发展的内在矛盾。这是一种饱含历史深度的时代性突破。

五、钱学森的战略引领

中医系统论的研究和发展,离不开中国著名科学家钱学森的战略引领和具体指导。他站在时代和科学的前沿,对中医系统论的研究和发展,战略性地提出一系列重大见解。他第一次明确地指出,人是开放复杂巨系统,对人的研究必须有系统观,即运用系统科学进行研究;第一次明确地指出,中医学研究的就是人的复杂性,形成的是系统论思维;第一次明确地指出,中医学现代研究要抓系统论,要运用系统科学;第一次明确地指出,中医现代化会引起科学革命,甚至东方式文艺复兴。

钱学森以战略家的胆识引领了中医系统论研究。

第一,指出人体科学一定要有系统观,而这就是中医的观点。他说:

"西医起源和发展于科学技术的'分析时代',也就是为了深入研究事物,把事物分解为其组成部分,一个一个认识。这有好处,便于认识,但也有坏处,把本来整体的东西分割了。西医的毛病也就在于此。然而这一缺点早在 100 年前恩格斯就指出了。到

大约20年前终于被广大科技界所认识到，要恢复'系统观'，有人称为'系统时代'。人体科学一定要有系统观，而这就是中医的观点。"①

"中医的优点，它的突出贡献，或者它的成绩，就在于它从一开始就从整体出发，从系统出发。"②

第二，指出人体科学和医学的方向是中医，西医也要走到中医的道路上来。他说：

"说透了，医学的前途在于中医现代化，而不在什么其他途径。"

"人体科学的方向是中医，不是西医，西医也要走到中医的道路上来。"③

"我们那些正统派的西医不重视的东西，甚至不知道的东西，在现代科学里已上升到非常重要的位置，这就是系统科学。系统的理论是现代科学理论里的一个非常重要的组成部分，是现代科学的一个重要组成部分，而中医的理论又恰恰与系统科学完全融合在一起……中医的看法又跟现代科学中最先进的、最尖端的系统科学的看法是一致的。"④

第三，强调中医现代化必须运用系统科学，要抓系统论。他说：

"把系统科学、系统论的方法用于研究我们人体是唯一的，不用这个是不行的……"⑤

"系统观点是必需的，只有用系统的观点才能逐渐使人体科学建立在一个科学的基础上。"⑥

"中医现代化要抓什么？你要问我的话，那我就很清楚地说是系统论，系统的观点。"⑦

第四，指出中医的现代化会引起科学革命。他说：

"中医的理论和实践，我们真正理解了、总结了以后，要改造现在的科学技术，要引起科学革命。"⑧

"真正中医现代化的问题，恐怕21世纪再说吧！现在不行，办不到。假如21世纪办到了，那是天翻地覆的事儿，是科学要整个改变面貌，整个世界也会大大的有所发展。"⑨

第五，认为揭开人的复杂性奥秘将带来东方式文艺复兴。他说：

"以气功为核心的中医理论、气功、人体特异功能是开展人体科学研究的一把钥匙。"⑩

① 吕炳奎.对当前中医工作中几个问题的看法［J］.上海中医药杂志，1981（4）：1
② 钱学森.人体科学与当代科学技术发展纵横观［M］.北京：中国人体科学学会，1994：172
③ 钱学森.人体科学与当代科学技术发展纵横观［M］.北京：中国人体科学学会，1994：301
④ 钱学森.论人体科学［M］.北京：人民军医出版社，1988：277
⑤ 钱学森.人体科学与当代科学技术发展纵横观［M］.北京：中国人体科学学会，1994：265
⑥ 钱学森.人体科学与当代科学技术发展纵横观［M］.北京：中国人体科学学会，1994：263
⑦ 钱学森.人体科学与当代科学技术发展纵横观［M］.北京：中国人体科学学会，1994：299
⑧ 钱学森.创建人体科学［M］.成都：四川教育出版社，1989：68
⑨ 钱学森.创建人体科学［M］.成都：四川教育出版社，1989：73
⑩ 钱学森.开展人体科学的基础研究［J］.自然杂志，1981（7）：1

"要是这样做下去，等于第二次文艺复兴。"①

1985年，钱学森得悉祝世讷开创中医系统论研究，先后六次亲笔来信，给予热情鼓励和具体指导。他在信中写道：

"据我所知，国内外研究中医的工作很多，工作大都是仪器测定，比较定量而严格，您似未引用。当然，这些工作也往往由于不知道系统论而未能解决问题……但这正是您可以大有作为之处。用系统论一点，'点石成金'！"

"您如能把中医固有理论和现代医学研究用系统论结合起来，那么在马克思主义哲学指导下，一定能实现一次扬弃，搞一次科学革命。"（1985年6月25日信）

"我并不是个中医，但我认为传统医学是个珍宝，因为它是几千年实践经验的总结，分量很重。更重要的是：中医理论包含了许多系统论的思想，而这是西医的严重缺点。所以中医现代化是医学发展的正道，而且最终会引起科学技术体系的改造——科学革命。

中医现代化最终也是医学现代化——科学现代化！"（1985年9月23日信）

总之，中医系统论是在系统科学主导下破解人的复杂性的研究。没有系统科学就没有中医系统论，就开辟不了破解人的复杂性的研究道路，系统科学是中医系统论的生命线。

第三节　中医系统论研究进展

中医系统论研究的开创和发展，经过四十多年，确定了方向，形成了理论，建立了学科，在科研和临床得到广泛应用，取得了一系列重要成果。

一、中医系统论研究的开创

中医系统论研究由山东中医药大学祝世讷教授于1980年开创。

祝世讷1980年出席全国自然科学方法论第一次学术讨论会（北京），首次提出研究和发展中医学的系统观点和方法②；1981年出席中国自然辩证法研究会成立大会（北京），发表《医学的系统时代与中医》③；1982年首次就中医学系统论思想的研究进行总结，发表《略论中医的系统论思想》④；1983年出席全国首届医学方法论学术讨论会（青岛），大会发言"医学方法：从还原模式走向系统模式"；1984年出席"2000年的中医"论证会（北京），大会发言"中医学与系统论"，主张"创立中医系统论和系统工程"⑤；1985年为本校研究生开设"中医系统论"的课程，到北京中医学院、南京中医学院讲

---

① 钱学森.论人体科学［M］.北京：人民军医出版社，1988：117

② 中国自然辩证法研究会筹备委员会.科学方法论研究［M］.北京：科学普及出版社，1983：279-283

③ 祝世讷.医学的系统时代与中医［J］.医学与哲学，1982，3（3）：7-9

④ 祝世讷.略论中医的系统论思想［J］.山东中医学院学报，1982，6（2）：30-34

⑤ 祝世讷.创立中医系统论和系统工程［N］.健康报，1985-01-06

授"中医系统论的研究与应用"；1988年招收培养中医系统论方向的硕士研究生。

中医系统论研究逐步深入和展开，至2020年发表研究论文近200篇。祝世讷出版学术专著共9部，其中5部是关于中医系统论的，即《中医系统论导论》（1985年）、《中医系统论》（1990年）、《中西医学差异与交融》（2000年）、《中医系统论与系统工程学》（2002年）、《系统医学新视野》（2010年）。

1990年中国人体科学学会成立中医系统理论专业委员会。标志着中医系统论研究从自发阶段进入有组织有领导的自觉阶段，中医系统论这一研究领域和新兴学科已经形成，并扎根于系统科学和人体科学的深厚基础。祝世讷在成立大会上做"论中医系统论"报告，阐明了中医系统论的研究对象、学科性质、学术特点、研究内容、发展趋向，论证了中医系统论研究的意义和任务，提出了中医系统论的五条基本原理。指出："中医系统论是一门正在兴起的新学科，是关于人的健康与疾病的系统规律的学说。它以经典中医学的系统论思想为基础，运用现代系统科学进行发掘和发展，形成作为中医学与系统科学交叉的专门理论，为发展医学系统论奠定基础。系统论思想是中医学术的思想精髓，是中医特色的实质和核心，研究和发展中医系统论，可为中医学的独立发展开辟道路，是实现中医现代化的思想基础，也是系统科学在人体领域应用研究的需要。"[1]

中医系统论研究的理论成果，总结为中医系统论基本原理，它是对人的生命及其健康与疾病的最基本的复杂特性和规律的揭示和总结。1985年总结为4条[2]，1990年总结为5条[3]，2000年总结为6条[4]，2020年总结为7条[5]。随着对人的复杂性研究的深入，会总结出新的基本原理。

2018年第二届中国系统科学大会召开（北京），祝世讷应邀到大会做报告"中医系统论研究"。2019年中国科学院数学与系统科学研究院编纂《系统科学进展》，将祝世讷的《中医系统论研究》作为中国系统科学研究的重要进展编入。

二、中医系统论研究的主要进展

中医系统论研究是以人的复杂性为方向，从研究中医学的系统论思想入手，抓住中医学对人的复杂性"知其然不知其所以然"的矛盾，向"知其所以然"逐步地展开和深入，努力地为全面认识人的复杂性开辟研究道路。

1. 认清和阐明中医学的系统论思想

认清和阐明中医学的系统论思想，是中医系统论研究的前提和基础。这一研究着重解决三个认识问题：

第一，确认中医学的系统论思想。

① 祝世讷.论中医系统论［J］.山东中医学院学报，1990，14（6）：8
② 祝世讷.论中医系统论导论［M］.济南：山东中医学院，1985：29-93
③ 祝世讷.论中医系统论［J］.山东中医学院学报，1990，14（6）：8-13
④ 祝世讷.中西医学差异与交融［M］.北京：人民卫生出版社，2000：248-250
⑤ 祝世讷.中医系统论基本原理阐释［J］.山东中医药大学学报，2021，45（1）：5-7

由于中医学广泛地接触、大量地认识、紧紧地抓住了人的复杂性，形成如实地反映和遵循人的复杂性的观点和方法，可称为复杂性思想，系统论称之为系统论思想。也就是钱学森所论，人体科学一定要有系统观，而这就是中医的观点；中医理论包含了许多系统论的思想。

对于中医学的系统论思想，经研究得出一种基本认识："中医虽然起源和主要地发展于古代，带有古代整体论的某些特征，但它具有许多超过那个时代一般发展水平的惊人创造。现代系统论的几个基本原则，如整体性原则、联系性原则、有序性原则、动态性原则等，都可以在中医学找到相应的原始思想。中医学的系统论思想之丰富和深刻，堪称系统论的一种'雏形'。"[1]

第二，探究中医学形成系统论思想的根源。

中医学为什么形成系统论思想？研究证实，基于两种特定条件。

一是事实基础，根于人的复杂性。人是世界上最复杂的系统，中医在世界上最大的临床样本，从人的自然本态，不间断地连续研究了几千年，如实地认识了人的复杂特性和规律，由此必然地形成系统论思想。

二是思想基础，源于中国传统的系统论思想。"中国传统思想文化的主干是系统论思想"[2]，从来没有西方那种原子论和还原论，中医学是在中国传统的系统论思想的孕育和指引下，研究和认识人的复杂性，把中国传统的系统论思想与对人的复杂性的医学认识统一起来，形成中医学特有的系统论思想。

第三，界定对中医学系统论思想的基本评价。

首先，界定中医学的思维方式是系统论的，不是还原论的，在性质上必须与还原论划清界限，不可模糊，不可混淆。中医学研究的是人的生命及其健康与疾病的复杂性，这是中医学的特色和优势，系统论思想是其实质和核心，以此为分水岭形成与西医学的方向相悖和视域隔阂。对于中医学的系统论思想及其与还原论的相悖性，必须认清和坚持，不然就难以理解和研究中医学所抓住的人的复杂性，就难以认清和坚持中医学的特色和优势。

其次，界定中医学系统论思想的发展水平是朴素的，没有达到现代系统论的科学水平，需要划清与现代系统论的界限。中医学系统论思想的朴素性，在于对人的复杂性只做了临床观察和一定理念思考，认识局限于经验的总结、现象的描述、猜测性的思辨，没有揭示人的复杂性的本质和规律，没有提出"复杂性"和"系统"之类专门概念，并且未进行专门的理论思考和总结，认识和理论没有达到现代水平。需要以深入研究和揭示人的复杂性为基础，把中医学的系统论思想提高到现代系统科学的水平。[3]

2.挖掘和总结经典中医学的系统论思想

研究证明，经典中医学的特色和优势，就是认识并抓住了人的复杂性，据以形成系统论思想，就是遵循人的复杂性来认识和调理健康与疾病的思想。问题在于，中医学

① 祝世讷.系统中医学导论［M］.武汉：湖北科学技术出版社，1989：61

② 刘长林.中国系统思维［M］.北京：中国社会科学出版社，1990：14

③ 祝世讷.中医系统论与系统工程学［M］.北京：中国医药科技出版社，1993：176

真实地这样做了，但却是自发地，没有上升到自觉的程度——没有意识到这是系统论思想，更没有做出系统论的理论总结。

是现代系统科学首先发现和认清了，指出中医学有系统论思想。那么，中医学有哪些系统论思想？把它找出来，予以阐明，这是中医系统论研究的首要任务。

这种研究绝非将系统论的概念和观点套一套就行，而是要对经典中医学的理论和实践进行全面的考察，将中医学形成的系统观点和方法，从其理论和实践中找出来，并从其理论和实践予以阐明。

研究发现，经典中医学所认识和抓住的人的复杂性，内容众多，涉及理法方药各个方面，包含了系统论的各项基本原理的多项内容，需要以事实为依据，从现代系统论进行剖析，做出新的总结。例如人的整体复杂性、人天关系复杂性、人的有机复杂性、人的功能复杂性、人的生态复杂性、人的有序复杂性、人的自主复杂性等，所涉问题重大而深刻，内容丰富而具体。就以系统论的原理为纲，抓住这些问题和内容进行系统论的研究，以事实为据地进行挖掘和总结，发展成为中医系统论的首要理论，即1985年总结的4条基本原理（整体性原理、联系性原理、有序性原理、动态性原理）。①

这种研究从两个方面实现了突破和创新。一是深度挖掘，中医形成的系统论思想贯彻于中医的理论和实践，但又淹没于其中，从来没有意识到是系统论思想，更没有进行专门总结。本研究是第一次作为系统论思想来鉴别和挖掘，将其从中医的理论和实践中找出来，研究和认定其系统论性质，这是中医学自我认识和评价的一种突破和创新。二是现代总结，即对挖掘出来的中医学系统论思想，从系统科学进行现代总结，用系统论的现代概念、观点、原理进行概括和表述，把认识从朴素水平提高到现代水平，发展成为一项现代理论——中医系统论。这是对中医学术思想的一种突破和创新。

3. 努力破解"不知其所以然"的复杂性难题

中医系统论研究的硬任务，是破解中医学对人的复杂性"不知其所以然"的问题，为突破中医学的发展瓶颈开辟道路。

经典中医学对人的复杂性认识到并抓住了，但认识处于"知其然不知其所以然"的状态。"知其然"是认识到了，中医学据以形成了自己的系统论思想。"不知其所在然"是没有揭示其本质和规律，这是经典中医学的局限。中医系统论的现代研究就是要冲破这种局限，这需要从经典中医学的视野之外，掌握和运用现代的新条件，从经典中医学的视野之外进行更高、更深、更广的探究，力争将那些"不知其所以然"的复杂特性和规律，从人身上找出来，在人身上加以阐明。

这种研究，必须冲破经典中医学的研究视野，必须以系统科学原理来引领，必须补充大量的现代科学关于人的复杂性的最新研究成果，由此而发现和揭示经典中医学所没有认识到的新事实、新规律，据以进行中医系统论的新总结。

例如，关于人的整体性，中医学有鲜明的整体观，有理论、有实践。但是，人的整体与机器有何不同？人的整体为何不可分解？有什么东西不可分解？人的整体观为何包

---

① 祝世讷.中医系统论导论［M］.济南：山东中医学院，1985：29-93

括天人相应？对于这类问题经典中医学"不知其所以然"。中医系统论需要就此进行开拓性研究，遵循系统科学原理对人的复杂性作纵深探讨，去认识和掌握新的事实和规律。研究证明，人不是机器那样的组合系统，而是分化系统；人的整体是元整体，不是合整体，元整体不可分解；人作为元整体，是整体产生和决定部分，部分的健康与疾病是整体的健康与疾病的表现或产物；人的整体不等于部分之和，整体产生了系统质，它是整体不可分解的东西；人是宇宙（天）分化而生的子系统，因天生人，故人应于天。通过这些研究，逐步揭开人的整体复杂性面纱，阐明了中医学整体观的深层内涵[①]。围绕人的整体复杂性，研究建立起三条原理——非加和原理、元整体原理、天生人原理。

再如，中医学认识到人的生命在健康与疾病中有自主调理特性。总结了阴阳自和、八字金丹（惩忿窒欲，少食多动）等，但其机制没能揭示清楚，也没做出更高的理论概括。中医系统论研究中移植和应用了现代系统自组织理论，认清人是世界上最高级的自组织系统，研究了人的自组织特性和规律，发现人的健康与疾病的背后，是自组织机制和过程的正常与否，健亦健在自组织，病亦病在自组织，愈亦愈在自组织，故疾病防治的关键是依靠、调动、发挥人的自组织机制进行自主调理，这正是中医学疾病防治的基本原理。据此，中医系统论总结为中医学的自主性原理。

中医系统论就中医学"不知其所以然"的复杂性问题进行的研究、突破、创新众多。有些重要成果总结为专门的原理，大量研究成果充实到所论的各项基本原理中，成为中医系统论研究人的复杂性的新进展。

4. 为破解人的复杂性进行深度探究

中医系统论研究并不局限于破解中医学的那些"不知其所以然"的复杂性问题，而是有更高远的目标——深入而全面地研究和揭示人的复杂性。这种研究要冲破中医学的已有研究视野，以系统科学特别是其最新研究为主导，吸收现代科学关于人的复杂性的最新研究成果，进行 21 世纪条件下的更高突破和创新。

人的生命及其健康与疾病究竟有哪些复杂特性和规律？医学应怎样地认识和遵循它来进行调理？这些问题太重太深，医学迫切需要，科学研究才刚开始探及，中医系统论研究出于现实迫切需求，开始就此进行探索。

首先，从复杂的"超还原"性，来研究人的不可还原、反还原的特性。初步认识了十多项，这种特性更具体地表现为"非机器"性。以机器模式来理解和研究人，是还原论医学的突出特征，1747 年拉美特利发表《人是机器》，"勇敢地宣称"人就是机器。祝世讷于 1997 年发表《人不是机器》，以纪念《人是机器》发表 250 周年，第一次系统地从"非机器性"来论述人的复杂特性。指出："人的机体是世界上最复杂的物质形态，人的生命运动是世界上最高级的运动形式，它具有与机器相同的物质性，并包含着一些机械运动，有着类似机器的许多特征；但是，这毕竟只是人的最简单的部分特性，此外还有物理的、化学的、生物的、思维的等较高级的和最高级的物质特性和运动形式，是无法用机器来类比、用机械运动规律来解释的，是"超机器"或"非机器"的。在今天

---

① 祝世讷 . 对中医整体观的理解需要深化［J］. 南京中医学院学报，1995，11（1）：1-3

的认识水平上，人不同于机器的基本特性至少可简要地概括出以下十个方面。"这十个方面包括：发生起点不同；形成机制不同；调节方式不同；代谢作用不同；结构与功能的性质和关系不同；稳定的性质不同；有序性不同；信息交换不同；思维功能不同；社会属性不同。①

其次，围绕人的复杂性，现代科学研究提出了许多新的事实、理论、规律，可供研究和思考。其中，不少在中医学的理论和实践中有所涉及，更多的则在中医学的现有视野之外，可据以开拓和深化对人的复杂性的研究。例如，①关于健康与环境，要从人是开放系统认清生命与环境的复杂关系，生命是环境的产物，与环境不可分割地联系（交织）在一起，人与环境的关系是健康和疾病的基础；在宇观、宏观、微观不同层次有不同的特性和规律，需要分别而又综合地认识和处理；②关于心神与机体，心神比心理更加深刻和复杂，不可还原简化为心理；心神与生命的关系更加深刻和复杂，表现在生理和病理过程中，不可还原为物质成分或因子；③关于宏观与微观，生命的复杂有微观表现，但更多地表现在宏观及以上层次，正如海啸包含水分子运动，但不能从水分子揭示海啸的本质；生命与地球、与太阳系、与银河系乃至整个宇宙的关系，才是人的生命更复杂的内容；④关于实体与关系，人的生命包含着复杂的实体，但生命的复杂更在关系，相互作用产生复杂；生命中的实体是关系的产物，是关系网的网上钮结，需要从关系网来调理实体；⑤关于结构与功能，人是功能系统，是耗散结构，依靠物质和能量的耗散来建立和维持；结构就是过程流，需要把建立和维持结构的功能（A）与由结构产生和负载的功能（B）区分开来，把结构与功能关系的两个层次及其病变区别开来；⑥关于人的结构，绝非只有解剖形态，其复杂在非解剖结构；人的结构是人的生命中由相互作用形成的组织、网络，不仅有空间的，更有时间的、功能的、数学的；⑦关于能与熵，人的生命是热力学系统，能量耗散的内在本质是熵的变化，在不可逆的熵增加背景中，从环境吃进负熵是生命的本质，负熵化机制正常与否是健康与疾病的深层机制；⑧关于有序与无序，序是生命的深层本质，健康不只是稳定，而是保持特定有序度的稳定；有序化的机制是负熵化和信息增加，其失常为熵病；这些只有系统科学研究了，不可还原为物质成分或因子；⑨关于预防与治疗，生命的本质是自我更新、自我复制、自我调节的统一；人的本质是在此基础上形成的自然属性、思维属性、社会属性的统一；人的病变既可发生于两个"统一"，又可发生于每个"统一"内的各项具体内容；人是最典型和高级的自组织系统，病变和防治的基础都在人的自组织特性和机制，需要依靠和发挥人的自组织特性来防治疾病。②

人的复杂性是现代科学刚刚开始探索的领域，而关于世界复杂性的研究正在更宽的领域深入，已经从哲学、数学、宇宙学、物理学等方向进行的探索，崭新地发现和总结了的许多复杂特性和规律，为促进人的复杂性研究提供了支持，开辟着新的道路，令人鼓舞。

---

① 祝世讷.人不是机器［J］.医学与哲学，1997，18（11）：612-615
② 祝世讷.中医文化的复兴［M］.南京：南京出版社，2013：181-189

三、中医系统论的教学

祝世讷在进行中医系统论研究中，于山东中医学院开创了中医系统论教学。

1983—1984 年，为硕士研究生开设"中医系统论"讲座。

1985 年，正式在山东中医学院为各专业硕士研究生开设公共课"中医系统论"（40 课时／年），编印了专用教材《中医系统论导论》。1990 年拓展为本科各专业和各类进修班的选修课。迄今已近 40 年，教师更替三代。

1988 年，首次招收培养以"中医系统论"为主攻方向的硕士研究生。总结教学经验，发表《应开辟系统科学的教学》。①

四、从中医系统论到系统中医学

中医系统论研究的是人的复杂特性和规律，以及如何从人的复杂特性和规律来认识和调理健康与疾病？这是系统中医学的研究任务。

所谓系统中医学，是遵循人的复杂特性和规律来认识和调理健康与疾病的医学。它是中医现代研究的新方向、新学派。其特点是以系统科学为主导，以中医系统论研究为基础，从人的复杂特性和规律来认识和调理健康与疾病。它是中医系统论的医学化、实践化、操作化。

1989 年祝世讷出版《系统中医学导论》，开始从中医系统论研究向系统中医学研究转化和深入，开创了系统中医学研究。这是中医系统论研究最为重要的进展。

系统中医学是中医系统论研究的必然归宿，更是中医现代研究和发展的必由之路。在中医学现代研究的多种探索中，系统中医学最具方向性和可行性。因为，它以中医学紧紧抓住的人的复杂性作为研究方向，掌握和运用能够破解人的复杂性这一发展瓶颈的科学武器——系统科学，真正地能把中医学推进到现代研究和发展的新阶段和新水平。

近 40 年来，为推进系统中医学的研究和建设，祝世讷进行了多种努力，其研究和进展主要有以下几个方面。

第一，强调和捍卫中医学的特色和优势。从中医系统论研究认清了中医学的特色和优势在于抓住了人的复杂性，而且这一方向不仅是中医学的，更是整个医学的。但是，近百年来对中医学的各种"现代研究"，却发生了还原论对中医学的这一正确方向的干扰、扭曲、异化，偏离或背离了中医学的特色和优势。因此，必须拨乱反正，以端正、坚持、强调中医学的根本方向——研究人的复杂性。为此，祝世讷在《山东中医药大学学报》先后开辟 4 次专栏，发表系列研究文章 50 余篇，进行拨乱反正式的批判和论证。包括"中医学重大理论问题系列研究"（1996—1998 年）②、"中医药自主创新思路研究"（2007—2008 年）③、"中医问题访谈"（2009—2010 年）④、"中医真理探究"（2015—2016

① 祝世讷.应开辟系统科学的教学［J］.中医教育，1988（5）：42-43
② 祝世讷.中医学重大理论问题系列研究［J］.山东中医药大学学报，1996（1）-1997（6）
③ 祝世讷.中医药自主创新思路研究［J］.山东中医药大学学报，2007（1）-2008（6）
④ 祝世讷.中医问题访谈［J］.山东中医药大学学报，2009（1）-2009（6）

年)①。所论的基本问题是，中医学是从人的复杂性来认识和调理健康与疾病，复杂性内容不可还原，不能搬用还原原理，像提纯"燃素"或"热素"那样，将人的复杂现象的本质归结为物质成分。着重就中医的一些基本理论问题，如阴阳本质、经络本质、五藏本质、证候本质、中医治疗原理等，进行理论的探讨和论证，框正思路和方法。在此基础上，就偏差和混乱较多的中药方剂原理问题，进行了重点研讨，出版了专著《中国智慧的奇葩——中医方剂》(海天出版社，2013 年)。着重地批判了按还原论把中药和方剂西化的方向性错误，指明中药是中医化的自然药物，方剂是药性的组织化和复杂化，阐明和强调了中医学的中药方剂原理。

　　第二，进行了系统医学的研究和探索。从系统科学研究人的复杂性而发展的，不应仅仅是系统中医学，更应是全面的系统医学。为此需要把中医系统论研究推进到医学系统论研究，进而发展系统医学研究。祝世讷于 2010 年出版了《系统医学新视野》，探索系统医学的研究和发展之路。书中提出，医学的发展方向是在系统科学主导下研究人的复杂性，从人的复杂性来认识和调理健康与疾病。这个方向的发展需要批判还原论，掌握和运用系统论，认识和遵循人的生命及其健康与疾病的复杂特性和规律。这是一场学术思想的深刻革命，是医学的研究方向和学术视野的重大转变，绝非从文字或名称上套用"系统"概念就能办到的。

　　第三，研究和总结系统中医学的基本原理。中医学怎样超出还原论视野，独到地认识和抓住了人的复杂性？研究发现，最为重要的最少有七条：一是系统论思维，没有系统论思维就不能认识和掌握人的复杂性。二是以人为本，即健康与疾病之本在人，在人的生命，舍此就认识不到也抓不住人的生命的复杂性。三是超解剖，在太平间里，人死了人体还在；健康与疾病的复杂性不在解剖形态，不在太平间，不在解剖台上。四是辨证论治，人的生命失常为病是复杂过程，即"病机—病证—病候"病变系统，注重特异性病因和病灶就背离复杂性。五是生态调理，生命有态，其态之正常与否为健康与疾病，弃态而只问物质成分或理化指标就背离复杂性。六是中药方剂，原理在复杂机制，中药是中医化的自然药物，方剂是中药药性的组织化，以复杂药效应对复杂病证是中医的药治之道。七是阴阳，其本质是宇宙对称破缺，是从宇宙阴阳、万物阴阳来认识和调理人身阴阳，从根本上远超还原论。这些，是中医学认识和抓住人的复杂性的基本方向、途径、节点，是中医学超越还原论医学的基本点，是系统中医学的基本原理。祝世讷新著《中医学原理探究》做了理论总结，认为中医学因此成为中国的第一大科技发现与发明，在科学史和医学史上创造了四大奇迹，中医现代化就是这些基本原理的现代发展，势必复兴为人类新医学的主旋律，成就中医学发展的第六个辉煌千年。②

　　系统中医学是个新开辟的研究方向，以其复杂性之深所具的发展潜力之大，吸引着越来越多的探索者，出现了众多新研究和新成果。有代表性的如：系统辨证脉学研究（山东）、系统针灸学研究（北京、山东）、中医系统论指导的经络和五运六气研究（广

① 祝世讷 . 中医真理探究［J］. 山东中医药大学学报，2015（5）-2016（6）
② 祝世讷 . 中医学原理探究［M］. 北京：中国中医药出版社，2019

东）、热成像技术支持的能量医学研究（北京）、五神辨证研究（山东）、中医整体化医疗研究（山东）等，都达到了相当的深度和水平。

2018年山东中医药大学成立系统中医学研究所，召开首届系统中医学与中医系统工程学术研讨会。2019年，山东中医药大学附属医院设立系统中医学研究所临床基地；《山东中医药大学学报》开辟"系统中医学研究"专栏，连续发表研究论文；第三届中国系统科学大会（2019长沙）正式开辟系统中医学专会场；中华医学会医史学分会第十五届三次学术年会（2019）邀请祝世讷到会做"系统中医学研究的历史和影响"报告，标志着系统中医学进入医学史的研究视野。

总起来说，中医系统论研究虽然已有40多年历史，但从发展全局来看，目前还处于奠基阶段，所取得的进展和成果是阶段性的。需要研究而未研究的问题还太多，已经进行的一些研究也还有许多需要深入和拓展的方面，迫切地需要后续研究进一步的突破和创新，以发展为更加成熟的现代中医系统论。特别是系统中医学，作为中医现代研究的新兴方向和学派，更需要进行开拓和深化。因为教学和教材所限，不断涌现的许多新研究和新成果未能编入，希望有志者以本书为线索，进行新的思考和探究，以期把中医系统论和系统中医学的研究推进到新世纪、新千年的时代高度。

第四节　学习中医系统论的方法

中医系统论是一门新课程，如何学习和掌握，指导思想和学习方法需要注意以下几点。

一、认清本课程的性质和特点

中医系统论的性质和特点，重点掌握三条：

第一，交叉性。是中医学与系统科学的交叉学科。它是中医学的，是关于人的生命及其健康与疾病的；又是系统科学的，是专门研究复杂性的；两者交叉，交叉点在人的复杂性，即人的生命及其健康与疾病的复杂特性和规律。这是本学科的根本性质。

第二，创新性。它不是中医学的经典理论，而是1980年以来新创的。其具体内容涉及经典中医学的理论和实践，但研究的是人的复杂性，特别是要破解经典中医学的诸多"不知其所以然"，要特别注意其突破和创新。

第三，实践性。人的复杂性现实地存在于病人身上，反映在中医的理论和实践中。学习本课程就是要正确地认识和理解人的复杂性，树立关于人的复杂性的系统科学的观点和方法，以便在医学研究和临床防治中正确地处理所面临的复杂性问题。

二、抓住关键词："人的复杂性"

所谓人的复杂性，全称应为"人的生命及其健康与疾病的复杂特性和规律"。这是本课程全部理论的核心，也是本课程的突破和创新之点，亦是本课程与其他课程相区别的焦点。抓住"人的复杂性"，就掌握了本课程的核心和本质。

同时需要认识到，人的复杂性客观存在了几百万年，但人类的科学研究直到 1900 年之后才开始探究它。而中医系统论是第一次专门地研究人的复杂性，也仅仅是个开始，研究远不深入和全面，有待后续研究揭示的未知问题甚多。抓住人的复杂性，就抓住了中医系统论研究的未来，也抓住了整个医学未来研究和发展的根本方向。这个研究方向将在 21 世纪成为热点。

三、重点掌握基本原理

中医系统论的基本原理，是对人的最基本的复杂特性和规律的理论概括。它是本课程的基本理论，形成中医系统论的理论体系。

人有什么复杂性？中医系统论的七条基本原理第一次给出了明确回答，这七条基本原理是人的复杂特性和规律的七个基本方面。学习中医系统论，理解人有什么复杂性，就要学习和掌握这些基本原理。学习中需要注意三点。

第一，人的复杂特性和规律客观地存在于人身上，问题在于是否研究和认识它。中医系统论第一次专门地研究它，首先认识和掌握了这七个基本方面。当然，人的复杂特性和规律绝非只有这七个方面，需要后续研究更加全面地揭示和阐明。

第二，对于人的这些复杂特性和规律，经典中医学早就接触了、认识了、抓住了，但认识水平只达到"知其然不知其所以然"。现代系统科学提供了破解"知其所以然"的理论和方法，中医系统论的基本原理就是运用系统论的概念、观点、理论，向"知其所以然"的求解和总结。每条原理都呈现出中医学与系统科学相交叉的性质和特点。

第三，各条原理从不同方面或层次反映着人的复杂性，都鲜明地"超还原"。必须遵循系统科学的理论和方法，以人身的客观存在为依据来理解它。必须抵制和批判还原论才能正确地理解它，试图在系统论与还原论之间折衷或融合，历史和实践已经证明根本行不通。

四、研究性、开放性、应用性地学习

由于本课程的交叉性、创新性、实践性，需要创新学习方式和方法。

第一，要研究性学习。本课程所讲主要是中医系统论的研究方向和主题，及迄今的研究进展。已有的研究成果需要掌握，为的是站在前人肩上，更上一层楼。不要满足和停留于本课程的现有水平，要学以致思，提出和探究新的问题。例如，人究竟有什么复杂性，在健康与疾病中怎样表现？该怎样认识和处理？目前的医学，就此有何差异、矛盾、混乱？怎样解决？

第二，要开放性学习。中医系统论的研究方向是人的复杂性，这是一个深度和难度极大的科学领域，面临需要解决的问题太多。学习本课程不应局限于所讲内容，要以本课程为导向，深入地学习和掌握系统科学和复杂性科学，以根本性地提高研究复杂性的能力和水平。应广泛地关注现代科学对世界复杂性的研究，特别是关于人的复杂性研究的新进展和新成就，积极地学习和吸收，以推进对人的复杂性的创新研究。

第三，要应用性学习。学习本课程的应用方向有三点。一要端正中医学的学术思

想，认定和坚持中医学的系统论思想，划清与还原论的界限。二要把中医系统论贯彻到临床，从人的复杂性来认识和调理健康与疾病。三要把中医系统论贯彻到科研，坚定地从人的复杂性来研究健康与疾病，在系统科学指引下进行突破和创新，抵制和批判按照还原论来"以西解中"的错误倾向。

【思考题】

1. 怎样从人的复杂性来理解中医系统论的研究对象和性质？
2. 如何理解中医学与系统科学相交叉的交叉点和交叉效应？
3. 中医系统论怎样为中医现代研究和发展开辟道路？
4. 你认为中医系统论还应研究什么现实问题？

第二章　还原论与还原论医学 ▷▷▷▷

扫一扫，看课件

【导　读】

【教学目的与要求】

掌握：医学思维方式的定义、作用、差异、螺旋式发展。

理解：还原论的根源、原理、局限。

了解：还原论医学的性质、特点，医学还原论的局限和困难。

【重点名词】 原子论　还原论　整体论　系统论　思维方式

系统论是通过批判和突破还原论的局限而产生的，中医系统论也是在批判和突破医学还原论的过程中研究和发展的。为要理解和掌握中医系统论，就必须了解还原论和还原论医学，特别是还原论给医学带来的局限和困难，及还原论转向系统论的历史必然和逻辑必然。

第一节　思维方式及其发展

所谓系统论、还原论，都是医学（科学）的思维方式问题。要了解什么是系统论、还原论，就须先了解什么是思维方式及思维方式的发展。

一、思维方式

医学（科学）的思维方式，是医学如何理解、研究、解决医学问题的立场、观点、方法的思想体系，是世界观和方法论的统一体，其核心是世界观（生命观、人观、健康观、疾病观、医学观）。

在医学（科学）研究中，思维方式具有战略性定向和引领作用。它决定着从什么样的立足点、着眼点、着重点来观察研究对象；决定着从什么方向寻找问题的答案，怎样预设可能的答案及寻找答案的途径和方法；因而战略性地决定着研究的成败。思维方式在科学研究中的作用，可用物理学家海森堡的一句话来概括：

"我们所观察的不是自然的本身，而是由我们用来探索问题的方法所揭示的自然。"①

---

① 海森堡.物理学与哲学［M］.北京：商务印书馆，1981：24

所谓"探索问题的方法",就是指思维方式,其在科学研究中的作用主要是:

第一,决定着怎样理解研究对象。包括研究对象的性质和特点,研究的方向和焦点,研究什么、忽略什么。

第二,决定着提问题的角度和性质。立足点、着眼点、着重点不同,会从不同的角度提出不同问题。

第三,决定着研究的方向和视野。提问的性质决定着寻找答案的方向和领域(应答域),形成研究的倾向性。

第四,决定着研究的思路和方法。不同的提问需要不同的思路和方法来解答,由此决定用不同的知识、手段和操作程序。

第五,决定着研究的成败。思维方式与研究对象及所提问题相符,则研究会顺利并成功,不然则会失利或失败。

世界是复杂的,人们认识世界的思维方式同样复杂多样。不同的思维方式各有特点,可分别从不同角度认识丰富多彩的世界。在科学研究中,对于同一研究对象或科学问题,不同的思维方式会以不同的观点和方法来认识和处理,形成不同的意见或学派。

最简单的例子是"盲人摸象"。常见的现象是,一个人,售货员见了问他要买什么货;教师见了问他要读什么书;警察见了问他要报什么案;医生见了问他要看什么病;到了医院,也是内科问内,外科问外,妇科问妇,儿科问儿。这类职业分工或职业病的背后,都有思维方式问题。在科学研究中,这种情况往往更加深刻和有影响,典型的如对"人"的不同认定:

化学家说:"人是碳原子的产物。"

生物学家说:"人是细胞的聚集体。"

天文学家说:"人是星河的孩子。"

人类学家说:"人是体表特征的缓慢积累,可立的双足,敏锐的目光,勤劳的双手和发达的大脑。"

考古学家说:"人是文化的积累者,城市的建设者,陶器的创造者,农作物的播种者,书写的发明者。"

心理学家说:"人是复杂非凡的大脑的拥有者,具有思维和抽象能力,这种才能压倒他从其动物祖先那里继承来的其他天性。"

文学家说:"人是唯一知道羞耻或者需要羞耻的动物。"

神学家说:"人是犯罪和赎恶这出大闹剧中恭顺的参与者。"

社会学家说:"人是他所归属的社会的依次更替的塑造者。"

对于同一事物形成不同的认识非常自然,思维方式在其中的作用至关重要。科学研究追求的是客观真理,应当研究思维方式在其中的作用和规律,认清如何使思维方式与研究对象恰到好处地吻合。

二、不同思维方式的并列和相悖

人的思想复杂,科学研究的学术思想也复杂,由此而形成和贯彻在科学研究中的思维方式更复杂。科学研究的发展史证明，科学研究的思维方式之不同，值得注意的是并列和相悖现象，特别是其在科研认识中的作用效应。

第一，并列互补。即两种或多种不同思维方式并列，可对同一事物认识或强调其不同方面，即"见仁见智"，以其相互补充，可形成较全面的认识。这种情况常见，鲁迅在杂文《绛洞花主·小引》中有例述曰：《红楼梦》是中国许多人所知道，至少，是知道这名目的书。谁是作者和读者姑且勿论，单是命意，就因读者眼光而有种种：经学家看见《易》，道学家看见淫，才子看见缠绵，革命家看见排满，流言家看见宫闱秘事……"不同的思维方式各有喜闻乐见，容易形成片面性甚至偏执性。智慧者能高而驭之，常常集思广益、博采众长，医院的诊治也常会诊，均为其义。

第二，见同谓异。即两种不同的思维方式认识同一事物，所"见"相同而所"谓"不同。《周易·系辞》就此而论曰："仁者见之谓之仁，知者见之谓之知。"这是"见之"相同，"谓之"相异。虽然见的是同一事物，但"仁者谓之仁，智者谓之智"。这种仁智之异，不在事物本身，而在见者的"谓之"不同。谓，指认识所得的结论、论断、解释。由于思维方式的存在，使研究的认识过程并非摄影式的直接反映，而是经过了思维方式的处理。由于每种思维方式都有其特定的"方式"，由该方式进行模式化的选择和判断，然后做出该"方式"的论断、解释（即谓之）。科学研究中的许多认识差异或矛盾，往往是由"谓之"不同造成的。中西医结合临床防治的"AA"制配合诊疗，是对同一疾病（或病人）进行"两种诊断互参，两种理论双解"，就是典型的"仁者见之谓之仁，知者见之谓之知。"（《周易·系辞上》）这是思维方式发挥作用的一种规律性，即认识差异的发生，不在本体层次，而在认识层次，是本同而谓不同。

第三，并存相悖。即两种思维方式同时并存，虽然认识同一事物，但是认识的方向和视野相悖，"仁者见仁不见智，智者见智不见仁"。这种相悖性不在事物本体，也不在认识过程，而在认识者的思维方式相悖，即"仁者不见智，智者不见仁"。"仁者"和"智者"是思维方式的拟人化，"仁者不见智，智者不见仁"是两种思维方式的相悖性。这种相悖性的典型是中医学与西医学。研究的是同一对象——人的健康与疾病，所"见"所"谓"不但不同，而且相悖，两者的基本原理不可通约。其根源在于中医学的思维方式是系统论的，西医学是还原论的，是还原论与系统论的相悖性。这种相悖性不在研究对象本身，不在认识过程，而在思维方式，思维方式的相悖性是不可逾越的鸿沟。

三、思维方式的螺旋式发展

随着科学和医学的发展，其思维方式在不断地进步和提高，在几千年的发展过程中，大体经历了三个发展阶段，即古代整体论，近代还原论，现代系统论。这三个阶段，沿着螺旋上升的轨迹前进和发展。

1. 古代整体论

在古代条件下，由于生产水平和科学水平低下，人们没有条件和手段把研究对象打开，不能研究和认识事物内部的各个部分和细节，只能从整体着眼、着手，从整体水平进行研究和认识。古代医学同样如此，无法了解人的健康与疾病的内在细节，只能从人的整体水平来认识和调节。这是一种整体性思维，包括整体观点和整体方法。

人们在研究思维方式的历史发展时，为与近代还原论和现代系统论相对应，有时把古代的整体性思维称为"整体论"。这样称谓，在事实上有所依据，但在理论上不能成立。因为，古代确实有整体观点和整体方法，但是没有整体"论"，没有关于整体思维的理论。既没有整体"论"的概念、理论、原理，也没有代表人物和专门论著，构不成"论"。因此，严格地讲，古代是整体性思维，没有"整体论"。

古代整体性思维的特点主要有二：

第一，整体观点。把人理解为一个整体，视疾病为整体的人发生的异常，因而关注的是"人病""治人"。经典中医学的整体观，希波克拉底学派强调的"整体的人"，是其典型代表。

第二，整体方法。对疾病的认识和调理，都从人的整体着眼、着手，研究其整体性内容和规律，治疗是整体性调理。

古代整体性思维产生于古代，受时代条件的限制，不可避免地存在局限。

第一，模糊性。没有把人的整体打开，无法了解人的内部结构和功能，无法了解健康与疾病的内在细节和微观内容，因而对整体的认识也是模糊和笼统的。

第二，直观性。当时没有必要的技术手段来延长人的感觉器官，对人的健康与疾病的考察只能靠人的感觉器官的直接感知，认识限于直观范围。因受人的视觉、听觉、嗅觉、味觉、触觉等生理阈值的限制，认识的广度、深度、精度都十分有限。

第三，思辨性。研究需要得出认识或结论，但所掌握的事实常不充分更不精确，不得不采用古代通行的思辨方法，用演绎推理来填补事实的不足，用类比和猜测来说明未知。这样做有时包含某种天才的猜想，在逻辑上满足自圆其说，但也带着许多漏洞甚至谬误。

对于整体性思维的这种局限，恩格斯作过深刻的剖析，指出：

"这种观点虽然正确地把握了现象的总画面的一般性质，却不足以说明构成这幅总画面的各个细节；而我们要是不知道这些细节，就看不清总画面。"[1]

"在希腊人那里——正因为他们还没有进步到对自然界的解剖、分析——自然界还被当作一个整体而从总的方面来观察。自然现象的总联系还没有在细节方面得到证明，这种联系对希腊人来说是直接的直观的结果。这里就存在着希腊哲学的缺陷，由于这些缺陷，它在以后就必须屈服于另一种观点。"[2]

整体性思维的这种局限、逻辑必然地要走向其反面——打开整体，去了解部分和细节。于是，自然而必然地转化为另一种思维方式——还原论。

2. 近代还原论

还原论思维是 16 世纪以来在欧洲形成和发展的，其方向是克服整体论的局限，打

---

① 恩格斯.反杜林论［M］.北京：人民出版社，1970：18
② 恩格斯.自然辩证法［M］.北京：人民出版社，1984：48

开整体去研究和认识事物的内部细节。

还原论是古希腊的原子论在近代欧洲复兴的产物。原子论认为,原子是不可再分的最小物质粒子(莫破质点),是世界的本原,由其组合成世界万物。原子论在中世纪被宗教神学压制,16世纪在欧洲近代科学革命中复兴,成为欧洲近代科学革命的世界观和方法论,形成还原论思维。欧洲近代科学革命在还原论的引导下,对研究对象进行分解,力图还至其本原——不可再分的"原子",来揭示根源和本质。

还原论是原子论在欧洲近代科学革命中复兴的思想成果,是近代科学革命冲破古代整体论的局限,打开整体向内部结构和微观细节进行突破的学术思想,由各学科向自然界进行的分解还原研究得到了成功和验证,并以牛顿和笛卡尔为代表进行了理论总结,成为16世纪以来400多年的主导性思维方式。

恩格斯总结称:

"把自然界分解为各个部分,把自然界的各种过程和事物分成一定的门类,对有机体的内部按其多种多样的解剖形态进行研究,这是最近四百年来在认识自然界方面获得巨大进展的基本条件。"[1]

还原论对整体论的突破是合理的,研究世界的可还原性内容也是合理的。由于世界的复杂性,有可还原的内容,也有不可还原的内容,客观上存在着还原研究的边界和极限。还原研究400多年,终于达到了研究的边界和极限,显露出还原论的局限和困难。正如美国社会学家托夫勒所论:

"在当代西方文明中得到最高发展的技巧之一就是拆零,即把问题分解成尽可能小的一些部分。我们非常擅长此技,以致我们竟时常忘记把这些细部重新装到一起。"[2]

1900年人类社会进入现代历史,开始了现代科学革命。在还原论达到的边界和极限处,揭示出"超还原"的复杂性,产生了研究世界复杂性的系统论,形成全新的关于世界复杂特性和规律的系统论思维。

3. 现代系统论

系统论是遵循世界复杂特性和规律的思维方式,其基础是现代科学对世界复杂性的揭示和总结。20世纪开始现代科学革命,其方向就是冲破还原论的局限,从还原论视野之外,研究和揭示不可还原、反还原的复杂性,最敏感也最早突破的是生命的复杂性问题。美籍奥地利生物学家贝塔朗菲于20世纪20年代提出"有机论",40年代建立起超出生物学领域的一般系统论,后来有多人研究发展为更广泛的系统论。

贝塔朗菲的系统论研究始于对还原论的局限的揭露和批判。他指出,还原论的基本原理不符合生物特性,主要是其简单相加观点、机械观点、被动反应观点,否定和割断相互作用关系等。他提出有机论以代替还原论,认为活的东西的基本特征是组织,还原论所忽视并否定的,正是生命中最基本的东西。认为需要一种新的思维方式来取代还原论,并以生命为典型总结了复杂特性和规律的基本原理,建立起一般系统论的理论体

① 恩格斯. 反杜林论 [M]. 北京:人民出版社,1970:18

② 普利高津. 从混沌到有序 [M]. 上海:上海译文出版社,1987:5

系，标志着系统论思维方式的形成。

从贝塔朗菲开始，关于世界复杂性的研究日益深入，先后出现了众多新学科。包括信息论、控制论、系统工程学，及后来的耗散结构理论、协同学、超循环理论；就世界的复杂性研究和揭示了分形、混沌、突现、非线性、随机性、自适应、自组织等特性和规律，宣告"系统时代"的到来。1980 年由中国科学家钱学森倡导，把这些学科统一起来，建立起系统科学，开始了对世界复杂性的全面探究。这标志着，系统论思维开始上升为主导地位。

4. 螺旋式上升发展

科学和医学的思维方式，从古代的整体论转变为近代的还原论，又发展为现代的系统论，这是一种"否定之否定"的螺旋式发展。还原论冲破整体论的局限，打开整体认识了部分和微观，并把认识的焦点集中于此；系统论又冲破还原论的局限，重新回到整体，从研究系统的整体复杂性入手，展开对世界复杂性的认识。问题在于，系统论所研究的，已经不是古代整体思维中的那种模糊笼统的整体，而是揭示了其复杂性的系统整体，着重地研究和认识了系统的复杂特性和规律。系统论所研究和认识的这些复杂特性和规律，是整体论和还原论都不可企及的盲区，是系统论对整体论和还原论的划时代的根本性突破。

系统论所研究的系统，虽然注意的焦点从部分和微观回到了整体，这与古代的整体论相近，但绝不相等。系统论所关注的整体，是被揭示出复杂性的系统，其复杂特性和规律是古代的整体性思维根本达不到的，系统论以对复杂性的研究和认识进到了新的时代高度。实际上，从整体论到还原论再到系统论的这种辩证发展，是一种螺旋式上升。三者之间，既有内在的历史继承性，又隔着螺旋间的时代性差距。这种螺旋发展不是重复，而是前进和上升，是螺旋式上升发展。正如列宁所说：

"发展似乎是重复以往的阶段，但那是另一种重复，是在更高基础上的重复（'否定的否定'），发展是按所谓螺旋式而不是按直线式进行的；发展是飞跃式的、剧变的、革命的。"[①]

这种螺旋式上升发展是历史的逻辑，人们陷于螺旋发展的浪潮中，不清醒时往往会产生困惑、迷茫。历史的逻辑不可抗拒，天才的头脑在于及时地认清并自觉地遵循这种逻辑。

第二节　还原论思维

还原论思维是 16 世纪以来形成和发展于西方的思维方式。它以突破古代整体论思维的局限为方向，在复兴古希腊原子论的基础上发展而成。400 多年来，在近代科学技术的革命和发展中，以西方为主要舞台形成和发展，显示出其合理性，也暴露出其局限性。

---

① 列宁. 列宁选集. 第二卷［M］. 北京：人民出版社，1972：584

一、还原论的形成

"还原"的本义是简化、缩减、降级、归并。"还原论"作为一种思维方式，有人称为"还原主义"（reductionism），是世界观和方法论的统一体，其核心是原子论世界观。

1. 欧洲特有的原子论

原子论是欧洲特有的哲学思想，它源于古希腊的原子论。其主要代表是留基伯、德谟克利特、伊壁鸠鲁等。原子论认为，世界的物质本原是原子（Atomos，莫破质点），世界万物都由原子组合而成。德谟克利特（前460—前370）认为："一切事物的本原是原子和虚空"，在原子和虚空之外没有一种东西是真实的；原子是绝对者，不可分，不可入；原子是永恒的，不生不灭；原子数量无限多，在虚空中运动，结合起来就是物体，分散开来物体就消失。

原子论作为一种世界观，其观点有三：

第一，原子莫破。原子论的核心是"原子"（Atomos），是最小的莫破质点。原子是本原的，无其来源，是绝对者，永恒者，不生不灭，不可入，不可分。

第二，原子是世界的本原。世界的物质本原是原子，由原子组合成世界万物，是世界万物的产生者和决定者，追溯世界万物的本原，就追溯到原子。

第三，原子组合成世界万物。原子是"莫破质点"，是"宇宙之砖"，世界万物都由原子（一层一层地）组合而成，因而可以分解，一层一层地分解到原子，就还到了其本原，即"还原"。

2. 原子论在近代的复兴

原子论因其唯物论性质，在中世纪被否定和埋没一千多年，直到1626年法国国会还以死刑来禁止原子论。在欧洲近代的文艺复兴、资产阶级革命和科学技术革命中，原子论得以复兴。

首倡原子论复兴的是布鲁诺，他重申了原子论的哲学思想。其后是科学家们的加入，伽利略从物理学对原子论做了复兴；法国数学家、天文学家伽桑狄新创"微粒说"，认为原子不只是物质的最小颗粒，而且具有惯性质量，用以描述均匀空间里的物体运动。

牛顿按其力学原理复兴为机械原子论。认为原子是不可再分的最小微粒；原子之间有吸引、排斥两种作用力，吸引使原子结合，排斥使原子分离；物体的粒子按其大小分为几个等级，大粒子中包含着小粒子，小粒子中包含着更小的粒子，最小的粒子是原子。牛顿的这一思想随着其力学成就的影响形成"机器"模式的组合性世界观。

道尔顿把原子论引入化学领域，认为一切物质皆由最小的不可再分的质点组成，这些质点就是原子。他提出了化学的原子概念，化学元素的本质就是原子；原子既不可创造也不可消灭；在一切化学变化中原子的属性不变；化合与分解反应就是原子的组合与还原。此后，阿伏伽德罗提出了"原子—分子论"，揭示原子是参加化学反应的最小质点，分子由原子组成。

经过两百年的努力，科学家们把哲学思辨的"原子"，研究发展成为能实证的可实验操作的有原子量的实物，并据以形成了作为科学思想的原子论世界观和方法论。该观点认为，世界的本原为不可再分的原子，世界万物由原子组合而成；可通过实验对具体的研究对象进行分解或组合，组合或分解的规律可从力学、物理学、化学进行研究和解释；并找到了"组合—分解"的理想模型——机器，以机器模式来理解和解释世界成为那个时代最革命的科学理论，笛卡尔写了《动物是机器》，拉美特利发表了《人是机器》。

原子论的复兴建立起了"科学的"原子论，原子被科学证明为最小的物质颗粒，从哲学上认定所谓物质就是原子，原子就是物质，世界的物质性就是原子性，世界万物都由原子组合。欧洲科学史家丹皮尔论道：

"这是一种信仰，它相信，坚硬不破的死的物质，或牛顿的坚实不可穿透的质点，或现代物理学中的复杂的基本质点，乃是宇宙的唯一的终极实在；思想与意识不过是物质的副产品；在物质底下或以外，更没有什么实在。"[①]

3. 笛卡尔和牛顿的理论总结

对于还原论思维的形成，笛卡尔和牛顿为代表的理论总结起了重大作用。

笛卡尔提出，世界万物由分散的要素组合而成，宇宙是一架机器，植物和动物同样是机器，人的身体也是一架机器，整个世界自然地按力学定律运转，世界的一切包括生命都可以按照其各个部分的排列和运动来加以解释，可以像拆卸机器一样地进行分解研究。他的名著《方法论》第一次明确地表述了还原论的基本思想，在方法论四条规则的第二条写道：

"把我所考察的每一个难题，都尽可能地分成细小的部分，直到可以而且适于加以圆满解决的程度为止。"[②]

笛卡尔的这一方法论规则，成为还原论的方法原理，300 年后的科学家们更清楚地体会到其历史价值，指出：

"这种分析的推理方法可能是笛卡尔对科学的最伟大贡献。一方面，它已经成为现代科学思维的基本特征，在发展科学理论和实现复杂的技术项目中被证明是极为有用的。正是笛卡尔的方法使得美国国家宇航局有可能把人送上了月球。另一方面，过分强调笛卡尔的割裂成碎片的方法成为我们一般思维和专业学科的特征，并且导致了科学中广泛的还原论的态度——一种相信复杂现象的所有方面都可以通过将其还原为各个组成部分来理解的信念。"[③]

牛顿则以其力学原理建立起了机械性的原子论世界模式。认为世界万物像机器一样，是按力学原理由零部件组装起来的，它在结构上可以分为若干层次，因而应当也可以按层次进行分解，直到作为其本原的最终的实体原子。牛顿按照这种世界观，提出了

---

① 丹皮尔.科学史.上册［M］.北京：商务印书馆，1975：281

② 北京大学哲学系.十六—十八世纪西欧各国哲学［M］.北京：生活·读书·新知三联书店，1958：110

③ 卡普拉.转折点［M］.成都：四川科学技术出版社，1988：41

"分解—还原"的方法论原理：

"在自然科学里，应该像在数学里一样，在研究困难的事物时，总是应当先用分析的方法，然后才用综合的方法……用这样的分析方法，我们就可以从复合物论证到它们的成分，从运动到产生运动的力，一般地说，从结果到原因，从特殊原因到普遍原因，一直论证到最普遍的原因为止。"①

在牛顿看来，整个宇宙像一架机器一样，在一个永不改变的法则支配下，不断地、永远地运转。巨大的宇宙机器完全是因果决定的，发生的一切都有一定的原因，一定的原因产生一定的结果，只要认识该系统在任何时刻的任何状态的所有细节，原则上就可以绝对地预言该系统任何一个部分的未来。这种"牛顿模式"随着牛顿力学的普及在科学中逐步上升到教条的地位。

这样，到18世纪，以笛卡尔和牛顿为代表，还原论的基本观点和方法论已经成型，在欧洲近代科学革命中，逐步上升到主导地位。所谓科学研究就是进行还原研究，非还原的研究不被认为是科学研究，甚至认为是不科学的。这种以分析还原为主导的科学研究，持续了数百年，发现和揭示了世界的可还原性内容和规律，得到了事实的检验和证明，还原论思维走向成熟，自然地上升到统治地位。在16世纪以后的400多年，成为整个自然科学的主导思维方式，甚至被奉为教条。恩格斯在19世纪末叶总结道：

"把自然界分解为各个部分，把自然界的各种过程和事物分成一定的门类，对有机体的内部按其多种多样的解剖形态进行研究，这是最近四百年来在认识自然界方面获得巨大进展的基本条件。"①

20世纪的科学家们认识到：

"到了20世纪初，这些观念已经成为大多数科学研究的基础。"②

"这种还原论的态度根深蒂固地渗透到我们的文化之中，以至于经常被看作是科学的方法。其他的科学也接受了这种古典物理学的力学观和还原论，把它们看作是对实在的正确描述，并以此来构造自己的理论。"③

"在当代西方文明中得到最高发展的技巧之一就是拆零，即把问题分解成尽可能小的一些部分。我们非常擅长此技，以致我们竟时常忘记把这些细部重新装到一起。"④

二、还原论的基本原理

还原论思维的基本原理，可概括为三条：

第一，原子论。复兴古希腊的原子论，发展为近代西方的科学原子论。认为原子是本原的最小物质单元，是不生不灭的绝对者，原子就是物质，物质就是原子；原子是世界的本原，世界万物都由原子组合而成；因此把事物分解还原到原子，就找到了其本原，就追溯到了事物的本质和终极根源。

① 塞耶·牛顿自然哲学著作选 [M].上海：上海人民出版社，1974：212
② 斯蒂芬·罗思曼.还原论的局限 [M].上海：上海译文出版社.2006：19
③ 弗里乔夫·卡普拉.转折点 [M].成都：四川科学技术出版社，1988：41
④ 普利高津.从混沌到有序 [M].上海：上海译文出版社，1987：5

　　第二，组合论。认为世界万物都由原子组合而成，或原子一层一层地组合而成，因而可以进行分解、还原。也因此，事物的基础或本质在原子（部分、微观），要认识事物的本质，就要从部分和微观来揭示。

　　第三，分解还原论。从原子论与组合论导出的方法论，必然是分解还原论。组合论导出分解论，原子论导出还原论，将事物分解还原到其本原——原子，就可找到和阐明其根源和本质。所谓还原，就是还原到事物的本原——原子，从原子可做出本原性解释。

　　还原论的这些基本原理，在实际运用中还衍化出更一般的思想观念。主要有：整体由部分组成，应该也可以把整体分解（还原）为部分来研究和解释；宏观由微观组成，应该也可以把宏观分解（还原）为微观来研究和解释；高级运动由低级运动组成，应该也可以把高级运动分解（还原）为低级运动来研究和解释，等等。其中，特别流行的是认为，较为高级和复杂的现象（运动方式），由较为低级和简单的现象（运动方式）组成，因此应该也可以将高级和复杂的现象（运动方式），还原为较为低级和简单的现象（运动方式）来研究和解释。而按有些学科或学者的理解，自然界存在着普适的基本规律，"认为自然界中所有的现象都能够解释为——即能够被还原为——某种关于自然的基本规律。"[①]

　　现代关于还原论的定义，有代表性的是：

　　《自然辩证法百科全书》："认为复杂事物是一些更为简单、更为基本的成分的集合体或组合物，主张把复杂的事物分解为较简单的成分来加以研究。后来，凡是主张物质的高层次现象（如生命现象）均可用低层次的规律（如物理、化学规律）来解释的，都被认为是还原论。"[②]

　　《中国大百科全书》："通常指生物学中试图把生命运动形式归结为物理—化学运动形式，用物理—化学规律取代生物规律的一种思潮。18—19世纪的还原论用力学规律取代生物学规律，其著名代表有：J.O.de.拉美特利与L.毕希纳（1824—1899）等人。20世纪的还原论者把生物学规律还原为分子运动规律，甚至把人类活动还原为低等动物的反应，再把这些反应还原为物理—化学过程。现代还原论的代表人物有J.洛布（1859—1924）与K.F.沙夫纳。"[③]

　　《简明不列颠百科全书》："哲学中的一种观点。它认为每种东西都是一种更为简单的或更为基本的东西的集合体或组合物。凡表示这类东西的辞句都可以用表示更为基本的辞句来解释或下定义。因此凡认为物体是原子的集合体，或认为思想是感官印象的组合体，这样的观点都属于原子论。"[④]

---

① 斯蒂芬·罗思曼.还原论的局限［M］.上海：上海译文出版社，2006：21

② 查汝强.自然辩证法百科全书［M］.北京：中国大百科全书出版社，1995：187

③ 中国大百科全书出版社.中国大百科全书.哲学.Ⅰ［M］.北京：中国大百科全书出版社，1987：315

④ 本书部译.简明不列颠百科全书.第4卷［M］.北京：中国大百科全书出版社，1985：47

三、还原论在近代科学中的实践

还原论思维的形成，是历史发展的逻辑必然，有近代科学革命的现实需求，有逻辑的和现实的深刻合理性。

第一，历史必然性。人类对世界的研究，发展到近代必然地要冲破古代整体论的局限，发展对部分和微观细节的研究和认识，必然地需要走向还原论研究，这是还原论产生和发展的逻辑必然和历史必然。16世纪开始的欧洲近代科学革命，就是沿着这一方向，打开整体向部分和微观细节突破，还原论必然地成为这个时代的主导思想。可以说，没有还原论就没有近代科学革命，没有近代科学革命也就没有还原论。

第二，现实合理性。还原论之所以形成，并在近代科学革命中成功地运用，还在于现实世界有可还原的存在，或者，近代科学所研究的对象存在可还原性，因而可用于当时的科学研究。现有事实证明，世界上确实存在组合系统，对组合系统确实可以进行分解还原。这是还原论的现实合理性。

还原论的合理性在近代欧洲两次科学革命和技术革命中得到了实践的检验，证明是可行的、成功的，发挥了重大突破作用，显示出其革命意义和科学价值。

第一次科学革命发生于16至18世纪。1543年哥白尼出版《天体运行论》，宣告近代科学革命的开始，以太阳中心说推翻统治欧洲一千多年的托勒密地球中心说；此后伽利略在物理学、开普勒在天文学领域突破创新，至1687年牛顿出版《自然哲学的数学原理》，完成了经典力学的集大成。第一次技术革命也发生在这个时期，代表性成就是发明蒸汽机（1787年），机器生产代替手工劳动，带来机械化和工业革命。

第二次科学革命发生于18至19世纪。从静电学、静磁学研究发展到恒稳电流和电磁感应研究，1873年麦克斯韦出版《电学和磁学论》完成经典电磁学的集大成。第二次技术革命也发生在这个时期，电磁学推动了电磁技术的研发，发电、电动、输变电技术迅速发展，电力取代蒸汽力，带来电气化时代。

欧洲近代的科学革命实际上就是对自然界进行的分解还原研究，从整体向部分、从宏观向微观进行开拓和突破，各个学科都取得系列重大进展和成功。

例如，力学，分解认识了分力与合力、作用力与反作用力、惯性力与加速作用力；光学，把光还原为电磁波的运动，把可见光分解为红、橙、黄、绿、青、蓝、紫七色；声学，把声还原为振动的波，认识了波长、频率、周期；电学，把电现象还原为电子运动，认识了电荷、电流、电压；化学，建立了"分子—原子"论，把分子还原到原子，认识了化合、分解反应规律，及原子量、分子量，还原到了几十种化学元素并发现化学元素周期律；物理学，把原子还原为原子核和电子，又从原子核分解出质子和中子；生物学，把生物体分解到器官、组织、细胞三个大层次，建立了细胞生物学，又把生命运动还原为物理和化学运动，开始研究亚细胞的蛋白质、核酸等。

四、还原论的严重局限

还原研究的400多年，还原论思维发展到了顶峰，也达到了其极限和转折点，还原论的局限性日益明显地暴露出来。其局限性主要有两个方面，一是还原论原理的内在缺陷，包含着根本性错误；二是还原论思维的时代性局限，它产生于近代，仅仅适用于近代科学，当科学跨入现代阶段，开辟了全新的研究领域，还原论就不再适用。

1. 还原论原理的内在缺陷

还原论的原理，是对世界的可还原特性和规律的揭示和总结。正是在这里，虽然经过众多科学家和哲学家的论证，坚持和发展了几百年，但最终被科学事实所动摇，甚至被彻底否定。

第一，"原子论"被彻底否定。还原论的首要原理是原子论，它是还原论世界观的根基。但还原论所设想和依据的"原子"，被19世纪以来的科学一次又一次地彻底否定了。首先，19世纪末物理学的"三大发现"（X线、放射性、电子）证明，原子可分，是由原子核和电子构成。"原子非原子化了，物质消失了"，引起物理学和西方哲学的一场思想危机。其次，化学元素（原子）的起源与演化研究证明，原子不具本原性，是在宇宙演化过程中产生出来的，最早的原子产生于宇宙暴胀到第70万年左右，不同的原子生成于不同的时间。再次，量子场论的研究证明，不仅原子不是本原的，而且现知的最小物质粒子（基本粒子），也不是本原的，是由能量聚集而成。总之，世界上根本不存在还原论所设想的那种"原子"，还原论的立命之根被取消了。

第二，"原子本原论"被彻底否定。还原论认为世界万物的本原是原子，但现代宇宙学研究证明，宇宙的本原根本不是什么原子，而是温度无限高密度无限大的原始火球。是原始火球在暴胀过程中，分化产生出世界一切。近代化学和物理学所认定的原子，是宇宙分化的产物，是宇宙物质的非连续存在方式之一，是世界物质系统的微观结构层次之一。它是被产生出来的，根本不是产生世界万物的本原。

第三，"组合论"被原则上否定。还原论认为世界万物由原子组合而成，但现代科学证明，宇宙或整个世界是个分化系统，不是组合系统，还原论把世界万物全部认定为组合物，从根本上违背事实。现代科学证明了两点：一是证明，迄今观察所及的宇宙，是从原始火球暴胀而来，世界万物是宇宙分化的产物，整个宇宙不是组合系统而是分化系统，宇宙分化而生的星系、天体、太阳、地球等也都是分化系统，现实存在的一切都是宇宙分化的产物。二是证明，现知的可参与组合的存在物，都是宇宙分化的产物，没有分化就没有组合。从宇宙整体来看，世界万物在本质上是个分化系统和分化的产物，组合物和组合过程是宇宙分化到一定阶段产生的，在时间上和空间上都是局域性的，它不是宇宙的主体和全部。还原论不能研究和了解宇宙，更不懂宇宙的暴胀和分化，错误地把世界万物一律视为组合物，从根本上违背了宇宙的真实存在。

第四，"分解还原论"原则上行不通。分解还原有两个前提，一是研究对象是组合物，故可分解；二是研究对象的本原是原子，故可还原至原子。正是这两个前提，限制了还原论的有效性。首先是组合物，近代科学的研究领域，主要是上至太阳系下至分子——原子的宏观世界。在这里可以找到相当多的组合物，即分解还原研究取得成功的那些方面。但从整个宇宙来讲，根本上是分化系统，组合过程和组合物在时间和空间上都是局域性的。因此，分解研究只适用于这一局域，超出了就不适用（如地球、太阳、银河系，或量子、量子场等）。其次是原子，还原研究的 400 多年，没有一项研究真正把研究对象还原到了"原子"。只有一项半真半假的事实——化学研究把分子分解为不能用化学方法再分的最小物质粒子，误认为那就是原子；但到 19 世纪末，被证明它不是"莫破质点"，而是由原子核与电子组成。此外再也没有任何研究真正还原到了原子。事实证明原子根本不存在，试图将事物还原至原子揭示本质的还原论，是一种基于虚假前提的幻想。

还原论基本原理的内在缺陷，从根本上动摇了其真理性和可行性，是其致命性局限。当科学研究进步到其适用范围之外时，就失去了其可行性和有效性，不能不被废弃。

2. 还原论的时代性局限

欧洲近代科学革命的历史使命有二：一是冲破宗教神学"黑暗的一千年"的压制和束缚，把科学从上帝手中解放出来，自由地进行研究；二是冲破古代整体论的局限，打开整体，开辟和深化对部分和微观细节的认识。发展还原研究和还原论思维，正是近代科学革命的第二种历史使命，即科学自身的突破和创新方向。这是历史的需要，时代的必然，而且，欧洲具备了实现这种历史需要和时代必然的条件——古希腊的原子论准备了还原论的原理内核，欧洲特有的文艺复兴运动复兴了原子论，近代的科学革命为还原研究提供了试验场。于是，欧洲近代科学革命的 400 多年，就以还原论为主角，演出了一场有声有色的历史剧。

还原论作为近代的产物，必然地带有近代的时代特性，在近代充分地发挥其作用，展现出其特色和优势，成为时代的主角甚至英雄。但是，一种倾向掩盖另一种倾向，还原论的局限特别是其原理的内在缺陷，往往被潮流所忽略和掩盖。还原论的时代性局限，在于近代科学的研究对象主要是可以还原的东西，而不可还原和反还原的东西——复杂性，被排斥于视野之外。复杂性不是近代科学的研究方向，也就不是还原论的研究内容。在还原论盛行的 17—18 世纪，就遇到了还原论不可解的复杂性难题——"燃素"说和"热素"说。

17 世纪化学家波义耳提出和定义了"化学元素"概念，1703 年施塔尔提出"燃素说"，认为燃烧的本质是"燃素"的运动，但始终未能提纯出"燃素"。到 1780 年，拉瓦锡的《燃烧概论》才揭示燃烧的本质是可燃物质与氧的氧化反应过程。

对于热现象的研究同样如此，化学家布莱克提出"热素"理论，认为热现象是"热素"运动，试图提纯出热素来解释，但也始终未能提纯到"热素"。后来才逐步证明，热是大量实物粒子（分子、原子等）的混乱运动。

还原论与复杂性相悖，是还原论属于近代的时代特性，是其原理的更深和更本质的缺陷，它在不研究复杂性的近代，可以大显身手；但当科学进步到研究世界的复杂性时，它就成了研究和认识的障碍，必然要退出历史舞台，让位给能够研究世界复杂性新思维方式——系统论。

1900 年开始的现代科学革命，日益广泛和深入地探及世界的复杂性，沿用近代的还原论思维越来越困难，研究的进展和成果越来越少，有些科学家据以得出"科学在终结"的结论。以美国的约翰·霍根为代表，1996 年出版《科学的终结》，认为科学研究到了"认识止境"，"科学（尤其是纯科学）已经终结，伟大而又激动人心的科学发现时代已一去不复返了。""五彩的灯光已经熄去，晚会已曲终人散，回家去吧！"[1]霍根及其同行们看到了一种事实，即 16 世纪以来由还原论主导的"科学发现时代"正在终结，研究成果在"日益增长地递减"。

从 20 世纪之交开始，科学的发展发生了从近代到现代的划时代转折，研究方向从世界的不复杂性（可还原性）转向世界的复杂性（超还原性）。霍根们看到了转折的前半叶，没有看清后半叶，误将转折当终结。另外的一些科学家，则从更高的视野看到，科学的现代发展发生了方向性转变，从强调可还原性转向不可还原的复杂性，需要并形成了与之相应的新思维方式——系统论。

耗散结构理论创始人、现代科学革命"号手"普利高津：

"假如时代能尖叫的话（我们的时代当然像是能尖叫的），那么机器时代正尖叫着要停下来。工业时代的衰老迫使我们面对着现实世界机器模型的讨厌的局限性。"

"我们对自然的看法正经历着一个根本性的转变，即转向多重性、暂时性和复杂性。长期以来，西方科学被一种机械论世界观统治着，按照这种观点，世界就像是一个庞大的自动机。"[2]

美国物理学家卡普拉：

"现代物理学揭示了宇宙的一种基本性质——整体性。它表明我们不能把世界分裂为独立存在的最小单元。当我们深入到物质内部时，自然显示给我们的不是任何孤立的基本建筑材料，而是一个统一整体的各个部分的关系所组成的一个复杂的网。"

"这一现代物理学的世界观就是系统观。"[3]

系统论创始人贝塔朗菲：

"不管怎样，我们被迫在一切知识领域中运用'整体'或'系统'概念来处理复杂性问题。这就意味着科学思维基本方向的转变。"

"现代系统论，虽然看起来是从上次大战中涌现的新成果，但却可以看成是顽强地支配了过去几个世纪的那种科学观念全面变更的一个高峰。"[4]

总之，随着现代科学的发展，及其对世界复杂性研究的深入，在近代形成并居于主导地位的还原论思维，随着那个时代的过去而退出主导地位，代之而起的是基于复杂性的系统论思维。

第三节　还原论医学

所谓还原论医学，是指遵循还原论思维，通过还原研究建立和发展的医学，即西方

① 约翰·霍根.科学的终结［M］.呼和浩特：远方出版社，1997：4
② 普利高津.从混沌到有序［M］.上海：上海译文出版社，1987：8，26
③ 卡普拉.转折点［M］.成都：四川科学技术出版社，1988：64，81
④ 贝塔朗菲.一般系统论［M］.北京：清华大学出版社，1987：2，15

医学在 16 世纪以后建立和发展的医学体系，其另一名称叫生物医学。

一、西方医学发展的三个阶段

"西医"是中国特有的概念，指从欧美传入中国的医学，即起源和发展于西方的医学，于 19 世纪后系统地传入中国，在中国被称为"西医"（或洋医、西洋医学、欧罗巴医学）[①]。其历史包括从希波克拉底（前 460—前 377）开始至今的约 2500 年，其发展过程大体分为三个阶段。

1. 古希腊、罗马医学的兴盛

从公元前 4 世纪至公元 5 世纪，在古希腊、古罗马时期，形成西方医学在古代的兴盛。古希腊的希波克拉底在西方称为"医学之父"，代表了西方医学在这个时期的特点和水平。古希腊虽然未能入伍"四大文明古国"，但其医学成为人类医学的发源之一。希波克拉底宣告与魔术决裂，提出人的整体性、人的体质、治疗是一种艺术等观点，创立著名的四体液学说。古罗马医学的代表是盖仑（129—200），他开创了医学的解剖研究。他虽没有解剖过人体，但运用动物解剖知识来解释人，为西医的解剖研究奠定了基础。

2. 中世纪医学的凋敝

"中世纪"是欧洲特有的史学概念，专指从公元 476 年西罗马帝国灭亡，到 1640 年英国资产阶级革命这 1100 多年时间，是欧洲的封建社会时期。其特点是政教合一，国家政权与宗教权力一元化。基督教于公元 1 世纪兴起，4 世纪被定为罗马帝国的国教，中世纪上升到控制国家政权的高度。罗马教皇是教会的最高首领，掌握着对各国教会的领导权，甚至凌驾于国王之上。教会有独立的宗教法庭，"教会教条同时就是政治信条，圣经词句在各法庭中都有法律的效力。"[②] 这个时期，思想文化受教会的严格控制和禁锢，哲学和科学都要为宗教服务，任何观点或发现违背教义都要受到制裁。"科学只是教会的恭顺的婢女，它不得超越宗教信仰所规定的界限，因此根本不是科学。"[③] 这时的欧洲文明，从古希腊、罗马的兴盛中跌落下来，沉寂在 1000 多年的漫漫长夜之中，在欧洲历史上称为"黑暗的一千年"。

这个时期的医学转入僧侣手中，古希腊和罗马的医学成就被丢弃，解剖研究被严格禁止，疾病被认为是上帝的惩罚，治疗需要向上帝祈祷赎罪。史学家们指出：

"这一时期所有医生都是牧师，因此他们不可能违反教会的命令。"

"古老的迷信复活了，疾病被认为是上天对于犯罪的惩罚，教会的治疗——不断的祷告和行'按手礼'——代替了医疗技术。"

"医学真正成了神学的婢女。"[④]

中世纪这一千多年，医学处于停滞、衰落、凋敝之中，欧洲病人的境遇非常困难。

---

① 祝世讷. 中西医学差异与交融 [M]. 北京：人民卫生出版社，2000：48
② 马克思，等. 马克思恩格斯全集·第 7 卷 [M]. 北京：人民出版社，1971：400
③ 马克思，等. 恩格斯选集·第 3 卷 [M]. 北京：人民出版社，1972：390
④ 文士麦. 世界医学五千年史 [M]. 北京：人民卫生出版社，1985：51，57，58

这"黑暗的一千年"在欧洲医学两千多年发展史上，占了将近一半的时间，但是值得记载或称道的学术成就极少。

3. 近代的医学革命

1543 年，在哥白尼（1473—1543）发表《天体运行论》的同一年，比利时医学家维萨里（1514—1564）发表了《人体的构造》，在宣告欧洲近代科学革命开始的同时，也宣告了近代医学革命的开始。

欧洲近代的医学革命，从一开始就是近代科学革命的一部分，其革命的方向和性质，都与近代科学革命融为一体。欧洲近代科学革命的两项历史使命，也就成为近代医学革命的两项时代课题。第一，与教会断交，把医学从上帝手中解放出来，自由地进行研究。所研究和建立的新医学理论，不再容许上帝、教会、圣经插话。第二，冲破古代整体性思维，向人体和疾病的局部和微观细节进行突破，沿这个方向研究和建立起系列新理论，几乎没有继承古希腊和罗马整体医学的一个字。

欧洲近代的医学革命，实际上是在近代科学革命的带动和引领下，沿着还原论方向，借助科学革命的还原研究的成果和经验，大力发展了医学还原研究。其基本方向，是把人还原为人体，把人体还原为生物学客体，把疾病还原为人体的形态结构的可局部定位的病灶，把病变的本质还原为生物学变量的异常，这种异常可用物理、化学参量和术语来描述，其总特征就是还原论医学或称生物医学。

1977 年美国医学家恩格尔提出医学模式转变时，总结了这种医学的特征。从其学术内容来讲，是生物医学；从其思维方式来讲，是还原论医学。他说：

"今天，统治着西方医学的疾病模型是生物医学模型，这种模型已成为一种文化上的至上命令，即它现在已获得教条的地位。它认为疾病的一切行为现象，必须用物理和化学的原理来解释，这是还原论的办法。它认为任何不能作如此解释的，都必须从疾病范畴中清除出去，这是排外主义的办法。它把敢于向生物医学疾病模型这个终极真理提出疑问，并主张建立更为有用的模型的人，视为异端。

"这种模式认为疾病完全可以用偏离正常的可测量的生物学（躯体）变量来说明。

"生物医学模式既包括还原论，即最终从简单的基本的原理中推导出复杂现象的哲学观点，又包括心身二元论，即把精神的东西同身体的东西分开的学说。

"还原论的基本原理是物理主义原理，即它认为化学和物理学的语言最终足以解释生物学现象。"[①]

二、还原论医学的根源和特征

西方医学之所以在革命中走上还原研究的道路，形成还原论医学，有深刻的历史根源、时代条件、现实可能。

1. 历史根源——古希腊医学的原子论思想

原子论思想在欧洲古代长期占据统治地位，医学是其最为活跃和实用的领域。古希

---

① 恩格尔.需要新的医学模型：对生物医学的挑战［J］.医学与哲学，1980，1（3）：88

腊时代的医学家几乎都是原子论或元素论者。阿尔克马翁（约前535—？）认为，构成人体的元素处于和谐状态就是健康，和谐遭到破坏就是疾病。恩培多克勒（前493—前433）认为，人体由水、火、土、气这四种元素组成，这四种元素和谐就健康，不和谐就会发生疾病。他说："人体和一切生物一样，也由这四种元素所组成；这四种元素和谐就健康，混乱或不和谐就会发生疾病。"① 他把四元素发展为著名的"四体液"——血液、黏液、黄胆汁、黑胆汁，认为："身体成分明显地是由'体液'——血液（blood）、黏液（mucous）、黄胆汁（yellow gall）和黑胆汁（black gall）——组成的。"②

希波克拉底更具体地把元素论引入医学，认为人体由四种元素组成，即气、土、水、火，这四种元素结合起来组成机体和各部分。他在《论人性》中说："人的身体内有血液、黏液、黄胆、黑胆，这些元素构成了人的体质，通过这些元素便有痛苦的感觉或享有健康。这些元素的比例、能量和体积配合得当，并且是完善地混合在一起时，人就处于健康。"此四种体液配合正常就健康，配合不当便生疾病。③

著名医生兼哲学家亚里士多德（前384—前322）提出，生命是水、土、气、火四种元素的不同比例的混合物，其自然运动由元素的天然位置所决定，非自然运动由外来的作用力引起。

以元素论为基础建立起来的"四元素—四体液"理论，代表了古希腊医学的主要成就和基本思想，其观点和方法的本质是原子论、元素论，已经包含了后来的还原论原理的基本点。欧洲原子论的复兴及发展为还原论，又医学化为医学的还原论思维，并不只是外援性地借助于近代科学革命，实际上更是欧洲医学思想传统的唤醒、复兴、升级。

2. 时代条件——近代科学革命开辟了还原研究的道路

欧洲的近代科学革命首先是思想革命，其主导方向是复兴原子论发展为还原论，对自然界进行分解还原研究。医学革命就直接吸收近代科学革命的还原论，及各个学科的还原研究成果，开辟对人体和疾病的还原研究。这是医学发展从古代向近代转变的必然——突破古代整体论的局限，把研究视野的焦点转向微观细节。正如19世纪的医学家魏尔肖所称：一切疾病都是局部的，谁再提出全身性疾病问题，那是他把时代搞错了。

移植应用近代科学革命的还原研究成果，是推进医学还原研究的主要杠杆。科学革命对自然界进行分解还原，在物理学、化学、生物学等领域都取得重要进展，医学便将这些成果拿来，用于对人体和疾病进行分解还原研究，从各个方向取得突破和创新。

医理学派主张用物理学的知识和方法来解决医学问题。波瑞利在《动物运动》中以数学和机械学原理来说明动物运动。笛卡尔力图用机械定律来物理地解释生命现象，写了著名的《动物是机器》。拉美特利写了《人是机器》，用力学原理来解释人的生命现象。

医化学派主张用化学的知识和方法来解决医学问题。海尔蒙特反对盖仑的体液病理学，认为生理过程的本质是化学的；杜布瓦认为人的健康依赖于体内的酸性或碱性的液

① 卡斯蒂格略尼.世界医学史.第一卷［M］.北京：商务印书馆，1986：117
② 卡斯蒂格略尼.世界医学史.第一卷［M］.北京：商务印书馆，1986：118
③ 卡斯蒂格略尼.世界医学史.第一卷［M］.北京：商务印书馆，1986：137，139

体，这两种液体在体内混合成一种中性物质。

生物医学学派主张用生物学的知识和方法来解决医学问题。生物学家施莱登和施旺于 1838 年创立细胞学说，20 年后魏尔肖把该学说运用于医学，发展为细胞病理学，认为疾病的本质是细胞的改变，整个病理学就是细胞的病理学。科赫在巴斯德的微生物学说基础上，创立了病原微生物学说。

3. 现实可能——找到了医学的还原研究内容

人是复杂系统，是分化系统，从根本上来说，人是不可分解和还原的。但是，人的某些方面或层次，从特定角度以特定方法，可以进行部分性还原研究。还原医学之所以能够进行还原研究，就在于人身上存在这些可还原研究的方面或内容，还原论医学正是从这些方面开辟了还原研究的道路。

首先，对人体进行解剖研究。医学解剖研究的本质，是避开人的生命，只就人的形态结构进行研究，也就是只研究没有生命的尸体。这虽然包含着避开人的生命这种致命性缺陷，单就人体而言，确实是可以分解还原的。解剖研究从盖仑开始就是西医的传统，维萨里《人体的构造》开始的医学革命，推动对人体的解剖研究大踏步前进，并且发展到病理解剖，与临床诊断密切联系起来。从大体解剖到局部解剖，突破了系统、器官、组织、细胞乃至分子和亚分子层次。以此为基础，研究了系统、器官、组织、细胞、分子等不同层次的生理和病理。

其次，对生理、病理的可还原内容进行还原研究。人的生命是宇宙中最高级的物质运动方式，它包含着力学的、物理的、化学的、生物的等次级的物质运动方式。因此，可以用适当的方法对人的生命中包含的这些次级运动进行研究，甚至用某种方式将其抽取出来单独进行研究。于是，就有了生理学、病理学、药效学等方面的还原研究和研究成果。

再次，对可还原的病因和药物进行还原研究。病因学以寻找致病的最小物质粒子为方向，还原到了病原微生物、细菌、病毒，以及致病性理化因子等。以其为敌，寻找可特异性灭敌的最小物质粒子——"魔弹"，研发出一批批可作药用的化学物质，形成了化学药物与病原微生物在人体上进行的"对抗战"。

总起来讲，还原论医学遵循着还原论的原子论、原子本原论、组合论、分解还原论等基本原理，对人体及其疾病进行还原研究，呈现出医学的还原论特征。例如，把人体理解为机器那样的组合系统，讲人体由"**组成"或"**构成"，因而可以进行分解还原。再如，把人体和疾病的本原理解为"原子"及其化身——最小的有静止质量的物质粒子，强调疾病的本质在微观，在有形质的微观粒子；把人体及其病变一层一层地向下分解，还原到力所能及的最小粒子，试图从那里揭示疾病的本质和根源。还有，贯彻机械论思想，割断各种相互作用，把注意的中心放在各个层次的实体，把人的生命运动解释为形态结构所负载的机能，把健康、疾病、治病的本质都归结为原子式的最小物质粒子，研究提纯了营养元素、维生素、微生物和病原微生物、抗生素、激素等，体现出实体中心论的特征。

还原论医学的这些特点，科学家和史学家们的认识往往比医学家们更加客观和深刻，有代表性的见解如：

"正像物理学家研究物质一样，医学科学家也试图把人体还原为基本的'建筑砌块'和基本功能来解释。"[1]

"自然科学的这种分解分析性的考察事物的方法，被运用于医学中，就成为近代医学对机体内部按其多种多样的形态进行研究的分析方法。这种方法作为一种传统的科学研究方法在西医研究中仍占主导地位。"

"这种把较高（较复杂）层次分解为较低（较简单）层次的研究方法，在西方哲学家和科学家中被称为还原论的方法。"[2]

"把生命的一切复杂形式还原为某些基本部分，这些基本部分能够被重新合成，以便更好地理解人和各种疾病，这就是生物医学研究所考虑的基本问题。"[3]

三、医学还原论的局限和困难

人在本质上的不可还原性，是还原论用于医学研究的根本困难。还原论医学所面临的各种局限和困难，都是由还原论思维的局限造成。

1. 还原论原理与人的本性相悖

还原论原理的内在缺陷，在医学研究中充分地显现再来。现代科学证明，还原论的原子论、原子本原论是不成立的，在医学这里，在人身上，更不成立。而其组合论、分解还原论更与人的实际相悖。人是分化系统，不是组合系统，从根本上不可分解，更没有原子那样的本原可"还"。尽管至今还有人高喊"人是原子堆"，但400多年来没有任何人证明，人的本原是什么原子，或由什么原子怎样"堆"成或组成的。

从根本上来说，还原论与人的本性相悖，根本不可用于研究人。还原论医学所进行的还原研究，研究的对象不是"人"，而是以疾病为中心的一些可还原的内容，是在不可还原的人身上找到的某些可以分解还原的方面和部分，而且所进行的分解或还原，是变相或变性的。例如，对尸体的解剖并非对"人"的分解，解剖研究的各种标本并非人身上的生命存在物，疾病标本的实验室还原研究并非对活的人的病变的还原，对动物模型的还原研究并非对人的还原研究等。特别是，迄今的还原研究，只是遵循还原论原理进行的分解，没有一项研究真的"还到其本原"，最多是还原到假设的"本原"。

还原论与人的本性的相悖性，是医学永远摆脱不开更解决不了的矛盾。这个矛盾从还原论问世就存在，它将伴随还原论医学的始终。早在1865年，伯尔纳在《实验医学研究引论》一书中，就指出医学还原研究的局限和困难："我认为生命现象不可能全部用无生命世界中所阐明的物理—化学现象来说明。"到现在，这种根本性局限和困难在生命和医学研究中日渐清楚地暴露出来。分子生物学家们说："生命系统中没有一种现象不是分子现象，但是也没有一种现象只是分子现象。"[4]在生命之剧中，生物大分子更

---

① 卡普拉.转折点［M］.成都：四川科学技术出版社，1988：125
② 侯灿.从科学方法论看中西医结合［M］.上海：上海科学技术出版社，1985：10
③ 卡普拉.转折点［M］.成都：四川科学技术出版社，1988：125
④ 卡普拉.转折点［M］.成都：四川科学技术出版社，1988：104

像是舞台，而不是演员。演员是谁，表演什么，完全在还原论视野之外。

对于还原论违背人的本性这一根本局限，恩格斯在一百多年前就看到并进行了批判：

"由于同样的误解，还产生了想把一切都归结为机械运动的狂热……这样就把其他运动形式的特殊性抹煞了……正如高级的运动形式同时还产生其他的运动形式一样，正如化学作用不可能没有温度变化和电的变化一样，有机生命不可能没有机械的、分子的、化学的、热的、电的等等变化一样。但是，这些次要形式的在场并没有把历次的主要形式的本质包括无遗。终有一天我们会用实验的方法把思维'归结'为脑子中的分子的和化学的运动；但是难道因此就把思维的本质包括无遗了吗？"[①]

2. 人的复杂性——还原论的盲区

还原论在医学领域的根本局限，在于它与人的复杂性相悖。人是世界上最复杂的系统，而还原论是背离复杂的，人的复杂性是还原论的盲区。

人的复杂性是现有中医与西医之间的分水岭。还原论研究的是可以分解还原的对象，而人的复杂性是不可分解还原的。中医学从 2000 年前开始，研究的就是原生态的人及其健康与疾病，广泛地接触、大量地认识、紧紧地抓住了人的复杂性，从人的复杂性来认识和调理人的健康与疾病，所总结的理论如实地反映着人的健康与疾病的复杂特性和规律。因此，中医学的理论与还原论思维格格不入，与还原论医学的理论格格不入，专门进行的中西医结合研究，60 多年没有一项理论实现结合，反而证明中医的基本原理与西医不可通约。说穿了，就是中医所认识和抓住的人的生命及其健康与疾病的复杂特性和规律，与还原论医学的还原论思维不可通约。

人的复杂性有哪些？它怎样地与还原论医学不可通约？为什么是还原论思维的盲区？这，正是中医系统论所要研究和回答的。现有研究已经认识到，也是本课程所要讲的基本原理，至少有七条：非加和原理、元整体原理、天生人原理、有机性原理、功能性原理、有序性原理、自主性原理。这些原理集中地揭示和阐明了人的超还原的复杂特性和规律，即人的整体不可分解还原；人的分化系统不是组合系统；人的本原是宇宙不是什么原子；人的生命是相互作用的有机系统不是什么原子堆；人的结构是过程流，其终末表现才是形态结构；健康与疾病的深层本质是有序度，疾病防治的根本原理是人身的自主调理。这些都是人的生命及其健康与疾病的深层本质内涵，但都远在还原论思维的相反方向。

要解决还原论与人的复杂性的这种相悖性，不能靠对还原论的局限和缺陷的修补，必须进行 180 度的转变，由近代还原论到现代系统论的划时代转变。现实需要的，不是对还原论的维护和修补，而是扬弃和转变，接受和建设医学的系统论思维，研究和发展系统医学，实现从还原论医学向系统医学的划时代转变。

3. 根本出路在系统论

还原论和还原论医学的局限和困难，暴露得越来越清楚，被许多医学家和科学家认识到，提出了许多解决方案。其中，有些方案是在坚持还原论的前提下，进行某种改良

---

① 恩格斯. 自然辩证法［M］. 北京：人民出版社，1984：151

性；有些则是主张革命性的转变，从还原论转变和上升为系统论。

改良性方案的特点，主要在于没有认清还原论的特性和还原论局限的本质性，特别是其原理的内在缺陷，也没有认清其与人的复杂性的相悖性。更没有认清已有系统论在专门研究人的复杂性，没有跳出还原论的圈子，以为对还原论的局限进行某种修补就可以了，"整合医学"可视为其代表。这种主张认识到了还原论医学把人的整体拆散，把疾病拆散，也把医学和防治拆散，由此带来众多问题。但是没有认清，造成这些问题的是还原论，试图在不触动还原论的前提下，把那些被还原论拆散的东西重新整合起来，是办不到的。这一主张没有提出和回答为何整合、整合什么、整合成什么的问题。特别是没有注意到，比被"拆散"的那些东西更加重要的，是被还原论排斥、拆散的人的复杂性，这靠"整合"解决不了。

革命性方案的特点，在于认清了还原论思维和还原论医学的局限，明确地提出要进行"模式转变"。其代表是1977年恩格尔提出的由"生物医学"转变为"生物心理社会医学"。他主张：

"生物医学模式是把许多世纪以来西方科学的分析方法应用于医学。现在又提出了另一个生物心理社会模式。这个模式基于系统方法。"[1]

"系统理论认为所有的组织层次在等级系统关系中是相联系的，因此一个层次中的变化就会影响另一层次的变化，采纳系统理论作为科学方法将会大大缓和整体论和还原论的分裂，促进科学学科间的渗透。对于医学，系统理论提供了一个不仅适合于疾病的生物心理社会的概念，而且适合于把疾病和医疗保健作为相互关联的过程来研究的概念方法。当一般系统方法成为未来医生和医学科学基本的科学和哲学素养时，可以预期对疾病的生物心理社会观点就更易容纳了。"[2]

这一主张认清了生物医学与还原论的表里关系，提出需要从模式上进行根本性转变，新的医学模式是以系统论主导。尽管所提"生物心理社会医学"并非就是"人医学"，更非"人的复杂性医学"，只是在生物医学模式上打了两个补丁，但是其方向是正确的，是在向超还原的人的复杂性前进，在向系统医学前进。

医学家们提出的冲破还原论局限的主张还有多种，如整体医学、自然医学、系统生物医学等，其共同的目标是要冲破还原论，表明这是当代医学发展的最新态势。此类主张还会继续出现，可以跟踪进行研究和评价，有一点已经显示清楚，即人的复杂性是医学研究不可移易的根本方向，医学的不同流派可因思维方式不同而偏离或围绕这一方向转，但迟早总有一天会认清这一方向，走向这一方向，并从这一方向实现医学大同。

【思考题】

1. 怎样从中西医差异，理解和说明医学思维方式的作用？
2. 怎样正确理解还原论的合理性、可行性、局限性？
3. 你认为，医学思维方式发展的现实问题是什么？方向何在？

① 恩格尔. 生物心理社会模式的临床应用［J］. 医学与哲学，1982（7）：42
② 恩格尔. 需要新的医学模型：对生物医学的挑战［J］. 医学与哲学，1980（3）：88-90

第三章　系统论与中医学 ▷▷▷▷

扫一扫，看课件

【导　读】

【教学目的与要求】

掌握：系统的定义、基本特征、学科性质和特点。

理解：系统论与系统科学的定义、系统论形成背景。

了解：从系统论向系统科学转变的时代背景及意义。

【重点名词】 系统系统论　系统科学　控制论　信息论　耗散结构理论
协同学　超循环理论

第一节　系统论与系统科学

一、系统与系统论

现代系统论思维方式的形成和发展，是以现代系统论和系统科学的建立和发展为基础的。因此，要理解什么是系统论思维，首先要了解什么是系统和系统论。

1. 什么是系统

（1）定义：系统论所讲的系统，是指包含着相互作用的若干要素并所形成的具有确定性能的整体。"系统"这一概念在医学界早为大家所熟悉，但是，系统论的系统概念不是解剖学上的系统概念，而是系统论的一个更加一般的科学概念，在理解上需要特别注意。系统概念具有要素、相互作用、特定性能三个要点。

（2）系统的基本特征：系统论认为，作为与要素相区别的系统，主要具有三个特征。

第一，系统是一个整体，包含着两个以上的要素（部分）

只有包含两个以上要素的整体才是系统。

系统论把这样的整体称为"系统"，把系统内包含的部分称为"要素"。

不包含要素的整体不是系统。例如：西方原子论所讲的原子（莫破质点）；中国古代墨家所讲的"端"；数学上的"点"。

由于系统（整体）内存在着两个以上的要素，于是就有了系统与要素（整体与部分）、要素与要素（部分与部分）之间的关系问题，由于这种关系的存在，产生出一系列复杂性。这是系统论的立足点，是系统论与整体论的主要区别之一。

由于系统内包含着两个以上要素，这就出现了系统（整体）与要素（部分）之间的层次差异，系统论研究并揭示了这种差异，是其与还原论的主要区别之一。

第二，系统内部及系统与环境之间存在相互作用

作为一个系统，它所包含的内容，不仅仅是各个要素，而且还有各种相互作用。

系统存在着三种相互作用：要素与要素之间、要素与系统之间、系统与环境之间的相互作用。

由于这些相互作用的存在，产生了用各要素无法说明的各种复杂的特性。例如：整体不等于部分之和的特性、有序性、自组织性，等等。

第三，系统的整体性能

由于各种相互作用的存在，形成了只存在于系统整体水平的属性、功能、行为，称为系统的整体性能。

系统的整体性能只存在于系统的整体水平，既不同于系统内任一要素的性能，也不是各要素性能的相加和，更不是某种特定物质成分的产物或表现。

系统的整体性能在与内外环境的相互作用中表现出来，也只能在这种相互作用中考察和调节。

（3）系统的特性：系统论认为，作为系统应具备以下两个特性。

①普遍性：系统具有普遍性，除了数学上的"点"和古希腊人设想中的"原子"外，在现实世界上，内部不包含要素（部分）的整体几乎是不存在的，所以说"万物皆系统"，只是不同事物的整体性程度往往有差别而已。

例如，水分子是一个系统，由2个H原子和1个O原子通过化学的相互作用组成，在分子水平产生出只属于水分子的性能，它不是H原子和O原子的性能的代数和。

每一个中药方剂都是一个系统，它由两味以上中药组成，通过君臣佐使、七情和合的相互作用，形成只存在于方剂整体水平的功效，它不是方内各药的功效的代数和，不能通过拆方从各单味药的性味来直接说明。

人体血液循环系统包括心脏、动脉、毛细血管、静脉、淋巴管等要素，各要素密切而有序地相互联系和作用着，形成系统整体的血液循环功能，为机体输送、分配氧和营养物质，排出二氧化碳和其他代谢产物，转运激素和调节体温，维持机体的正常生命活动。血液循环系统的整体功能离不开系统内的各个要素，但它不同于各个要素的单一功能或其功能的相加和。

②层次性：理解系统的层次性，首先要理解系统与要素的划分是相对的。要素是与系统相对的概念，指包含于系统内的诸部分。在系统科学中，无论是"系统"还是"要素"，都是高度抽象的概念，不像解剖学的系统概念那样具体地指某一特定对象。

系统与要素划分的相对性主要表现在以下几方面。

第一，"要素"包含于系统内，但它不是"至小无内"的"莫破质点"式的终极实体，其内部仍然包含着相互作用的若干要素，因而不过是从属于系统的一个子系统。一般来说，要素与子系统是基本同义的。

第二，"系统"虽然包含着若干要素，但它并不是"至大无外"的终极最大者，它

仍然从属于一个更大的母系统，也不过是母系统的一个子系统。

第三，系统与要素之间的划分具有条件性，从一定角度被看作系统的事物，从另一个角度被看作要素，或从属于更大母系统的子系统；从一定角度被看作要素的事物，从另一角度看它也是包含着子要素的一个系统。可以说，系统也是要素（子系统），要素（子系统）也是系统。

第四，系统与要素是一对高度抽象的概念，具有理论和方法论的意义，用以分析讨论系统特性和规律的复杂内容，它们并不特指某一具体事物，这与解剖学的系统概念完全不同，需要特别注意。

2. 系统论

（1）定义：系统论是关于世界的系统特性和系统规律的科学理论。该定义指出，系统论的研究对象是世界的系统特性和系统规律，所谓"论"，乃"科学理论"之谓。

所谓系统特性，就是以系统方式存在的事物的共同的本质特征和属性，它的形成、变化、调节遵循着特定的规律，即系统规律。

世界和事物的系统特性的具体内容很多，集中为一点，就是不服从"分解—还原"原理，或用"分解—还原"原理不能理解和处理。

系统论是研究和阐明系统的这种系统特性和系统规律的专门理论，它从理论上总结为系统论的基本原理，也是对系统进行考察和调节的原则、方法，由此构成系统论思维方式的基本原理。

（2）系统论产生的背景

第一，系统论是现代科学革命的思想成果

系统论和系统科学是现代科学的四大主要成就之一。20世纪以来的现代科学革命，在对世界认识的广度、深度上都有划时代性的开拓，特别是对世界的起源和演化、对各种复杂性现象的研究，是现代科学研究的主攻方向。

现代科学的研究发现，各种复杂现象有自己特定的机制和规律，它之所以被人们视为复杂，在于其不服从还原论原理，按照还原论的思维方式难以理解和研究。

在新的事实和研究面前，科学家们不得不分析和批判还原论的局限，研究和掌握复杂性现象超出还原论视野的那些特有机制和规律，并按照这样的机制和规律来理解和研究它，逐步形成新的思维方式，这就是系统论思维。

第二，早期的系统论研究为现代系统产生奠定了思想基础

英国的怀德海于1925年发表《科学与近代世界》，指出机械论的分析方法容易把人引入歧途，提出用"机体论"来代替还原论。

德国的克勒在心理学研究中提出"格式塔"观点，强调心理过程和心理现象的整体性、非还原性。

美国的劳特卡从统计学的角度，俄国的波格丹诺夫从社会组织学的角度，都对还原论的局限进行了分析、批判，提出了以"整体""组织"等概念为核心的新的理论和方法，阐述了系统论的基本观点。这些早期的系统论研究为现代系统论产生提供了思想源泉。

（3）一般系统论的提出：第一次明确地提出系统论思想的，是美籍奥地利生物学家贝塔朗菲（1901—1972）。

他在生物学研究中明确地意识到还原论思维方式的严重局限，对这种局限进行了深入的批判，为克服这种局限而提出了新的系统概念和系统观点。

贝塔朗菲（1901—1972）于20世纪40年代末创立了一般系统论。一般系统论的形成经历了三个阶段。

首先，对还原论的批判

贝塔朗菲在生物学研究中，发现传统的"整体—活力论"和"简化—还原论"歪曲了生命的复杂特性和深层本质。

他研究发现，还原取决于两个条件。

一是各部分之间不存在相互作用，或者弱到可以忽略不计；

二是诸部分之间的关系是线性的，因而整体等于诸部分的累加和。

他研究指出：符合上述条件的情况是非常特殊的，"由'相互作用'的部分所组成的、被称作系统的整体，是不能满足这些条件的"。[1]

他指出：在现实世界上，这样的整体或系统是普遍的，可以说万物皆系统；而系统是"有组织的复合体"，组织是"强相互作用"的、是非线性的，因而，以系统方式存在的事物是不能满足还原论的这些条件的。

他批判了还原论的三种错误观点。

①把有机体分解为各要素，然后简单相加来说明有机体的"简单相加"观点。

②把生命简单地比作机器，用机械运动规律说明生命运动规律的"机械"观点。

③机体只有受刺激才作出反应，否则就静止不动的"被动反应"观点。

贝塔朗菲宣布了与还原论的彻底决裂，提出了系统论的基本观点和原则，强调现实世界和事物，是以系统方式存在的，系统是一种统一体，不是诸部分的拼合物，因为诸部分之间存在着相互作用，存在着组织机制，"分解—还原"原理在这里是不适用的，因而需要新的观点和方法原理。

其次，提出有机论

他于20世纪二三十年代提出了生物学中的有机概念，提出了"有机论"（机体系统论）。

他发表了《有机生物学》《现代发展理论》《生命问题》等著作，强调把有机体当作一个整体或系统来考虑，认为生物学的主要任务在于发现生命系统不同层次上的组织规律，这是系统论的萌芽。

他认为："活的东西的基本特征是它的组织，对各部分和各过程进行研究的传统方法不能完整地描述活的现象。"[2]

主张生命科学的研究要注意对组织现象及其机制和规律的揭示，因而必须采用新的

---

① 贝塔朗菲.一般系统论［M］.北京：清华大学出版社，1987：17

② 贝塔朗菲.普通系统论的历史和现状［M］//中国社会科学院情报研究所.科学学译文集.北京：科学出版社，1980：309

观点和方法。

最终，创立一般系统论

1945 年，贝塔朗菲发表了《关于一般系统论》，指出不仅在生物学领域，而且在各种领域都存在着共同的系统特性和系统规律，他建立起一般系统论（general system theory），对系统论的理论和方法作了明确的阐述。

贝塔朗菲提出了关于系统规律的一般原则，主要是整体性、联系性、动态性、目的性、等级秩序等原理。他指出："有关秩序、组织、整体性、目的论等等问题，曾被特意地排除于机械论的科学之外。而这些问题正是'一般系统论'的主要观念。"[①] 建立一般系统论的宣言，提出了研究超出生物学的一般系统规律的任务。

1968 年，贝塔朗菲发表了《一般系统论——基础、发展和应用》一书。1972 年又发表了《普通系统论的历史和现状》，对一般系统论作了全面系统的阐述，对于系统论作为一个新的科学规范在各个研究领域的应用作了具体讨论。

二、系统论突破还原论

20 世纪中叶以来，现代科学技术革命极大地开拓了人类认识世界的广度、深度、复杂度，以前所未有的丰富而可靠的科学事实，勾画了一幅全新的世界图景，这是一个包含着起源、演化、自组织、相互作用、信息和熵的世界，是一幅崭新的系统图景，这幅图景所提供给人们的，以及人们为理解这幅图景所需要的，是崭新的系统思维。

系统论的重点是整体，着重研究从各部分不能说明的、由相互作用所造成的不可还原的机制和内容。这种思维方法发展为从整体出发进行的分析研究，并补充了对还原论无法认识的许多重要内容的分析研究，建立起系统论的分析方法，即"系统分析"。科学的方法模式开始发生转变，还原论的主导地位被动摇，系统论日益上升到主导地位，科学的方法模式从"分析时代"走向"系统时代"。

1. 系统论吸收了还原论的合理内核

系统论是在还原论的基础上建立和发展起来的，它作为一种更高级的思维方式，吸收和容纳了还原论的一切合理内核。

系统论吸收了还原论的分解、还原方法，在能够还原和需要还原的地方都要进行还原研究，不过在系统论的研究方法中，它不是主要的，更不是唯一的方法。

系统论要求深入地研究系统的各部分，但不能把整体分解为部分，孤立地研究各部分，而是要求把各部分放到系统整体中，放到所处的相互作用关系中来看待。

2. 系统论在本质上是反还原论的

在关于世界和事物的根本观点上，系统论是反还原论的，这主要表现在以下几方面。

①还原论认为整体等于部分之和，系统论则强调整体大于（或不等于）部分之和。

②还原论把整体分解为部分，把注意的重心放在部分；系统论把包含部分的整体当

---

① 贝塔朗菲 . 一般系统论［M］. 北京：清华大学出版社，1987：11

作一个系统，把注意的重心放到整体。

③还原论割断各种相互作用，把事物的本质归结为实物粒子；系统论揭示出更重要的是相互作用，强调它是事物的真正的终极原因。

④还原论完全无视事物的有序性、自组织性等机制和规律，系统论第一次把它们揭示出来。

⑤事物在整体论面前是一个未被打开的"黑箱"，在还原论面前是一个被打开但已拆卸零散的"白箱"，而在系统论面前是一个"水晶箱"，它保持着整体的完整性，又能看清内部的各种细节，具备着"黑箱"和"白箱"的各种优点，又克服了"黑箱"和"白箱"的缺点，具有全方位透视的特点。

3. 系统论是对还原论的否定

从历史地位来看，系统论的出现，是对还原论的一种代替，即还原论的统治地位由系统论所取代。科学的思维方式，由还原论占统治地位，转变为由系统论占统治地位。

这种转变，在生命科学和医学领域，显得尤为突出和迫切。

贝塔朗菲指出："系统问题实质上是科学中分析程序的局限性问题。"[①]

他认为，生命机体的基本特征是它的组织，组织机制使生命的整体呈现出截然不同于其部分的整体性，这种整体性是不可还原的，这种规律在非生命世界也是普遍的。

他强调：

"现在我们已经懂得，要理解一个事物，不仅要知道它的要素，而且还要知道要素间的相互关系，例如细胞中各种酶的相互作用，许多有意识和无意识心理过程的相互作用，社会系统的结构和动力学等等。"

"我们被迫在一切知识领域中运用'整体'或'系统'概念来处理复杂性问题。这就意味着科学思维基本方向的转变。"

"'新的自然哲学'是机体论的观点：'世界是一个庞大的组织。'"

"有关秩序、组织、整体性、目的论等等问题，曾被特意地排除于机械论的科学之外。而这些问题正是'一般系统论'的主要观念。"[②]

系统论对还原论的超越，最重要的是对于复杂性的认识，揭示了相互作用产生复杂性的机制，认识了涌现性、非线性、有序与无序、混沌与反混沌、自组织、信息与熵、随机性、自适应等，形成系统论特有的视野。

系统论作为一种新的思维方式，否定和突破还原论，体现于两点：一是取代了还原论在科学中的主导地位；二是批判了还原论的基本观点和基本原理。系统论与还原论之间的差别，主要在于系统论研究和认识了还原论视野之外全新的现象和规律，建立起全新的原理，这些原理与还原原理截然不同，甚至完全相反。

在科学技术领域，系统论思维上升到统治的地位，且还将进一步深化。这种转变和突破是现代科学技术革命推动和实现的，是现代科学技术革命，同时也是一场思想

---

① 贝塔朗菲 . 一般系统论［M］. 北京：清华大学出版社，1987：16

② 贝塔朗菲 . 一般系统论［M］. 北京：清华大学出版社，1987：3，2，5，11

革命。

三、从系统论到系统科学

1. 定义

系统科学是关于世界的系统特性和系统规律的科学体系。

系统科学不是一门学科或理论，而是一个由学科群形成的学科体系。

2. 系统论研究的发展

贝塔朗菲的一般系统论之后，又出现了众多以系统为研究对象的新学科，它们分别从不同的学科角度，来研究和揭示世界和事物的系统特性和系统规律。

有代表性的学科主要有以下几个。

（1）控制论：控制论是研究各种系统的控制和调节的一般规律的科学，美国数学家维纳（1894—1964）1948 年出版的《控制论》一书标志着控制论的创立。

控制论提出了功能模拟、反馈、负反馈、反馈控制、黑箱、黑箱控制等概念和理论，从新的角度揭示了调节控制的机制和规律，为对系统进行调节控制提供了全新的理论和方法。

（2）信息论：信息论是应用数理统计方法来研究信息处理和信息传递的科学，美国贝尔电话公司的申农（1916—1948）发表的《通讯的数学理论》一文标志着信息论的创立。

信息论以信息为核心，研究存在于通信和控制系统中普遍存在的信息传递的共同规律，以及如何提高各信息传输系统的有效性和可靠性。后发展为广义信息论，认识到信息的普遍性，运用信息的观点和方法来研究和处理一切问题。信息论把对系统乃至整个世界的认识推进到"信息"的新层次，为系统的信息调节提供了新的理论和方法。

（3）耗散结构理论：耗散结构理论是物理学的非平衡态热力学的一个分支，从物理学的角度阐明了系统从无序走向有序的机制。由比利时物理学家普利高津（1917—2003）于 1969 年创立，其代表著作有《从存在到演化》《探索复杂性》《从混沌到有序》。

耗散结构理论揭示出，开放系统在远离热力学平衡、内部存在非线性相互作用的情况下，通过与外界交换物质和能量，可建立和维持一种有序稳定结构。它从系统的热力学条件的复杂性、熵变化的复杂性上，揭示了系统从无序到有序，在一定有序度上保持有序稳定的机制和规律。

（4）协同学：协同学是研究系统如何通过子系统的协同作用形成宏观上有序结构的科学，德国物理学家哈肯（1927—）1977 年出版的《协同学导论》一书标志着协同学的创立。

协同学从系统的子系统之间的协同作用来揭示系统有序化的机制和规律，提出了协同、协同导致有序、序参量等概念和理论，其主要目的在于阐明系统的自组织机制。

（5）超循环理论：超循环理论是研究生物进化过程中如何从化学进化过渡到生物进化的理论，德国的艾根（1927—）于 1971 年发表的《超循环——自然界的一个自组织原理》一文标志着该理论的建立。

艾根提出了循环、催化循环、超循环等概念，以超循环机制来揭示生物进化中生物大分子的自组织过程，深化了对生物进化规律的认识。

3. 系统科学的建立

上述这些关于系统的学科，分别从不同的角度揭示出系统的一些特性和规律，它们的内在联系使其日益形成一个统一的体系。

1976 年，一般系统论研究会主席萨缪尔森提出了把各个学科综合起来的设想。

1980 年，中国著名科学家钱学森提出了建立系统科学体系的具体意见，分析了各学科的内在关系及其共同本质，从总体上建立起现代系统科学的体系。

4. 系统科学的体系结构

系统科学内部分为四个基本层次。

一是系统哲学——即关于世界的系统特性和系统规律的最一般的观点和理论。

二是系统学——即关于系统的特性和规律的基本理论，包括一般系统论、耗散结构理论、协同学、超循环理论等。

三是系统技术科学——即关于系统技术的理论，包括运筹学、信息论、控制论、巨系统理论等。

四是系统工程技术——即遵循系统规律改造世界的技术手段，包括系统工程、自动化技术、通信技术等。

5. 系统科学的科学地位

系统科学是现代科学的重要组成部分，成为与自然科学、社会科学、思维科学、数学科学相并列的一大门类。

系统科学在现代科学中占有特殊的地位，它主要是对现有科学已经研究了的那些领域从横向上进行再研究，着重于认识其复杂性的机制和规律，以其揭示的新现象和规律，继相对论、量子力学之后，又一次彻底改变了科学的世界图景，使科学的思维方式发生了划时代的革命性变革。

系统科学成为现代系统思维的科学基础之一。

第二节　中医学的系统论思维

一、研究人的复杂性形成系统论思想

对于中医思维方式的性质，曾有多种研究和争论。直到 20 世纪 80 年代，随系统论传入中国，以及中西医比较研究的深入，人们才豁然开朗地认识到，中医的思维方式是系统论性质的。首先认清并指明中医思维方式具备系统论性质的，是我国著名科学家钱学森。他于 1980 年写给时任卫生部中医司司长吕炳奎的信，振聋发聩地指出中医的思维方式是系统论性质的。

中医之所以形成和遵循系统思维，而不是采用西医那样的还原思维，受多种因素影响，其中有决定意义的，是两个基本条件。

1. 中国传统的系统论思维方式的孕育

为了研究和回答医学面临的问题，医学家们必然从中国传统哲学和科学的思想、知识、方法中寻找智慧。那些古典的哲学、科学思想，不但各种理论、思想渗透到中医学中，而且有些已直接转化为中医学的医学理论，如元气论、阴阳学说、五行学说等，中医学的思维方式是中国传统系统思维在医学领域的应用，由之发展而成为中国传统系统思维最典型的形式。

《周易》是中国哲学思想的根基，号称"群经之首"，是中国的学术和思想的总源头，也是中医系统思维的渊薮。早在《易经》中就有了许多关于疾、医的记述，《黄帝内经》的许多观点，都直接来自《易经》《易传》。《周易》的整体观、矛盾观、变易观等系统思维成为中医学最基本的思想观点，后世医家深研医学无不溯本于《周易》，故称"医易相通"。

《周易》之后，经过百家争鸣，中国哲学"一河两端"分化发展为道、儒两个主要体系，中医学受道家的思想影响尤深。从老庄学派到秦汉之际的新道家，再到东汉之后的道教，都是中医学术思想的重要来源。道家的创世模式"道生一，一生二，二生三，三生万物。万物负阴而抱阳，冲气以为和"（《老子·四十二》），把"道"作为宇宙运动规律，"一"为世界最初之存在方式，混沌未分之物（《说文解字》注："唯初太极，道立于一，造分天地，化成万物"）。"一生二"代表分化，太极分为阴阳，而后阴阳化生万物。道家"有生于无"的思想认为世界最早的存在方式是"无"，人类可观测的形态还没有产生出来；从那种存在中，逐步产生出"有"的存在方式。而"道法自然"认为宇宙运动规律是自然之规，不以人的意志为转移。故人的行为要"法自然"，要"无为而无不为"（"无为"是指不对"道"动手动脚）。这些观点，都反映出相当深刻的自组织思想，对中医学的"阴阳自和者必自愈"的自主调理思想影响深刻。

儒家的思想是中国封建社会的御用哲学思想，儒学著作四书五经影响了中华文化 2000 年。儒家的创世模式"是故礼必本于太一，分而为天地，转而为阴阳，变而为四时，列而为鬼神。其降曰命，其官于天也"（《礼记·礼运第九》），以及"中庸之道""以人为本""仁者爱人"思想等道德伦理系统观，无不对中医医理、伦理的系统论思想产生深刻影响。

元气论的思想渊源最早可以追溯到《周易》的"太极"、道家的"道""一"，秦汉之际的新道家正式提出元气概念和元气论，发展为"道—气"理论体系，这是形成系统思维的理论基础。秦汉以降，历代对气学都有重要的研究和贡献。东汉有王充（27—97）的《论衡》，主张"元气未分，浑混为一""万物自生，皆禀元气"。唐代有柳宗元（773—819）的《天对》和《天谈》，刘禹锡（772—842）的《天论》，提出"元气自动"论。宋代有张载（1020—1077）的"太虚即气"论，王安石（1021—1086）的"万物一气"论，把元气论研究推向历史的高峰。明代有王夫之（1619—1692）的"气满太虚"论，清代有戴震（1723—1777）的"道主统，理主分"论等等。从周代一直到清代，元气论思想持续发展约 3000 年，在思想领域占着统治地位。"医理以'气'为本。'气'

成了先秦自然哲学与医学的中介，沟通的桥梁，连锁的环节。"① 春秋之末的医和首先提出了"六气致病"说，其后医学家们逐步吸收"道—气"理论的观点和方法来研究和解释医学问题，建立起中医学的气化学说、形神学说、天人相应学说、五运六气学说、气机失常病机、调理气机治则等等，蕴含系统思维的整体性、关系性、自主性等原理。

阴阳五行学说是中医系统论思维的重要理论基础。阴阳五行学说可追溯到"河图""洛书"和《易经》，此后延续发展 3000 多年。中医在《黄帝内经》中就把阴阳五行学说系统地医学化，发展为中医学的阴阳、五行学说，提出了阴阳病机、调理阴阳治则等理论，用五行来表达五脏之间的生克乘侮关系。宋明理学把阴阳五行学说发展到一个新高峰，陈抟（？—989）创"无极图"；周敦颐（1017—1073）将"无极图"发展为"太极图"，著《太极图说》，把阴阳五行等理论演为一体，通论世界万物发生；朱熹（1130—1200）又著《太极图说解》，以太极为核心勾画出一个宇宙模式。宋明时期的医学积极地吸收了这些新思想，赵献可（明·万历年间）的《医贯》（1617），孙一奎（1522—1619）的《医旨绪余》，张介宾（1563—1640）的《类经图翼》等，都从"太极"出发，对医学理论作了新的发展。

中医学运用中国古代哲学和科学的理论观点和思维方式来研究和回答医学问题，很自然地形成了系统论思维方式。

"日月星辰的运行、四时气候的变化、五方地理特征的归纳、谷物禽畜等的种植饲养，乃至社会政治和朝代的轮替，都被作为一个有序的整体看待，互相层层叠叠、各各相反相成……这一切都显示出朴素系统论的方法论原则。结晶出来的哲学理论是阴阳五行等等，认识的方法论原则却是朴素系统论。同样，中医学的全部体系也是按这一原理构成的。"②

2. 对人的复杂性的反复研究和观察积累

中医系统思维的形成，不仅有中国传统系统思维的孕育，还有更深的内在机制，即直接研究世界上最典型的系统——人及其健康与疾病，其系统特性和规律如实地反映到中医的认识中，是形成系统思维的客观依据和实践基础。

人是世界上最典型、最高级、最复杂的系统，其系统特性、系统规律也是最典型的，它客观地存在着，无数次地反复表现在临床上，必然地要被医学家们注意到、认识到，所以我们当然要研究它、掌握它。特别是中医学所接受的中国传统的系统思维，刚好与人的这种系统特性和系统规律相一致，通过临床观察和医疗实践，具体地认识和掌握了人的健康与疾病的系统特性和规律，也进一步深化、巩固、发展了中医的系统思维。以人的健康与疾病为对象的临床诊治和研究积累，是形成中医系统思维的实践基础。

中医学的临床实践有着其他任何医学所没有的特殊的可靠基础。中国人口众多，长期占世界总人口的五分之一左右，中医学掌握着世界上最大的临床样本。而且，在中医

① 马伯英. 中国医学文化史［M］. 上海：上海人民出版社，1994：226

② 马伯英. 中国医学文化史［M］. 上海：上海人民出版社，1994：620

学发展的两千多年历史上，绝大多数时间，中国国家统一、社会稳定，使得中医学得以利用所掌握的特大临床样本持续不断地研究了两千多年，对形成的认识进行亿万次的反复验证和修订，这是世界上其他医学所不可比拟的。

这样特大的临床样本，人的健康与疾病的系统特性和系统规律在临床上持续地、反复地表现达两千多年，中国的医学家们当然要注意它，当然要研究它，当然要掌握它。

中国医学家们的优越条件在于，中国提供给中医的是与这种客观存在相适应的系统思维。于是，病人在临床上表现什么，就注意什么、研究什么、掌握什么，因此，人的那些系统特性和系统规律在临床的表现，就不可避免地进入中医学的视野，就不可避免地被认识到，就不可避免地被总结为理论。这样，中医学形成系统思维就势在必然了。

总体来说，中医学之所以形成了系统思维方式，取决于以下4个基本条件。

第一，客观前提。医学的研究对象是人的健康与疾病，人是世界上最典型的系统，对于人的健康与疾病的系统特性和系统规律的如实反映，必然会形成系统思维。

第二，思想孕育。即中国传统系统思维方式的孕育。中医学与西医学面对的研究对象都是人，为什么中医学形成了朴素系统思维，而西医学形成的是还原论思维？一个决定性因素是中国与欧洲的传统思维方式不同，是两种不同的思想母体孕育了两种产儿。

第三，实践基础。中医学掌握着世界上最大的临床样本，从概率的角度来讲，这样庞大的临床样本，必然地要把人的系统特性和系统规律这种本质特征明确地反映出来，为中医学认识和掌握它提供充分而可靠的事实依据。

第四，千年积累。人的系统特性和系统规律在临床上以千年计，反反复复地表现，医学家们为了治病救人，不得不反反复复地去接触它、认识它、思考它、求解它，这样的系统特性和系统规律必然地被医学家们所掌握，经过两千多年的积累，形成系统思维。

总之，中国传统的系统思维相当深刻，其基本原理与现代系统论高度一致，中医正是遵循这样的思维方式来理解和研究人及其健康与疾病，并将之转化为中医的系统思维。

二、系统论思想是中医特色和优势的本质

1. 系统论思维是中医学术特色的内在本质

中医区别于西医的特色有多个方面，它首先表现在具体的学术内容上，从基础理论、辨证论治等基础层面，到中药方剂、针灸等具体治疗手段。

但是，中医学为什么研究和掌握了这些内容，而没有研究和掌握西医那样的学术内容？为什么着重认识了经络、五藏等非解剖结构，而没有发展解剖研究？为什么认识了"证"，而不着重于以解剖学为基础认识器质性病变？

这有客观原因，但起决定性作用的是内在的思维方式。因此，要深入地理解和坚持中医特色，就必须正确地理解、坚持、发扬中医特有的系统论思维方式。

第一，人的健康与疾病的现象和规律是复杂的，要注意区分以下两种。

一是可还原的，可以运用还原的方法来研究，西医在这方面的研究有了长足的

进展。

二是不可还原的，这主要是系统特性，不能进行还原研究，只有运用系统观点和方法才能理解和研究，中医学所掌握的那些现象大多属于这种类型，其系统论思维方式是与这种研究内容相适应的。

第二，中医所掌握的现象是客观真实的存在，但不具有可还原性。

中医几千年的临床实践和中医的现代研究都已证实，中医的气、阴阳、经络、藏象、证、七情六淫等基本理论和实践，反映着人身上的真实存在和变化。

但是，西医学至今没有触及它，用西医的现有理论和方法也难以解释它，它落在了西医的视野之外。问题在于，这些现象不具有可还原性。

第三，中医能够认识这些现象的根源，在于其系统论思维。

既然是人身上的客观存在，为什么中医所认识的内容，落在西医的视野之外？

问题在于，中医的思维方式原则是系统论的，区别于西医的还原论，中医在系统论思维方式的支配下，研究和认识了只有这种思维方式才能认识和理解的特有内容，因而，迄今为止，用西医的还原论思维方式难以理解，也难以研究和阐明。

因此，按照系统论研究和掌握了人的不可还原的系统特性和系统规律，便能够发现，系统论思维方式是造成中医的学术特色的内在本质。

2. 系统论思维是中医学最重要的优势

（1）何谓优势

语义学定义："能压倒对方的有利形势。"[1]

学术的优势，是指与相关学科相比，或在整个科学体系中，所具有的有利形势。

优势的本质：一是真理；二是潜力；三是时势。

（2）系统论思维是中医优势的原因

第一，真理性。

系统论思维是符合人的系统特性和系统规律的思维方式，其真理性已得到两方面的证明。

一是中医的临床实践。

二是现代系统科学的最新研究。

第二，发展潜力。

系统论思维反映着人的健康与疾病的深层规律，这些规律更加复杂，不仅医学，而且整个现代科学的研究也还不足，是有待进一步开发的研究领域。

中医学已在这个领域占据一席之地，为这个领域的研究作出了开拓性贡献，其所提出的各种问题，日益成为医学乃至整个现代科学的最新研究课题，将在未来研究中发挥重要作用。

第三，占有时势。

所谓占有时势，是指科学在 20 世纪的整体新发展，其思维方式发生着新的划时代

---

[1] 现代汉语词典［M］. 北京：商务印书馆，1996：1519

转折，正在从近代的还原论，转向现代的系统论。

系统论思维是现代科学的思维方式，是思维方式发展的方向。

中医系统论思维完全符合这种发展趋势，已被科学界所注意和重视，不但将被充分发扬，而且将对现代系统论思维的发展作出自己的贡献。

（3）中医的系统论思维在医学未来发展中具有巨大的优势

第一，它符合科学技术未来发展的最新趋势。

科学技术的发展已从16—19世纪的"分析时代"转向"系统时代"，系统思维是20世纪以来最新发展的思维方式，中医的系统论思维完全符合这种时代潮流。

钱学森论断：——

西医起源和发展于科学技术的"分析时代"，也就是为了深入研究事物，把事物分解为其组成部分，一个一个认识。这有好处，便于认识；但也有坏处，把本来整体的东西分割了，西医的毛病也就在于此。然而这一缺点早在100年前，恩格斯就指出了，到大约20年前终于被广大科技界所认识到，要恢复"系统观"，有人称为"系统时代"。人体科学一定要有系统观，而这就是中医的观点。[①]

第二，它符合医学科学未来发展的最新趋势。

20世纪后半叶，医学正在孕育一场新的革命，70年代提出了医学模式转变问题，即从"生物医学"转向"生物—心理—社会医学"。

这种转变包含着两个方面的内容：一是理论上，二是方法论上。

方法论上的转变，已经明确地提出来，是从还原论转向系统论。

最有代表性的是恩格尔的论述：

生物医学模式是把许多世纪以来西方科学的分析方法应用于医学。现在提出了另一个生物—心理—社会模式。这个模式基于系统方法。[②]

恩格尔还认为：

系统理论认为所有的组织层次在等级系统关系中是相互联系的，因此一个层次中的变化就会影响另一层次的变化，采纳系统理论作为科学方法将会大大缓和整体论和还原论的分裂，促进科学学科间的渗透。对于医学，系统理论提供了一个不仅适合于疾病的生物—心理—社会的概念，而且适合于把疾病和医疗保健作为相互关联的过程来研究的概念方法。当一般系统方法成为未来医生和医学科学基本的科学和哲学素养时，可以预期对疾病的生物—心理—社会观点就更易容纳了。[③]

第三，它符合医学思路发展的历史逻辑。

医学思维方式的发展，在沿着"整体论—还原论—系统论"的历史逻辑上升、前进。从20世纪的发展形势来看，是开始从还原论向系统论转变；从21世纪以及其以后的发展趋势来看，系统论思维方式将上升到主导地位，在方法论上成为新的时代象征。

医学思维方式的发展，最终都要走向系统论。

---

① 吕炳奎.对当前中医工作中几个问题的看法［J］.上海中医药杂志，1981（4）：1

② 恩格尔.生物心理社会模式的临床应用［J］.医学与哲学，1982，3（7）：42

③ 恩格尔.需要新的医学模型：对生物医学的挑战［J］.医学与哲学，1980，1（3）：88

西医要完成从还原论到系统论的转变。

中医要完成从朴素系统论到现代系统论的上升。

中医的系统论思维方式与医学思维方式的未来发展，具有更强的内在一致性。

三、中医系统论是中医学的现代理论

1. 中医系统论研究始于 1980 年

该研究由山东中医药大学祝世讷教授于 1980 年开辟，由于科学的发展，到 20 世纪中叶进步到研究世界的复杂性，兴起系统科学（复杂性科学），系统论、控制论、信息论等传入中国，由中国科学家钱学森倡导建立起系统科学体系。系统科学引入中医现代研究，首先形成中医系统论研究；然后在系统科学主导下，发展为以研究和调理人的复杂性为方向的系统中医学。

2. 挖掘和总结经典中医学的系统论思想

中医系统论研究的首要任务，是继承和总结经典中医的系统论思想，其主要解决两个问题。

第一，基本认识。研究并阐明经典中医学研究了人的复杂性，所形成的思维方式是系统论的，包含着一般系统论的原始思想，与还原论思维相悖，须划清与还原论的界限。但是，中医系统论思想的水平还是朴素的，并非等同于现代的系统论，须划清其与现代系统论的界限，应克服其朴素性，发展为现代系统论。

第二，挖掘总结。将经典中医学的系统论思想从其理论和实践中找出来，并从其理论和实践来阐明。1985 年，中医系统论研究总结出 4 条基本原理，即整体性、联系性、有序性、动态性原理。[①]

3. 研究人的复杂性，发展现代中医系统论

在挖掘总结经典中医学的系统论思想的基础上，在系统科学主导下，对人的复杂性进行新研究，从三个层次开拓和突破。

第一，探究人的复杂性事实。即把人的复杂特性和规律从人身上找出来，并从人身上加以阐明，破解经典中医学的那些"不知其所以然"问题。

第二，探究经典中医学没有认识到的复杂特性和规律。即冲破经典中医学的视野局限，在系统科学指引下，开拓研究的广度和深度，揭示和掌握更多更深的复杂特性和规律。如人的非加和性与系统质、天生人与人天关系、人的非解剖特性、人的有序性与失序为病、人的熵变化与熵病、人的自组织与自主调理等。

第三，进行现代中医系统论的理论建设。对上述开拓性研究进行新的理论总结，建设为现代中医系统论。中医系统论的基本原理于 1990 年总结为 6 条[②]，2020 拓展为 7 条，即非加和原理、元整体原理、天生人原理、有机性原理、功能性原理、有序性原理、自主性原理。

① 祝世讷 . 中医系统论导论［M］, 济南：山东中医学院，1985：27-90

② 祝世讷 . 论中医系统论［J］. 山东中医学院学报，1990，14（6）：8-13

由此可见，中医系统论是在继承中医传统系统思维的基础上，以移植应用现代系统科学的理论和方法为武器，创造性地发展为具有现代意义的中医学理论。

第三节　从中医系统论到系统中医学

一、什么是系统中医学

系统科学引入中医现代研究，首先形成中医系统论研究；然后在系统科学主导下，发展为以研究和调理人的复杂性为方向的系统中医学。

系统中医学是系统科学主导的中医现代化的新方向、新学派，是中医学与系统科学的交叉。系统中医学源于人的复杂性，基于经典中医学研究人的复杂性的正确方向和遇到的难题，以现代系统科学为主导，从人的生命运动及其健康与疾病的复杂性进行突破和创新，以把中医学从经典水平提高到现代水平，推动人类医学向人的复杂性方向开拓和深化。

祝世讷教授从 1980 年开始致力于系统科学在中医学中应用的研究，于 1989 年出版《系统中医学导论》，提出了"系统中医学"概念，对系统中医学的基本观点和方法做了初步研究和阐述，开辟了这个研究方向。2019 年出版《中医学原理探究》，首次总结了系统中医学的基本原理，包括系统思维、以人为本、超解剖、辨证论治、生态调理、中药方剂、阴阳等。

二、系统中医学是中医现代化的必由之路

中医现代研究和发展的道路有多种探索，实践检验证明，系统中医学是可行的必由之路。因为，系统中医学抓住了中医现代发展的瓶颈——人的复杂性，掌握了破解这一瓶颈的系统科学，因而能够真正实现中医现代化的发展。

1. 研究人的复杂性——中医特色和优势的本质

中医的现代研究和发展要从中医的特色和优势进行突破和创新。那么，中医的特色和优势究竟是什么？

中医的特色，是指有别于西医而独具的特点。20 世纪 70 年代曾将中医特色概括为整体观与辨证论治。这样概括没有错，但是没有完全揭示出本质。从一百多年中西医比较研究的结果看，中医特色的本质，是对人的生命运动及其健康与疾病的复杂性的认识和调理，它从根本上超出西医的还原论视野。

中医的优势，在于掌握着医学未来发展的主导和先机。多年来，人们常把中医的优势概括为"简便验廉"，这种概括也没有错，但同样没有揭示本质。人是世界上最复杂的系统，从人类现代医学未来发展的方向看，虽然已经几百年、几千年未曾研究人的复杂性，但迟早有一天要来研究这一问题。中医的优势则是早就开始并且一直在研究和调理人的复杂性，并且达到了相当深入的程度。科学界强调"复杂性科学是 21 世纪的科

学"，中医所研究的正是人的复杂性，中医是复杂性科学[①]，还是一门非常独特的复杂性科学。中医优势的本质，是对人的生命运动及其健康与疾病的复杂性的认识和调理。

从本质上来看，中医的特色和优势是统一的——对人的生命运动及其健康与疾病的复杂性的认识和调理。

2. 人的复杂性——经典中医学的发展瓶颈

认识和调理人的复杂性，既是中医特色，又是中医优势。然而，在中医学发展的经典阶段，由于科学还没有进步到像现代这样去研究世界的复杂性，中医找不到能够破解复杂性的科学理论和方法，因而虽然抓住了复杂性，却不能破解它，只能"知其然而不知其所以然"。"知其然"是认识了人的复杂现象和事实，"不知其所以然"是没能揭示和阐明形成这些复杂现象和事实的机制和规律。无力破解人的复杂性成为束缚经典中医学发展的瓶颈，由此形成经典中医学的各种局限和缺陷。

中医的现代研究和发展就是要冲破经典中医学的发展瓶颈，就是要揭示和阐明人的复杂性机制和规律。但是，一段时间以来流行的就中医论中医的诠释研究，强调中医的特色是整体观和辨证论治，优势是简便验廉，主张从经典理论来阐明，从临床实践来验证，从外延推广来弘扬。这种研究没有认清中医特色和优势的本质在于认识和调理人的复杂性，没有认清这又正是束缚经典中医学发展的瓶颈，没有认清中医现代研究和发展的关键就是要冲破这一瓶颈，更没有找到和掌握破解这一瓶颈的科学理论和方法。因此，这种研究只能在经典中医学的"天花板"下打转，无法从人的复杂性进行突破和创新，不是中医现代研究和发展的正确道路。

3. 人的复杂性——还原论医学的盲区

什么是复杂？科学研究迄今还没有提出严格统一的定义。美国圣菲研究所关于"复杂"的专门研究认为，它"如此之新，其范围又如此之广，以至于还无人完全知晓如何确切地定义它，甚至还不知道它的边界何在，才是它的全部意义之所在"。[②]现有研究得出的基本认识是，复杂的本质特征是"超还原"，即超出还原论视野，不可还原、反还原。

钱学森指出：

"凡现在不能用还原论方法处理的，或不宜用还原论方法处理的问题，而要用或宜用新的科学方法处理的问题，都是复杂性问题，复杂巨系统就是这类问题。"[③]

还原论是以欧洲原子论为基础发展而成的世界观和方法论。原子论认为世界的本原是不可再分的最小物质颗粒——原子（莫破质点），世界万物由它组合而成。组合式发生机制决定了事物的可分解性，分解还原到原子就可找到本原，得出终极解释。还原原理的核心是"组合—分解""原子—本原"。按照这样的世界观及方法论来理解、研究世界万物和人，一律视为原子的组合物，一律进行分解还原，一律将其本质归结为不可再

① 祝世讷. 经典中医学与现代中医学［J］. 中国医药学报，1986，1（3）：6-7
② 米歇尔·沃尔德罗普. 复杂——诞生于秩序与混沌边缘的科学［M］. 北京：生活·读书·新知三联书店，1997：1.
③ 钱学森. 创建系统学［M］. 太原：山西科学技术出版社，2001：7.

分的原子（或其化身）。而世界的复杂性是不可还原和反还原的，被还原论排斥于视野之外，成为盲区。

西方医学面对人的复杂性，几千年的发展呈现三种状态：一是古代，以古希腊医学为代表，自发地在一定程度上认识了人的复杂性。二是中世纪那"黑暗的一千年"，医学教义化，按"上帝造人"来解释一切，人的复杂性被彻底取消。三是16世纪以来的四百多年，把人从上帝手中解放出来，交给了新兴的还原论，对人进行还原研究，发展成为还原论医学。

现有西医仍然是还原论医学，其还原原理把注意的中心放在人体，把人体从整体一层一层地还原到器官、组织、细胞、分子、基因，把健康与疾病的本质归结为微观实体粒子（细胞、分子、基因等）的异常与否。在这种研究视野中，排除了人的生命运动，排除了相互作用、整体性、有序与无序、熵和信息、自组织等复杂性内容，人的复杂性成为还原论医学的盲区。

这就是说，中医的特色和优势是研究人的复杂性，而人的复杂性却是还原论医学的盲区，因此，人的复杂性成为中医与还原论医学的"分水岭"。正是在这里，形成了中医与现有西医的"不可通约"性。

有人把中医现代化的希望寄托于"以西解中"（用西医的知识和方法来研究和解释中医），实践结果证明，这种研究方向是错误的。因为，中医现代化的根本课题，是破解对人的复杂性"不知其所以然"的发展瓶颈，而这正是现有西医的盲区，怎么能从那里来破解复杂性难题呢？

有人把中医现代化的希望寄托于"中西医结合"。但实践证明，这条道路同样走不通。因为，现有西医是还原论医学，它排斥和背离人的复杂性，怎么能把研究人的复杂性的中医与屏蔽人的复杂性的还原论医学相结合呢？事实证明，中医认识的气、生气通天、人天相应、五运六气、阴阳、经络、藏象、病机、病证、脉象、针灸效应、中药性味、方剂功效等，都属于人的生命运动的复杂性内容，都被还原论医学所背离和屏蔽，这里只有"不可通约"，没有可能结合。把希望寄托于中西医结合，是没有认清中医研究的是人的复杂性，而还原论医学正是背离人的复杂性，并由此产生的一种盲目幻想。

4. 人的复杂性——系统中医学的研究方向和主题

系统中医学作为一种研究方向，不同于就中医论中医的诠释，不同于中西医结合研究，而是以系统科学主导以人的复杂性为研究方向和主题。其特点有三。

第一，明确地把人的生命运动及其健康与疾病的复杂性作为研究方向和主题。经典中医学自发地走到这一方向，而系统中医学则自觉地把人的复杂性作为研究方向和主题，这与还原论医学的方向和主题相悖。

第二，对经典中医学的继承和突破。一方面，继承和坚持经典中医学研究人的复杂性的正确方向和已有成就，作为新研究的基础。另一方面，认清并抓住经典中医学对人的复杂性"不知其所以然"的发展瓶颈，作为出发点和突破口，着重于从人的复杂性进行开拓和创新。

第三，以系统科学为主导。以系统科学的理论和方法，以人的复杂性研究为根本方向，首先破解经典中医学遇到的"不知其所以然"瓶颈，继而深化对人的生命运动及其健康与疾病的复杂性研究，把中医对人的复杂性的认识和调理提高到现代阶段和水平，发展成为现代中医学，上升为人类新医学的主旋律。

总之，系统中医学以人的生命运动及其健康与疾病的复杂性为研究方向和主题，从根本上继承和坚持了中医的特色和优势，掌握了破解人的复杂性的系统科学的理论和方法，能够将中医学关于人的复杂性的研究从经典水平提高到现代水平。因此，系统中医学是中医现代研究和发展的必由之路。

三、中医学原理将复兴为人类医学主旋律

中医学的系统论思维方式的科学性和局限性同时并存，对于其性质和特点的认识和评价，必须同时讲两句话，划清两种界限。

第一，就思维方式的基本性质而言，是系统论的，不是还原论的，由此划清与还原论的界限。

因此，不能把中医的系统论思维与西医的还原论思维相混淆。目前在中医研究和中西医结合研究中，实际上没有注意到这种区别，没有划清这种界限，存在着思维方式上的混淆，是研究遇到困难的重要原因。

第二，就系统论思维方式的发展水平而言，它是朴素的，还没有发展到现代系统科学的水平，由此划清与现代系统科学的界限。

因此，不能把中医的朴素系统论思维与现代系统论相混淆。这就提出了中医系统论思维方式的现代发展问题，即把朴素的系统论思维提高到现代水平。

(一) 中医系统论思维的科学性

中医学的系统论思维方式如实地反映着人的系统特性和系统规律，在这一点上，它具有相当的科学性，与现代系统论十分一致。

中医学的思维方式的性质是系统论的，不是还原论的，这是必须明确肯定的。

这里要说明三点。

第一，中医的思维方式是系统论的，不是还原论的。

中医与西医之间在思维方式上的差异，是系统论与还原论的差异。

系统论与还原论两种思维方式的差异，是造成中西医学术差异的内在矛盾。中西医之间存在的"仁者见仁不见智，智者见智不见仁"局面，不过是系统论与还原论两种思维方式之间"格拒"的表现。

第二，系统思维是中医特色的实质和核心。

对中医学的特色曾经有过多种概括和表述，但一般多从具体学术内容上着眼，越具体越抓不住本质。中医学之所以没有认识和掌握西医学的那种学术内容，而认识和掌握了为西医学所无法理解和解释的东西，就在于中医学没有按照还原论研究和认识可还原性内容，而是按照系统论研究和掌握了人的不可还原的系统特性和系统规律，系统论思

维方式是造成中医学术特色的内在本质。

第三，中医的系统论思维的确是深刻的。

由于：

——医学面对的人是世界上最高级、最典型的系统，而中医面临着世界上最大的临床样本。

——中医学不仅有两千多年连续不断的临床实践，而且有世代相继的理性思考和理论总结。

——中国传统的系统思维对中医的熏陶和推动。

因此，中医学不但确确实实地认识和掌握人的系统特性和规律，而且在理解上达到了相当的深度，在临床应用上达到了相当有效的程度。

总之，中医学实际上已经驾驭了人的系统特性和系统规律，其理论思想的深刻性、临床运用的熟练性，现代系统科学在生命和医学领域的应用研究都还没有达到，是一笔宝贵的科学财富，积极地吸收和运用，将在建立和发展医学系统论思维中发挥重要作用。

（二）中医系统论思维方式的局限性

就中医学系统论思维方式的发展水平而言，它是朴素的，不是现代意义上的，这是其主要的局限性所在。这里也要说明三点。

第一，基于整体论，高于整体论。

中医思维发展的时代背景属于古代，其思维方式的发展水平还没有从根本上冲破古代的整体论，至今仍然带着整体论的许多基本特征。

但是，它却超过了整体论的一般发展水平，形成了具有系统论性质的思维方式。

第二，系统论思维还是朴素的。

中医系统论思维的发展，毕竟没有冲破古代整体论的襁褓。虽然人的许多系统特性和系统规律被实际地处理着，但并没有揭示清楚，还打着整体论的烙印，或者可以说，其系统论思维是与整体论思维混合在一起的，更没有建立关于系统论的专门概念、理论。因此，这种系统论思维还是朴素的，是没有充分发展的。

第三，与现代系统论存在时代差距。

现代系统论是以还原论为基础，在对还原论的批判中形成和发展出来的，它吸收了还原论的一切合理因素，用全新的内容弥补了还原论的缺陷，才上升到一个新的高度。

而中医的系统论思维虽然认识和掌握了人的一系列系统特性和规律，但它没有经过还原论发展阶段，缺乏对人的还原研究的必要基础。虽然没有陷入还原论的局限，但也没有得到还原研究的支持，其系统论思维还陷在整体论的束缚之中，对人的系统特性和规律的认识虽然在原则上是正确的，但在细节上却不清楚，达不到现代科学的研究深度和精确、严格的程度。

因此，中医学的系统思维还是朴素的，还只是一种原始雏形，与现代系统论之间存在着时代性差异，需要吸收现代系统论来提高和发展，上升为现代中医系统论，进一步发展为医学系统论。

（三）复兴中医学原理是客观发展使然，更需要突破创新

中医学原理的复兴由不得人们的主观愿望，更由不得决策者的意志，而是由医学和科学发展的客观规律所决定。中医作为中国最重要的古代科技发现与发明之一，其基本的发现和发明都超出西方医学，站到了医学未来发展的必由之路上。中医创造的四大奇迹，是中医独到的先驱性研究的根本成就，是插在医学未来发展道路上的风向标。中医在 20 世纪包括传统中医、单纯西医、中西医结合三大实践中所暴露的重大矛盾，是撬动中医复兴的强大杠杆，这些矛盾的解决将成为中医复兴的无可抗拒的推动力。

中医复兴，不只是使中医恢复到有史以来的最好水平，更是要突破、创新，把中医的基本原理深入地挖掘出来，充分地发扬和发展，上升为新世纪新千年人类新医学的新原理。这种发展不是量的延续和扩展，而是质的飞跃，像破茧出蚕、破壳出鸡那样，将孕育和蓄积了 5000 年生命力迸发出来，创造第六个辉煌千年。

中医的精髓在其基本原理，特别是系统思维原理、以人为本原理、超解剖原理、辨证论治原理、生态调理原理、中药方剂原理、阴阳原理等。这些原理是中医在西医视野之外，独立地认识和驾驭的人的生命运动及健康与疾病的根本特性和规律。它是真正的医学之本所在，是医学最终和迟早要研究和掌握的根本特性和规律，也是中医与西医"不可通约"之本。

按照医学和科学的发展规律，医学的思维方式必须符合人的复杂性，系统论思维是其发展方向，中医的系统论思维正符合这一发展方向，西医的还原论思维一定要并且已经开始在转向系统论思维。

人的生命运动及其健康与疾病是医学研究的根本方向，中医的以人为本原理所强调的正是这一方向，那种局限于人体的研究，迟早一定要深入到人的生命运动及其健康与疾病。

超解剖的结构与功能是人的复杂性的重要方面，中医的超解剖原理正是在这一方面的独到贡献，那种立足和局限于解剖研究的医学，迟早一定要扩展到超解剖领域。

人的生命运动的异常为病是更加深刻和本质的疾病，中医辨证论治所驾驭的"病机—病证—病候"正是这类病变系统，那种局限于形态结构异常为病的医学，迟早一定要深入到人的生命运动之病。

生态调理是对人的生命运动之病进行防治的根本道路，中医的防治原理所开辟的正是生态调理，那种局限于化学的特异的对抗式医疗，迟早一定要转向生态调理。

药物性味和功效的整体化、组织化、复杂化，是应对人的病变复杂性的唯一正确道路，中医的中药方剂所开辟和遵循的正是这种功效原理，那种分离、提纯、化学化、特异化的药物研发和应用，迟早一定要转向药性和药效的复杂化、非特异化。

（四）中医学原理复兴为人类医学主旋律的思路与方法

思维方式的开拓是学术突破的先导，研究和发展新的思维方式，是实现中医现代化

的一项带有战略意义的重大任务。

1. 发展现代系统论思维是必由之路

要发展新的思维方式，不可能把西医的还原论和中医的朴素系统论作加法式地"合并"。如果说在思维方式上，中医和西医分别是"仁者"和"智者"的话，新的思维方式不可能是"仁"与"智""合并"为"仁智者"，必须发展、上升、超越，成为高于和超于"仁者"和"智者"的"圣者"。

这是一种更高级的思维方式，它既能够充分地包含中医和西医现有思维方式的全部合理内涵，又能有效地消除中西医两种思维方式之间的矛盾，更能补充中西医思维方式都还没有达到的更高级的内容。这种超越和发展，现在能够找到的方向，就是发展现代系统论思维。

（1）思维方式发展的历史逻辑：根据科学和医学思维方式发展的历史逻辑，系统论思维是新的发展方向。

从古代的整体论，到近代的还原论，再到现代的系统论，不但是医学的，而且是整个科学的思维方式的发展规律，发展新的医学系统论思维，是由这种历史必然性决定着的。

（2）西医要从还原论走向系统论：西医学还原论思维方式的下一步发展，是要走向系统论。这是科学和医学思维方式发展的历史逻辑。

这一发展趋势已为医学家们所认识到。在20世纪70年代开始的医学模式转变的讨论中，就包括了思维方式的转变问题，把医学模式与思维方式作为不可分割的统一体。讨论中明确地提出，与医学模式从生物医学向生物—心理—社会医学的转变相一致，思维方式要从还原论向系统论转变。

首先提出这一问题的是美国医学家恩格尔，他说：

"生物医学模式是把许多世纪以来西方科学的分析方法应用于医学。现在又提出了另一个生物—心理—社会模式。这个模式基于系统方法。"[①]

"系统理论认为所有的组织层次在等级系统关系中是相联系的，因此一个层次中的变化就会影响另一层次的变化，采纳系统理论作为科学方法将会大大缓和整体论和还原论的分裂，促进科学学科间的渗透。对于医学，系统理论提供了一个不仅适合于疾病的生物—心理—社会的概念，而且适合于把疾病和医疗保健作为相互关联的过程来研究的概念方法。当一般系统方法成为未来医生和医学科学基本的科学和哲学素养时，可以预期对疾病的生物—心理—社会观点就更易容纳了。"[②]

从生物医学向生物—心理—社会医学的转变，必然同时是从还原论思维向系统论思维的转变。

（3）中医要从朴素系统论发展为现代系统论：中医学朴素系统论思维的发展方向，是要上升到现代系统论。

---

① 恩格尔.生物心理社会模式的临床应用［J］.医学与哲学，1982，3（7）：42
② 恩格尔.需要新的医学模型：对生物医学的挑战［J］.医学与哲学，1980，1（3）：88

按照科学思维发展的一般逻辑，中医学的思维方式应当从整体论走向还原论，然后再上升到系统论。

然而，在中国历史上，无论是医学还是别的学科，都没有形成这样的发展过程，直到西学东渐带来还原论思维。

现在已进入系统时代，科学和医学思维方式发展的时代要求是系统论，因此，中医学思维方式发展的方向是从朴素系统论上升到现代系统论。

这里有两个情况需要注意：

第一，中医和西医思维方式的发展方向虽然都是走向现代系统论，但其发展的具体要求和内容是不同的。

中医是如何从朴素的系统论上升到现代系统论的问题，而西医是如何从还原论转向系统论的问题。这是两种不同的发展和转变，要经过不同的具体发展过程。

第二，中医学的朴素系统论向现代系统论的转变，有一个"补课"的问题，即需要"补"上还原研究之"课"。

由于中医学没有发展还原研究，有许多需要通过还原研究认识清楚的细节性内容没有进行必要的还原研究，而没有这样的研究就不可能真正上升到现代系统论。

然而，历史已进入系统时代，不可能脱离时代潮流调头去走一段还原论的道路，然后再回到系统论的道路上来，唯一的可行途径是在向现代系统论前进和过程中，补上还原研究的课。

总之，无论是从科学和医学思维方式发展的历史规律来看，还是从中医学和西医学现有思维方式的发展趋势来看，其方向是完全一致的，即走向现代系统论思维。

2. 继承、移植、创新相统一

研究和发展中医系统论，必须坚持"继承、移植、创新相统一"的原则。

所谓继承，是总结和发扬中医传统的系统论思维。这是研究和发展现代中医系统论的基础。

所谓移植，是移植、应用现代系统科学的理论和方法。这是研究和发展现代中医系统论的杠杆。

所谓创新，是对人的健康与疾病的系统特性和系统规律进行新的开拓研究，提出新的概念、观点、理论。这是研究和发展现代中医系统论的方向。

（1）继承和发扬中医学的系统论思维：继承和发扬中医传统的系统论思维，是研究和发展现代中医系统论的基础，是首先要做的一项工作，主要包括三个方面的工作。

①挖掘：即对中医传统理论、方法、实践中所包含的系统论思维进行挖掘。中医学的系统思维贯穿在其理、法、方、药各个方面，虽然实际上运用着系统论思维，但是，长期以来，并没有进行关于思维方式的专门研究，需要将贯穿于这些理论、方法、实践中的系统论思维方式挖掘出来，进行专门的研究。

②总结：即在对中医传统的系统论思维方式进行系统挖掘的基础上，从理论上进行分析和总结。

要总结出其基本概念、观点、方法。

要总结出其基本的思想体系。

要总结出其合理性和局限性。

③阐发：即对中医传统的系统思维的科学原理作出说明。中医学几千年虽然实际运用着系统论思维，但是，从来没有认识到这是一种系统思维，更没有对其科学原理作出阐明。

在挖掘、总结的基础上，就要对其科学原理作出说明。

要阐明这种思维方式的系统论性。

要阐明这种思维方式与现代系统论思维的内在一致性。

要阐明这种思维方式的发展潜力和方向。

要阐明这种思维方式的朴素性质，以及其局限性。

要阐明如何把这种思维方式发展和提高到现代水平的道路。

（2）移植和应用现代系统科学的理论和方法

①系统论思维需要建设：中医学的朴素系统论思维的发展为现代系统论思维奠定了必要的基础，但是，现代系统论思维方式不可能在这种基础上自发地形成，需要进行建设，进行开拓性研究和发展。

移植和应用现代系统科学的理论和方法是建立和发展医学系统论思维的根本手段。

发展现代系统论思维的一个重要目标，是要克服还原论的局限，也就是要研究和掌握落在还原论思维视野之外的那些复杂性现象，而能够开拓这种视野、提供这种视角和方法的，迄今为止只有系统科学。系统科学是开拓和发展医学系统思维的科学支柱。

②克服对系统论的庸俗观点：20世纪80年代以来，现代系统科学在我国的传播曾在医学界引起一定的关注，在中医的多学科研究中显得更"热"一些，但从总的情况来看，还没有真正地系统地移植到医学领域来，应用研究还刚刚起步。

由于对系统论和系统科学还缺乏系统深入的了解，在现有的一些研究和宣传中，往往出现一些肤浅、混乱、错误的理解和观点，甚至认为系统论是"无用"的、已经"过时"等等，对于掌握和运用系统科学起了误导作用。

③移植应用的主要学科：现代系统科学的学科很多，已经建立起来的学科有系统论、信息论、控制论、耗散结构理论、协同学、超循环理论，以及正在发展的混沌学（非线性科学），这些学科都从不同的角度为建立和发展医学系统论思维提供了特定的理论和方法。

但是，这些学科本身的学科特点不同，与医学的相关程度不同，能够移植到医学中的具体内容也不相同，有些可直接地移植应用，有些需要经过转化，有些具有重要借鉴价值，需要根据不同情况，有选择地掌握和运用。

在现有这些学科中，对于建立和发展医学系统论思维方式最为迫切的，首先是贝塔朗菲的一般系统论、普利高津的耗散结构理论、新兴的混沌学。

（3）发展现代中医系统论研究

①创新是目的：继承和移植的目的是创新，即在继承中医传统系统思维的基础上，以移植应用现代系统科学的理论和方法为武器，创造性地发展具有现代意义的中医系统

论思维方式。

研究和创立现代中医系统论是一个研究过程，需要做的工作很多，最为重要的有以下几点。

第一，对中医传统的系统论思维进行全面的挖掘，总结中医学已经掌握的人的系统特性和系统规律。

第二，运用现代系统科学的理论和方法，对中医学已经掌握的和尚未掌握的人的系统特性和系统规律进行新的研究，形成新的理论。

第三，提出现代中医系统论的基本理论，形成新的理论体系。

第四，研究和阐明人的健康与疾病的系统特性和系统规律，为建立和发展医学系统论思维奠定基础。

②开拓对人的系统特性和系统规律的研究：建立和发展现代中医系统论思维，不单纯是个理论问题，更重要的是个实践问题，需要在实际的研究过程中，认识和掌握人的健康与疾病中的系统特性和系统规律，并具体地运用和体现到防治疾病的实践中。

系统特性和系统规律是事物复杂性的内在本质，它落在还原论研究的视野之外。系统论对还原论的超越和发展，就在于对系统特性和系统规律的认识和掌握。如果不认识和掌握系统特性和系统规律，就谈不上系统论思维。因此，建立和发展系统论思维的过程，实际上是研究、认识、掌握系统特性和系统规律的实践过程。

对于医学来讲，只有如实地研究、认识、掌握了人的健康与疾病的系统特性和系统规律，并具体地运用和体现到临床诊治上，才可能真正建立起系统论思维。接受现代系统科学的理论和方法，总结和发挥中医朴素系统论思维的特长，都要运用或落脚到我们对人的系统特性和系统规律的新研究上，在新的研究和认识的基础上，形成新的思维方式。

人的健康与疾病的系统特性和系统规律，在医学上是有待开拓的新领域，它不但超出了还原论思维方式的视野，而且超出了现有医学知识的视野。

向这个新领域的开拓，单靠移植和应用现代系统科学的理论和方法、总结和发挥中医朴素系统论思维，是远远不够的，还要移植和运用整个现代科学中的相关理论和知识，对那些现有的医学知识不能回答的问题作出现代科学的解答。这样做的结果，随着对健康与疾病的系统特性和系统规律的揭示和驾驭，一方面必然是医学理论的新突破，另一方面必然是新的思维方式的形成。

人的健康与疾病的系统特性和系统规律在人们的脑海里一般显得生疏，实际上整个医学现在已直接地面对着它。当代的一些医学难题，中西医之间在理论上的差异，中医学那些知其然不知其所以然而用西医的知识和方法无从阐明的问题，其内部都包含着这类内容。对于这些问题的研究和突破，不但可以成为中西医在新的发展水平上实现统一的支撑点，而且可能带来医学理论的新变革，甚至会发展为一场新的医学革命。

综上，中医的基本原理驾驭了人的健康与疾病的根本特性和规律，牢牢地植根于医学之本，掌握了医学发展的根本和终极方向、目标，是中医必定要在新世纪新千年重新兴起的内在根源和动力。中医基本原理的复兴将发展为人类新医学的主旋律，从根本上变革西医的基本原理，酿成一场新的医学变革。

中医复兴是人类医学未来发展的必由之路，这一客观规律和趋势，钱学森先生在20世纪80年代就已指出，他说传统医学是个珍宝，因为它是几千年实践经验的总结，分量很重。更重要的是：中医理论包含了许多系统论的思想，而这是西医的严重缺点。所以，中医现代化是医学发展的正道，而且最终会引起科学技术体系的改造——科学革命。

中医复兴是一场史无前例的巨大变革，它以新世纪新千年的时代条件为杠杆，以中医的基本原理为主轴，深入全面地开拓人的生命运动及其健康与疾病的研究，从根本上改变中医的面貌，从经典阶段和水平发展到现代阶段和水平。只有复兴中医，才符合医学发展的根本方向，达到医学发展的终极目标。

【思考题】

1. 什么是系统？其基本特征是什么？
2. 什么是系统论？为什么说系统论是对还原论的突破？
3. 如何理解中医学中的系统论思想？
4. 为什么说系统中医学是中医现代化的必由之路？
5. 结合所学专业谈谈你认为的系统论对你理解所学专业知识的启发作用和指导意义。

第四章 非加和原理 ▷▷▷▷

扫一扫，看课件

【导　读】

【教学目的与要求】

掌握：非加和原理、系统质、要素质概念。

理解：整体与部分的关系。

了解：中医学中认识到的系统质、系统质病、系统质病调节方法。

【重点名词】 非加和原理　系统质　要素质

非加和原理是中医系统论的第一原理，主要研究人体系统复杂性问题。系统是事物存在的复杂方式。系统论对还原论的突破，始于对世界复杂性的研究，揭示出"复杂"的本质，在于反还原和超还原性。系统论创始人贝塔朗菲给出了系统的定义："系统的定义可以确定为处于一定的相互关系中，并与环境发生关系的各组成部分（要素）的总体（集）。"[①] 系统是整体，包含两个以上要素，要素与要素、要素与系统、系统与环境之间相互作用，由此形成系统的整体性能，不可将其还原为要素性能，或要素性能的相加和。这是系统的整体复杂性，只要事物以系统方式存在，就具有这种整体复杂性。[②]

人的整体性，系统的整体复杂性，作为一种系统特性和系统规律，包含着多个方面的内容。非加和原理揭示和回答了系统整体有哪些东西是不可分割的，是怎样不可分割的，这些不可分割的东西与系统内各要素之间是什么关系。

第一节　中医系统论的非加和原理

一、非加和原理

非加和原理是揭示和总结人的整体复杂性的原理。该原理表述为：人的复杂性首先在于整体性，即整体不等于部分之和，人的整体性能不可从其部分或部分之和来解释。

可简化表述为：整体≠部分之和。

元整体原理主要强调了人的整体是元整体，因而具有不可分解性。非加和原理则指

---

① 贝塔朗菲.普通系统论的历史和现状 [M].科学学译文集，北京：科学出版社，1980：315

② 祝世讷.中医系统论基本原理阐释 [J].山东中医药大学学报，2021，45（1）：5-7

出，人的整体的不可分解性的主要表现，在于整体的属性、功能、行为不能分解为各部分的属性、功能、行为或其相加和。

这种规律性不仅存在于元整体中，同时也存在于合整体中，在各种系统中是更加普遍的。

非加和原理是系统论的整体性原理在人的健康与疾病的研究中的深化和展开。系统论的整体性原理着重强调了系统的"整体大于部分之和"，而非加和原理包括了"整体不等于部分之和"的各种情况，如"整体大于部分之和""整体小于部分之和""整体近似地等于部分"等。

非加和原理所提出和回答的基本问题是：

第一，系统的整体是否等于部分之和。其回答是：除了在特定情况下存在整体等于部分之和的关系之外，多数情况下整体不等于部分之和。

第二，整体与部分的复杂关系。整体与部分之间，有量的关系，量的关系中有"加和"关系，但不仅仅是"加和"关系，还有"非加和"关系；同时，还有质的关系，质的关系更不具有"加和"性。

第三，系统的整体性在于系统质。系统整体的属性、功能、行为只存在于系统的整体水平，它不等于各部分的属性、功能、行为或相加和。这是系统的一种客观存在的特性和规律。

二、加和观与非加和观

整体是否等于各部分之和？对于这个问题，有两种不同的回答。一种观点认为，整体等于部分之和，可称为"加和观"；另一种观点认为，整体不等于部分之和，可称为"非加和观"。

1. 加和观

"加和观"是在西方较为流行的观点，是原子论世界观的基本观点之一。

"加和观"的基本观点认为：整体是由各部分组合而成的，因而，整体等于各部分之和。

该观点可表示为：整体 = 部分之和。

这种观点的典型代表是欧几里得在《几何原本》中提出的数学命题，即把一个完全数定义为"等于它的各部分之和的数"。

整体等于各部分之和的情况，在现实世界上有着广泛的存在。

例如，一个分子的分子量等于分子内各原子的原子量之和，一列火车的载重量等于各节车箱的载重量之和，一幢楼房的体积等于各层楼的体积之和，等等。

"加和观"与还原论相表里。因为把事物的整体理解为是各部分相加而成的，所以才认为能够对整体进行分解还原，把整体分解为各部分，把各部分认识清楚了，把对各部分的认识"加"（或者"归纳"）起来，就能够解释整体。

2. 非加和观

与"加和观"相反，"非加和观"认为整体不等于部分之和，在整体水平上存在着不同于各部分或其相加和的内容，不能用各部分之和来解释。

该观点可表示为：整体≠部分之和。

非加和观是在中国甚为流行的观点，从3000多年前的《周易》，到后来的道家、儒家，所持的几乎都是这种观点，形成了系统化的理论。

《吕氏春秋》一书集中了一些典型事例，如记述称："鲁人有公孙绰者，告人曰：'我能起死人。'人问其故，对曰：'我固能治偏枯，今吾倍所以为偏枯之药，则可以起死人矣。'物固有可以为小，不可以为大，可以为半，不可以为全者也。"偏枯即半身不遂，公孙绰认为"死"等于两个"半身不遂"之和，故使用两倍于治半身不遂的药可以把死人治活，吕氏对这种观点进行了批判，强调了整体不等于部分之和。

整体不等于部分之和的情况，在现实世界上更是一种广泛的存在。

例如，分子的属性、功能不等于分子内各原子的属性、功能之和，火车的整体属性、功能不等于各节车箱的属性、功能之和，一幢楼房的整体属性、功能不等于各层楼的属性、功能之和，等等。

非加和观与系统论整体性原理相表里，认为整体比"部分之和"更多、更高，存在着不能用各部分及其相加和来解释的东西，因此，把整体分解为各部分，把各部分弄清楚了，把对各部分的认识"加"起来仍然不能完全解释整体，特别是不能解释只存在于整体水平的那些更深刻、更本质的东西，需要研究和揭示"部分之和"之外的东西。

三、整体与部分关系的复杂性

系统是否具有非加和性，非加和观与非加和原理是否符合客观现实，这要以事实为依据来判断。因此，全面地分析和理解现实世界的整体与部分的复杂关系，是理解和掌握非加和原理的基础。

中医系统论研究并总结出的"非加和"原理，[①] 认为人是世界上最复杂的系统，其整体复杂性比一般系统论总结的"整体＞部分之和"还要深刻，实际上同时包含"整体＝部分之和""整体＞部分之和""整体＜部分之和""整体~部分"等多种情况。可以把"整体＝部分之和"之外的复杂关系，概称为"整体≠部分之和"，即"非加和"。这是人的整体复杂性的首要特征。[②]

1. 整体与部分的四种基本关系

从目前已经掌握的材料来看，系统整体与其部分之间的关系至少可概括为以下4种基本情况。

第一，整体等于部分之和。可简要地表述为：整体＝部分之和。

这种情况已为大多数人所熟悉，在加和观中有了较多的反映，在还原研究中有了广泛的研究和处理。如1+1=2。

第二，整体大于部分之和。可简要地表述为：整体＞部分之和。

① 祝世讷. 中医系统论与系统工程学［M］. 北京：中国医药科技出版社，2002：210
② 祝世讷. 中医系统论基本原理阐释［J］. 山东中医药大学学报，2021，45（1）：5-7

这种情况是由系统论的整体性原理所揭示的，凡以系统存在的事物，都具有这种特性，在世界上具有普遍性。如 2×3=6。

第三，整体小于部分之和。可简要地表述为：整体<部分之和。

主要是指，系统的整体性能小于或低于各部分的性能或其相加和，或整体性能不反映和表达各部分的特有性能。

例 1，正作用力与反作用力的合力为 0；原子内正电与负电相互作用，原子的电性在整体上呈中性；酸与碱相中和呈中性。

例 2，在工程技术上，电子原件的串联可靠性系数下降，如由可靠性系数为 0.9 的电子元件串联，四体串联的可靠性系数下降为 0.6561，十体串联的可靠性系数下降为 0.3487，100 体串联的可靠性系数下降为 0.00002。

例 3，在信息传输上，信道的结构越复杂、通道越长，信息的失真度越大。

例 4，在社会上，一个和尚挑水吃，两个和尚抬水吃，三个和尚没水吃，等等。

第四，整体近似地等于部分。可简要地表述为：整体~部分。

主要是指，在特定的角度上，整体与部分之间存在着一定的相似性，最有代表性的是整体与部分之间的全息相关性。

例如，全息照片的某一部分包含着整体图像的全部信息；生殖细胞包含着个体的全部遗传信息；某些生物个体的形态结构在部分与整体之间存在相似性；人的血液标本与全身血液在理化指标上的相似性；抽样调查的样本与被调查群体的相似性，等等。

2. 全面理解整体与部分的复杂关系

整体与部分之间的上述 4 种相互关系，在相当多的情况下往往同时存在于同一系统中，需要全面地认识和理解，不应当以其中的某一种关系来替代或掩盖其他类型的关系。

例如，分子的分子量是等于原子量之和的，但分子的性能是大于或超于原子的性能的，而分子水平上不再反映和表达原子的性能；油画蒙娜丽莎在重量上是整体等于部分之和的，那永恒的微笑是整体大于部分之和的，颜料的化学成分是整体与部分近似相等的，画布的纤维是被埋没不予表达的；三个和尚系统的体重、体积是整体等于部分之和的，其取水的能力是整体小于部分之和的，每个人的遗传基因是包含着该个体的全部遗传信息的，等等。

再如，给 2、3、4 这三个数，由这三个数所形成的"整体"非常多样，"整体"与这三个数之间的关系也是多样的，有"加和"关系，但更多的是"非加和"关系。给予数学上最简单的运算关系，其情况可有：

整体等于部分之和：2+3+4=9。

整体小于部分之和：2−3−4=−5；　　　2−3×4=−10；　　　$2-3^4=-79$。

整体近似等于部分：2÷（4−3）=2；　2−3+4=3；　　　　4÷（3−2）=4。

整体大于部分之和：2×3×4=24；　　（2×3）^{4}=1296；　（2^3）^{4}=4096；

　　　　　　　　　2（3^4）=24178516…（结果是个 25 位数）。

现实的情况是，西方传统的加和观和还原论对于"整体等于部分之和"的情况已经有了相当深入的认识，人们对于现代系统论的整体性原理还比较生疏，而对于"整体不等于部分之和"的那些特性更缺乏必要的认识，迫切需要在研究上、认识上进行开拓。

整体复杂性在于"整体不等于部分之和"。按照还原论的世界观，世界万物由原子组合而成，整体等于部分之和。因此，整体可以分解还原为其部分，从部分或其相加和来解释。但是，以系统方式存在的事物却非如此，因为在要素、系统、环境之间存在着众多相互作用，由此使系统并非要素的简单相加，而是要素发生了质变和层次跃迁，形成了只属于系统的整体性能，它大于、多于、高于"部分之和"。①贝塔朗菲一般系统论的第一原理——整体性原理，揭示了"整体大于部分之和"的复杂特性和规律，而非加和原理则揭示出更多的整体与部分的复杂关系。

在医学领域，全面地理解人的整体与部分之间的这种复杂关系，显得特别重要。中医和西医的认识在这里存在着很大差异，中西医结合研究应当接受和掌握非加和原理，建立更加完备的观点，全面地认识和处理人的整体与部分之间的这些复杂关系。但迄今为止，许多人仍然自觉不自觉地按照"整体等于部分之和"的模式来理解和处理，忽略甚至完全没有注意到"整体不等于部分之和"的复杂特性，这是在一些研究中常常遇到困难的一个重要根源。

"非加和原理"揭示了，在整体与部分之间，除了存在"整体等于部分之和"的情况以外，还存在着"整体不等于部分之和"的情况，包括着整体大于部分之和、整体小于部分之和、整体近似地等于部分这 3 种情况，这是事物的复杂性所在。只有通过系统质的深刻理解才能把握系统复杂性所在。

四、非加和原理的意义

了解和掌握非加和原理对于理解系统论与还原论、整体与部分、中医生理与病理、中医整体观有什么意义呢？

第一，对还原论的一种批判和突破。还原论认为"整体等于部分之和"，甚至认为这是整体与部分的唯一关系，这是进行还原的前提。不懂得"加和"关系之外还有"非加和"关系，是还原论的主要局限之一，系统论在这一点上完全冲破了还原论。

第二，对整体与部分关系的复杂性的突破。该原理在肯定"整体等于部分之和"这一规律的基础上，着重揭示了整体不等于部分之和的客观规律性，证明这是事物的复杂性的重要特征，是事物的系统特性之一，为研究复杂现象开辟了道路。

第三，对于人的整体性的更深层次本质的揭示。元整体原理从起源上回答了人的整体是本原性的，它分化出部分因而是部分的前提，因此强调整体对部分的基础决定作用。这条原理则进一步强调，在整体与部分之间存在着"非加和'关系，因而不能把整体的健康或疾病分解、归结为各部分来说明，这是对于人的整体性的更深层次的特性和规律的认识。

第四，对疾病的层次性的深刻揭示。人的疾病有局部性的，也有整体性的，两者之

① 祝世讷. 中医系统论基本原理阐释［J］. 山东中医药大学学报，2021，45（1）：5-7

间能否用"加和"关系来理解和处理？这个问题突出地表现在中医之"证"与西医之"病"的关系上，该原理从原则上作了否定的回答。这为深入全面地研究和理解人的整体性疾病，阐明"证"与"病"的关系开辟了道路。

第五，阐明了中医学整体观的科学性。中医虽然没有从理论上提出"非加和"概念，但实际上认识并掌握了人的一系列非加和的特性和规律，反映在其理论和实践中。而西医则遵循还原论原理，把人的整体与部分的关系基本上理解为"加和"关系。在目前的"以西解中"研究方式中，许多研究把中医所反映的人的"非加和"的东西，按照"加和"规律来处理，是研究遇到困难的一个重要原因。

第二节　系统的系统质

理解系统的非加和性，关键在于掌握"系统质""要素质"这两个概念，明确地理解系统质与要素质之间的区别。

一、系统质与要素质

1. 系统质与要素质的概念

所谓系统质，是指系统整体的属性、功能、行为。它只存在于系统的整体水平，不同于系统内各要素的属性、功能、行为或其相加和，系统的非加和性，就在于系统质的存在。

所谓要素质，是指要素的属性、功能、行为。它只存在于要素水平，不同于系统整体的系统质。

2. 系统质与要素质的区别

系统的非加和性的实质在于系统质与要素质之间的原则性区别。例如，在分子与原子的关系中，分子的属性、功能、行为是系统质，原子的属性、功能、行为是要素质；在王水与硝酸、盐酸的关系中，王水的属性、功能、行为是系统质，浓硝酸和浓盐酸的属性、功能、行为是要素质；在钟表与其零件的关系中，钟表的计时功能是系统质，构成钟表的发条、齿轮的功能是要素质；油画蒙娜丽莎那永恒的微笑是系统质，颜料的理化属性和画布的性能是要素质；三个和尚系统没有水吃的整体特性是系统质，每个和尚挑水吃的功能是要素质，等等。

二、系统质是整体复杂性的本质

系统质是系统之"非加和"的本质。系统整体的非加和性在于系统在整体水平产生了系统质。系统质是系统的整体规定性，是系统整体特有的质，即系统整体的属性、功能、行为。理解系统的非加和性关键在于理解系统质，有三个要点：第一，系统质的内容是系统整体的属性、功能、行为，不是特定的物质成分。第二，系统质只存在于系统的整体水平，高于要素质（要素的属性、功能、行为）。它不是要素质的相加和，与要素质存在质的差别和层次跃迁。第三，系统的整体性、不可分解性，就在于系统质不可分解、还原，系统质是系统整体之不可还原的复杂性的本质所在。①

1. 系统质与要素质是系统内的层次差异

在系统的形成过程中，或者从上到下，或者从下到上，在系统与要素之间发生了层次跃迁，形成了上下层次之间的差别，系统质与要素质的区别就是这种上下层次之间的飞跃性差别。

（1）分化系统的层次跃迁：在分化系统的情况下，原始整体分化出各部分形成系统。

一方面，原始整体的性能展开、发展形成系统的系统质；

另一方面，原始整体在结构上分化出各部分，在功能上分化形成各部分的属性、功能、行为。

这样，就形成了从整体到部分的层次跃迁，造成了系统质与要素质之间的层次差别。

例如，种子发芽、生长，发展为植株，植株系统与其枝、叶、花、果等要素之间，在量上有加和关系，但在属性、功能、行为上却各有自己的质的规定性，形成系统质与要素质的差别。

（2）组合系统的层次跃迁：在组合系统的情况下，分散的要素组合起来，在各要素之上形成了上一层次结构，构成系统整体，在整体水平上产生出新的属性、功能、行为，即系统质；各要素的属性、功能、行为也在参加组合的作用中发生变化或转化，并进入整体的制约之中，呈现为不同于孤立存在时的特定状态，形成要素质。

这样，就形成了从部分到整体的层次跃迁，造成系统质与要素质之间的层次差别。

例如，原子组合成分子，分子系统与其要素原子之间，在量上有加和关系（分子量等于原子量之和），但在质的规定性上，分子与原子有着原则性区别，形成系统质与要素质的差别，两者之间不可直接相互解释或通约。

（3）层次跃迁是质变：系统在形成过程中发生的层次跃迁是一种质变，从上层次到下层次的分化，或从下层次到上层次的组合，都发生了质的飞跃。

因此，系统与要素之间的层次关系，虽然有量的方面，在特定角度上整体是部分的代数和；但是，更为重要的是质的关系，系统与要素之间发生了质的飞跃，存在着质的区别。

加和观和还原论忽略甚至不懂得系统质与要素质之间的这种质的差别，力图用量上的加和关系来说明系统质与要素质之间的一切关系。

非加和原理克服了还原论的这一局限，揭示了系统质与要素质之间的质的差别，揭示了"非加和性"的内在本质。

系统质与要素质之间的质的差别、非加和性，存在于一切层次关系中。

2. 层次关系具有等级秩序

系统与要素的划分是相对的。从一定角度被视为系统的层次，从另一角度可视为另

---

① 祝世讷. 中医系统论基本原理阐释［J］. 山东中医药大学学报，2021，45（1）：5-7

一更大系统的要素；从一定角度视为要素的层次，从另一层次可视为包含着若干要素的系统。

例如，我们可以从特定的角度把人理解为一个系统，把人体内的器官理解为其要素（或子系统），但这只是相对而言的。实际上，人是环境或地球的一个要素，地球又是太阳系的一个要素，太阳系又是银河系的一个要素，等等，向上可以无限；同样，器官又包含着自己的要素——组织，组织包含着自己的要素——细胞，细胞包含着自己的要素——细胞核、细胞膜、细胞器等，细胞核包含着自己的要素——染色体、生物大分子等，分子包含着自己的要素——原子，原子包含着自己的要素——原子核、电子，等等，向下也可以无限。

这样，物质世界在结构上存在着无限多个层次，形成一个层次序列，系统论把它称为"等级秩序"。

根据现代科学提供的材料，人所处的基本层次可以表述为：总星系—星系—恒星（太阳）—行星（地球）—生物圈—人类—人体—器官—组织—细胞—分子—原子—原子核—基本粒子，等。

在这个基本层次序列中，在总体上从上到下存在着分化发生机制，在某些层次上存在着从下到上的组合发生机制。

3. 层次之间具有不可还原性

在现实世界上，任何上下两个层次之间，都存在着母系统与子系统（即系统与要素、整体与部分）的关系，存在着系统质与要素质的差别，存在着不可还原性，即任何一个层次的属性、功能、行为都是这个层次所特有的，它的形成和存在有着其特定的根据，既不能归结为上一个层次的属性、功能、行为，也不能归结为下一个层次的属性、功能、行为。

这种不可还原性突出地表现在以下几个方面。

第一，上下层次之间存在着系统质与要素质的差别。即母系统的属性、功能、行为属于系统质，子系统的属性、功能、行为属于要素质，系统质与要素质的差别是质的差别，不能用量上的加和关系来理解和处理。

第二，结构有层次性，规律也有层次性。每一层次都存在着特定的规律，反映该层次的本质，不同层次之间的规律是不同的，不能用上一层次的规律解释下一层次的现象和本质，或用下一层次的规律解释上一层次的现象和本质。例如，分子的运动遵循着分子运动规律，由物理学来研究和阐明，它不能解释分子之上的细胞层次的现象和本质，那是由细胞生物学来研究和阐明的；同样，它也不能解释分子之下的原子层次的现象和规律，那是由化学来研究和阐明的。

第三，上下层次之间存在着相互作用，在一定意义上具有因果性质。但是，因果关系只是一种相互作用，只有在因果解释上有意义，并不能从本体论上把"果"还原归结为"因"，或者把"因"现象归结为"果"现象的本质。同时，上下层次之间的相互作用是有方向性的，在分化发生关系中，下向性作用是基本的，上向性作用是非基本的；在组合发生关系中，上向性作用是基本的，下向性作用是非基本的；绝不能按照组合观和还原论，把层次之间的相互作用完全理解为单一的上向性作用，把上一层次的现象归结到下一层次来解释。

总之，世界的这种层次性，是其不可还原性的内在本质之一。还原论思维方式忽视或不懂得这种层次特性，错误地认为上层次的现象的本质在下层次，要求把上层次的现象分解、还原到下层次进行说明，直到最低层次，这就抹杀了层次之间的质的差别、规律的差别、相互作用性质的差别，是不合客观实际的。

三、系统质的根源和特性

1. 系统质产生的根源

系统质作为系统整体的功能、属性、行为不是凭空产生的，而是以要素之间相互作用形成的结构作为载体。离开了要素之间相互作用形成的结构，系统质就无以依附。

（1）系统质的载体是系统的结构：系统质并非凭空产生，它由系统的结构产生和负载，系统的结构是要素质与系统质之间发生质的飞跃的桥梁。如原子的结构产生和负载原子的系统质，分子的结构产生和负载分子的系统质，浓硝酸和浓盐酸以 1∶3 相混合的结构产生和负载王水的系统质等。但是，结构只是载体，并不就是系统质，不能把结构归结为就是系统质。如中医的气化是系统质，负载气化功能的载体是"气化结构"，中医讲的脏象、经络、血、津液等系统质，都有其"功能性结构"。

（2）系统质的根源在于系统所含的相互作用：系统的结构的本质是相互作用关系，是相互作用的序、网。形成系统结构的相互作用关系才是系统质的根源，由它产生并决定系统质的生成、性态、变化，这是医学追究人的系统质之健康与疾病必须认清的一条规律。[①] 如中医"气化结构"的形成是由气的升降出入关系所决定，心肾相交、水火既济的气化结构的形成是由心火下降、肾水上升的功能关系所形成。五脏之间的五行生克制化结构是由五脏功能关系的相反相成关系所形成。

2. 系统质的特性

系统质是个新概念，习惯于加和观和还原论思路的人往往不易理解，但它是冲破还原论局限的一个突破口。

在理解和掌握上，需要注意系统质的六个特性。

第一，系统质是系统整体水平的质的规定性，要素质是要素水平的质的规定性，系统质与要素质之间的区别不是量的，而是质的。

第二，系统的非加和性就在于系统质与要素质之间是质的差别，不存在量的加和关系，因而不能用还原的方法从要素质直接解释系统质，也不能把系统质归结为要素质。

第三，系统的整体性或不可分解性在于系统质是系统整体所特有的，一旦把系统分解为要素，系统质就被破坏，失去了整体水平所特有的属性、功能、行为。

第四，系统质不是凭空产生的，它有载体，或称物质基础，即系统的结构。系统整体水平的属性、功能、行为是以系统的结构为载体或基础，形成、存在、发挥着的。没

[①] 祝世讷. 中医系统论基本原理阐释［J］. 山东中医药大学学报，2021，45（1）：5-7

有系统的特定结构，就不能产生系统的特定系统质。但是，系统质不是系统的结构，结构也不是系统质的本质。

第五，系统质有其特定的内容，即系统整体的属性、功能、行为，它既不是系统的结构，也不是特定的物质实体，不可能用还原的方法把它归结为什么实体形态或提纯为什么物质成分。

第六，系统质的存在和表现有特定的方式，即呈现于系统与内外环境的相互作用中，离开这种相互作用，系统质既无从表现，也无从考察。

第三节　系统质病变

医学的整体观是关于人的整体性的观点，元整体原理揭示了人的元整体性、不可分割性，非加和原理则揭示了人的不可分割的具体内容。人的不可分割的整体性内容，就是人的系统质。要理解人的哪些东西是不可分割的，就要认识和理解人的系统质。只有对系统质充分理解，才可能把握系统质病变。

一、人的系统质

人的本质在于其系统质，即在人的整体水平所特有的属性、功能、行为。它是作为"人"所特有的，"非人"的东西是没有的，不但其他动物没有，而且人体内的任何系统、器官、组织、细胞也没有。人的这种系统质是什么？科学和哲学迄今所得出的结论是：人是自然属性、社会属性、思维属性的统一体。

1. 人是自然属性、社会属性、思维属性的统一体

人作为世界上最为复杂的系统，它既包含着多种复杂层次和要素，又包含多种复杂的属性和功能，但其本质不能从其中的任何层次、任何要素、任何单一的属性和功能来解释，它是所有这些层次、要素、属性和功能的高度统一。概括地说，人的本质，人的系统质，就在于它是自然属性、社会属性、思维属性的统一。

一方面，人的系统质包括着自然属性、社会属性、思维属性这三方面的内容，缺一不可，不能把人的本质归结为其中的任何单独的一个或两个方面的内容。

另一方面，这三种属性在相互作用中形成统一体，人的本质存在于这三种属性的高度统一中，分离开来单独存在的自然属性、或社会属性、或思维属性、或这三种属性的简单相加和，都不是人的本质。

人的自然属性、社会属性、思维属性是相互作用着，融为一体的。没有人类的高级生命运动就没有人类特有的生产劳动；没有人类的生产劳动就不能对人类的生物学特性进行新的改造和选择（"劳动创造了人"）；没有人脑就只有动物的吼叫而没有人类的语言、思维，没有社会交往就没有语言和思维的需要和实践，也就产生不了语言和思维，不能促进和选择人的语言功能、思维功能，等等。自然、社会、思维三种属性的统一，才是人的系统质。

从总体上来说，人的自然属性、社会属性、思维属性的高度统一形成人的系统质，具有不可分解、不可还原性。分开来说，人的自然属性、社会属性、思维属性这三种不同的属性本身，同样具有系统质的性质，属于人的系统质的亚整体内容，同样不可分割，不能分解、还原。

2. 人的自然属性是一种系统质

人的自然属性是人作为自然存在物的特性。

一方面，人是自然界长期演化的产物，是宇宙物质演化到第 200 亿年所出现的一种特定形态，它本身就是一种自然物。

另一方面，它又不是一般的自然物，而是在宇宙物质演化出生命这种物质现象后，在生命演化到高级阶段才出现的一种最为复杂的生命现象。

人的自然属性作为一种系统质，在于它不是一般自然属性，而是一种高级生命。

第一，生命是从无生命的物质世界中飞跃出来的新层次，具有了新的系统质。

宇宙物质是从低级到高级地演化的，从化学现象进化到了生命现象，出现了生命现象所特有的"系统质"，即自我更新、自我复制、自我调节。

古希腊时期的亚里士多德提出了"生命力"概念，实际上是对生命的系统质的一种抽象。

人的生命是从物理的、化学的运动中进化出来的，但已不能还原为物理的、化学的运动，无论是经典力学还是量子力学，无论是化学还原还是解剖分解，都不能把生命还原、归结为比生命运动低级的物理的或化学的运动形式。

第二，人是从生命世界飞跃出来的新层次，具有了其他生命所不具备的新质。

人产生于生物进化的"宝塔尖"上，是在生物大分子、原核细胞、真核细胞、多细胞、多胚层等进化级别的基础上，达到了最高级别的进化水平，因而，人的生命几乎全部包含着这些低级别的进化内容，浓缩地重演着这些低级别进化的过程。

在人的生命中能够观察到这些低级别的生命现象，及其与人的高级生命的相互关系。但是，人却达到了所有这些级别进化所达不到的高级水平。

如果把生命进化的不同级别理解为生命现象的不同层次的话，在不同层次之间是存在着系统质与要素质的差别的。人们已十分清楚地注意到分子与细胞、单细胞与多细胞、植物与动物等生命层次之间的质的差别。

但是，往往容易忽略人与非人生命之间的层次差别，特别是生物医学模式和还原论思维，直接把人与一般的生命等同起来。

第三，人的生命运动不是所包含的各种低级生命运动和非生命运动的代数和。

人的生命过程包含着多层次、多方面的内容，最高层次是作为人的生命的最高层次的运动，其下有各种低级的生命运动，如分子的、细胞的等；有各种非生命的运动，如化学的、物理的、机械的等等；还有各个部分的局部性运动，如组织的、器官的、解剖系统的等等。

人的生命运动作为一种系统质，是"高于""超于"所有这些低级的、部分的运动的，其差别是质的，不是量的，不是这些低级的、局部的运动的代数和。

例如，人的各种整体性生命活动，像睡眠、醒觉、应激、欲望、兴奋、疲劳、生命节律等，虽然大都可以在器官、组织、细胞、分子等水平上找到相关的低级的、局部性的内容，但这些整体水平的性能绝不是那些微观内容的简单相加。

3. 人的社会属性是一种系统质

社会属性是人所特有的，是其他生命所没有的。

"人的本质并不是单个人所固有的抽象物。在其现实性上，它是一切社会关系的总和。"①

人的社会属性不是降生前先天具备的，而是在降生后，在参与社会实践的过程中逐步形成的，由所处的社会关系决定着，每个人都是所处的社会关系之网的网上纽结。

就是说，人不仅是生命现象的一分子，而且是社会现象的一分子，每个人都是生命现象与社会现象的一个交叉点。具有人的生理、心理但不参与人类社会，就不能具备人的社会属性，不能具备完整的"人性"。

从 14 世纪以来，已经发现了 30 多起兽类（狼、熊、豹等）哺育人类婴儿的事例，这些婴儿被兽类养育几年至十几年，其基本的生理、心理特征与人类没有两样，但其起居、饮食、行走、语言、思维等却没有人类的特征而带着兽性。

4. 人的思维属性是一种系统质

思维属性更是人所独有的，是其他生命包括高级动物所没有的。

生物进化到高级阶段，从动物的神经物质中分化出了大脑。大脑是宇宙物质演化到高级阶段的产物，其特殊属性是能够反映客观存在，形成认识。

但是，大脑的结构与功能在进化中也发生了层次分化，出现了心理和思维两大层次。

心理是大脑的一般功能，客观事物作用于感觉器官，引起脑的活动，在无条件反射的基础上，建立起各种条件反射的暂时联系，形成生物对客观事物的反映和应答，其主要形式有感觉、知觉、表象、记忆、想象、情感、意志等。

思维则是人类大脑所特有的功能，它是在对外部世界感觉、感知的基础上，通过抽象，形成概念，进行理性思维，透过现象把握本质，揭示和掌握规律。思维的内容不是事物的现象，而是其本质和规律；思维的细胞是概念，思维的形式是语言（符号系统），思维的主要方式是抽象、判断、推理、归纳、演绎、分析、综合等。

人和一切高级动物都具有心理，但是，只有人类有思维，其他任何动物都不具有思维属性。人的思维以一般的心理过程为基础，但绝不能把它还原为心理现象来解释。

思维过程无疑包含着大脑内细胞的和各种组织的活动，但是，思维是整体性的，绝不是神经元的功能简单相加的结果，它不同于神经事件，而是高于神经事件，是超越生理的。

5. 人的系统质的更深刻内容

对于人的系统质的认识，除了人的整体所特有的系统质之外，还要注意，在人体内不同的结构层次上，上下两个层次之间都存在着系统质与要素质的差别。

① 马克思恩格斯选集［M］.第一卷.北京：人民出版社，1972：18

人的系统质还有一些更深刻的存在方式。

人作为分化系统，由人的整体分化出和控制着的各个部分，具有加和性所无法解释的诸如非对称性等许多更加深刻和复杂的特性。

例如，通过化学合成得到的蛋白质的手性（结构的对称性）是左右各半的，而在人体内，由整体控制的生物大分子却是高度不对称的，所有蛋白质均是由 L 型氨基酸组成的，其手性是左手型的；而核酸均是由 D 型核糖组成的，其手性是右手型的。

再如，从人体器官系统来看，人体内的器官分布是高度不对称的，因为在人的胚胎发育中，从卵轴的形成就开始体现出人的整体性，是卵轴的方向性在分化过程中造成了体内器官分布的不对称性。

最后，中医从"天人相应"入手研究了大量整体水平的系统质，如五方、五季、五色、五味、五化、五谷、五畜、五气与人体五脏、五腑、五体、五华、五液、五志、五神、五声五变的"收受通应"关系，以此认识"象与脏"的生理、病理、诊断、治疗的关系。这些规律的认识和把握都是"非加和"性质的。由于人体系统质的复杂多样，中医发明了多维度把握系统质的辨证纲领，如六经辨证、八纲辨证、卫气营血辨证、六淫辨证、三焦辨证等，辨证方法所认识到的病机是关于人体系统质异常的不同维度和功能性结构定位、定性、定病势。

可见，人的"非加和"性更加典型，人的系统质也更加复杂。一方面，它基于"生命"的系统质，是自我更新、自我复制、自我调节的统一，为非生命系统所不具备；另一方面，它又超出一般生命，具备"人"所特有的高级系统质，即自然属性、社会属性、思维属性的统一，为"非人"的生命所不具备。人的系统质的正常与失常是人所特有的健康与疾病问题，但还原论医学排斥它，只有中医学认识了，如阴阳、藏象、经络、精气血津液神、内生五邪、七情内伤、正气等。由此深入，全面地研究和揭示人的系统质及其健康与疾病，是医学从人的复杂性进行突破的一项重大课题。[①]

二、中医认识的人的系统质

驾驭人的系统质是中医学的整体观的突出特色。中医学没有根据解剖结构的层次一层层地向下还原研究，而是立足于人的整体，着重于研究和调控人的整体状态，即人的系统质。

中医学没有"系统质"概念，没有讲人的"非加和性"，也没有分析人体结构的层次性及层次之间系统质与要素质的差别，但是，其理论和实践却真实地认识并掌握了人的系统质的一系列生理、病理内容。

在对于人的系统质的理解和处理上，中医与西医之间客观上存在着深刻的差异或矛盾。中医学的许多理论和实践实际上反映的是人的系统质的内容，而西医学认为高层次的东西可以还原到低层次，按照西医学的思路对中医的理论进行"结合"研究，必然遇到困难，许多人对此困惑不解。这里的关键问题在于，中医学的这些理论所反映的是人

---

① 祝世讷. 中医系统论基本原理阐释 [J]. 山东中医药大学学报，2021，45（1）：5-7

的系统质，而人的这些系统质是不可分解还原的，只能把它作为人的系统质来对待。

1. 中医所掌握的人的系统质

中医学所掌握的人的系统质，最具代表性的有以下几个方面。

（1）神：神是人的生命活动的总表现，是人的最高层次的系统质。中医学对人的考察首先把握神的状态，研究了神态、形神、心神等关于神的基本问题，认识了人的生命活动在各层次上表现的神的内容和形式。概括了神的基本内容，即魂、魄、意、志、思、虑、智。总结了神与发病相关、与治疗相关的规律，用以指导临床，提出了"得神者昌，失神者亡""察色之妙，全在察神""施治于外，神应于中"等理论。

（2）气：气是人的生命活动的物质运动，是人的内在系统质。

生命是宇宙间物质运动的最高形态，其本质是物质的运动，中医学把这种物质运动抽象地概括为气。

由于生命的物质运动分为多个层次、有多种形式，中医学据此把气分为元气、宗气、营气、卫气等。

中医学把气的运动所产生的变化称之为气化，认为气化正常与否是健康与否的内在基础。气化过程有着特定的条件、机制、规律，中医学把它称之为气机，气机是否畅达，是气化过程是否正常的基础，气机失常是中医学的三大病机之一，调理气机是促使气化过程正常的枢机。

（3）精：精是构成人体维持人体生命活动的基本物质。《灵枢·决气》云："两神相搏，合而成形，常先身生，是谓精。"《灵枢·经脉》云："人始生，先成精，精成而脑髓生。"可见，精是构成胚胎发育的原始物质，精生髓，髓养脑。中医学认为，精是人体有形可见的液态精华物质。藏于肾的叫肾精，藏于五脏的叫五脏之精，得之于先天的叫先天之精，得之于后天的叫水谷之精。中医对精的研究没有研究其微观结构，而是研究其生成和施泄过程及其与气血津液的转化过程，关注的重点是其在人体中的功能和作用即精的系统质。

（4）血：血是运行在脉中的红色液态物质，对身体发挥滋润和濡养作用。中医对血的成分认识只是认为由营气加津液组成，没有更进一步的微观分析，但中医关注的重心是血与气的转化及血与精、血与津液的转化，并从其相互关系中认识健康及疾病，并指导诊断与治疗。如对于血虚病人，中医用当归补血汤治疗，当归10g，黄芪50g，重用补气的黄芪，目的是补气以生血，针对的疾病是多梦、心悸、月经量少等血虚证病人。这些人可能有西医诊断的贫血，也可能并不贫血，但只要有系统质异常状态——血虚证，均可以通过补气以生血的方法治疗取效，说明中医认识到的血实质是一个功能系统，而非仅仅指血液实体。中医讲的血与解剖生理学认识到的血液有关系，但不能画等号，如西医认为血液由四种成分组成：血浆、红细胞、白细胞、血小板。血浆约占血液的55%，是水、糖、脂肪、蛋白质、钾盐和钙盐的混合物。也包含了许多止血必需的凝血因子等化学物质。血细胞和血小板组成血液的另外45%。中医对血的认识从物质成分上是粗线条的，但关于血的整体功能确是精细的，更深刻的理解应该是西医认识到的血液在全身发挥作用过程中所表现出来的整体的功能、属性、行为系统。

（5）津液：津液是人体中一切正常水液的统称。虽然有形可见，但不能等同于西医讲的体液。西医讲的体液有明确的微观粒子结构成分，如体液可分为两大部分：细胞内液（存在于细胞内，约占三分之二）约占体重的40%，细胞外液（存在于细胞外，约占三分之一）。细胞外液又分为两类：一类是存在于组织细胞之间的组织液（包括淋巴液和脑脊液），约占体重的16%。另一类是血液的血浆（约占体重的5%）。西医的体液关注各个成分的物质结构和各自功能，而中医更关注津液作为一个整体的功能、属性、行为，关注其生成、输布、排泄过程与哪些脏腑气化相关，水液代谢障碍如何从五脏气化进行调理，自始至终关注其在整体发挥的作用及其与脏腑气化及自然界关系，因此，关注的重点是津液的系统质，而非要素结构及功能。

（6）阴阳：阴阳是具有对立统一关系的系统质。人的人整体功能——系统质，尽管纷繁复杂，但都可以用阴阳属性加以概括。如兴奋、觉醒、温暖、外出、呼气、上升的功能属于阳，抑制、睡眠、凉润、内入、吸气、下降的功能属于阴。

这些不同的功能属性，实质是一气分出来的阴阳，阴和阳是气化运动中性质相反的两种过程，阴者藏精而起亟，阳者卫外而为固，阴阳之间在性质上相反，在功能上相反又相成，在方向上交感、互藏、互制、互根、互生、互化、互用、自和，从而达到阴平阳秘。

阴阳之间的相互关系正常与否，是人的健康与疾病的内在本质，阴阳失调是中医学的三大病机之一，强调的是人体作为功能整体的系统质出现偏于阴或阳异常状态的性质，而非指物质实体结构出现问题。调理阴阳是基本治则之一，根据阴阳偏盛所确定的实则泻之（寒者热之、热者寒之）或根据阴阳偏衰所确定的虚则补之（扶阳以抑阴、滋阴以抑阳）实质都是调节的人的系统质——整体的功能、属性、行为，而非局部结构。

（7）藏象：藏象是指居于体内的内脏及其表现于外的生理病理现象以及与自然界通应之象。实质是指人的生命运动的内在过程与外在表现的统一体，是具有内外统一关系的系统质。

"藏"藏于内，是人的生命运动的内在过程，其正常与否是健康与疾病的主体性内容，但不可直接观察到，不能直接与同名脏器一一对应画等号。"象"现于外，是人的生命运动的外在表现及与自然界通应之现象，藏的正常与否反映为象的正常与否，可直接观察到。中医认识到的象，有"物象"，如"肝分两叶"、肾"形如豇豆"等。也有"气象"，如"诸花皆升，唯旋复花独降"。论"物象"着重其象所表达的功能含义，如"肝分两叶"是指其生长、生发、条达之功能，肾"形如豇豆"是指其泌尿、排泄浊液的功能。中医不但认识了很多"生理之象"，如五官之象、五华之象、五体之象、五液之象等，还认识到有很多"心理之象"，如五志、五神等。

藏与象是统一的，有诸内必形诸外，观其外斯以知其内，从象可以测藏，根据生理和心理之象变的性质和状态可以判断藏变的性质和状态，这种"以表知里""以象测脏"的认识健康、疾病并进行诊断的认识方法，是中医学的重要方法，本质是对功能之象变化规律的研究，属于对系统质研究和分析的方法。

（8）经络：经络是运行全身气血、联络脏腑肢节、沟通上下内外、调节各部分平衡的特殊联络系统。对经络实质研究几十年来，发现经络是"看得见、摸不着"的人的系统质。

经络系统包括经脉、络脉、经筋、皮部，内属于脏腑，外络于肢节，通过运送气血把人体连接成一个完整的整体。在经络系统中，穴位点状渗灌气血，是低电阻反应点；经脉线状循行输布气血，是能量输布的通道；络脉的网状分布，将气血网格状四布周身、构成人体能量之网；皮部面状布散，是经络气血输布所提供的能量浇灌濡养之平面区域；经筋立体连缀，是十二经脉之气结、聚、散、络于关节筋肉的体系，具有立体状。气血通过经脉系统的点线网（无形、隐性输布）及面状和立体状（有形、显性输布）的由里及表、由深出浅的纵横交错的渗灌输注，使人体实现了整体联系、整体联动的系统效应，从而完成"以人应天"的各种功能活动。中医对于经络的生理、病理、诊断、治疗依据的是其功能的症正常与否，而非其形态结构的正常与否，是以系统质为中心，而非要素为中心。就系统质而言，中医关注的经络系统整体的状态 – 整体系统质，也关注不同经络及其附属组织（经筋、皮部）的状态，虽然层次低于经络系统整体，但同样不是局部要素质，而是整体系统质的一个侧面，带有整体性质。

总之，上述这些内容都是人的系统质，中医学对这些内容的研究，不是立足于解剖、分解、还原，而是以临床为基础，直接对人的整体所表现出来的上述属性、功能、行为进行研究、总结，得出规律性认识，尽管有些细节至今尚不清楚，但它符合人的实际，在原则上是正确的，因而指导临床有效。

2. 中医模式如实反映着人的系统质

中医学的医学模式是"人医学"或"生命心神环境医学"，整个理论和方法体系是把人作为生命心神环境相统一的系统来看待，如实地反映着人的非加和性，反映着人的系统质、系统质病及其机制和规律，提出了对系统质病进行调理的原则和方法。

这种模式包含着一条重要原理，即人的健康与疾病，首先是人的系统质的正常与否。其基本思想有两个方面：

一是强调人的健康与疾病包括系统质病与要素质病等多个层次，但注意的重点是人的系统质的健康与疾病。如中医强调精气神三宝是维持健康的根本，精气神各自的健康及其相互关系的协调稳定可以表现为人整体的健康。反之，精气神各自的功能异常及其相互关系的紊乱可以表现为人整体的疾病。任何局部要素的病都要从整体的精气神找原因。如目精干涩、视物昏花，这是局部要素的病，其整体的原因是肝肾精血亏虚，四肢消瘦是局部要素的病，其整体的原因是脾胃气虚；失眠、狂躁是大脑要素的病，其整体的原因是心肝火旺、魂神异常所致。

二是强调人的系统质的非加和特性，对系统质的健康与疾病的考察与调节需要运用非加和观点和方法。如生理上，中医认为肝开窍于目，腰为肾之府，这样在人整体上的目就不仅仅是目的局部结构和功能的和，而是与整体的肝联系起来。同理，腰就不仅仅是腰的局部结构和功能的和，而是与整体的肾联系起来。病理上，对于目睛红赤，腰酸痛，西医可能诊断为：①结膜炎，②腰痛。认为是两个独立的病，即是两个局部要素病之和，但中医认为任何局部的病都是整体病变在局部的反映，因此，要努力寻找导致目睛红赤和腰酸痛的整体原因。经过病机分析，认为是肝肾阴虚、肝火上炎。这个病机诊断是对看似独立的两个要素病用"非加和"思维找到系统质异常的根源。即把目睛红赤，腰酸痛上升到系统质异常层面来理解，然后通过具有滋阴清热功效的知柏地黄丸的整体"非加和"调理，使异常的系统质（目睛红赤，腰酸痛）恢复正常，则目赤、腰痛得以改善。

这是中医学的主要特色之一，明显地体现出与西医学的原则性区别。

三、人的系统质失常为病

人的系统质失常，即为系统质病，这是"人病"的本质。一是整体性，不可分解，不可分解为器官、组织、细胞等任何要素的病变，只能进行整体诊察和整体调理。二是功能性，是人的生命整体的属性、功能、行为失常，不能归结为形态结构及其机能的病变；可表现为某些物理、化学指标的异常，但那不是病变的本质。

"辨证"与"辨病"相结合的研究使我们清楚地看到，西医所辨的各种"病"主要是发生在人的器官、组织、细胞或分子水平上的器质性病变，大都有明确的病理解剖依据、局部定位依据、理化指标依据，在本质上属于"要素病"。

中医所辨的各种"证"却不具有这些特征，它具有整体性，却不能分解为机体的各部分的病变来说明，也不同于一般所称的"全身性疾病"或"综合征"；它具有功能性，却难以从器质性病变引起的机能异常来说明；它明明发生在人的机体上，却难以找到特异性的病理解剖的、生理生化的依据；有许多"证"与西医的某个或某些"病"相关，但却不能一一对应，在本质上属于人的"系统质病"。

1. 人的系统质病

人的系统质，即整体水平的属性、功能、行为，在不同的条件下，可以处于不同的状态。在正常条件下处于正常状态，即健康；在异常条件下，会变为异常状态，即疾病态，可称为系统质病。

2. 系统质病的特点

第一，发生在人的整体水平，不是要素的病变。

第二，其病变的内容是属性、功能、行为的异常，不是解剖形态的异常，因此，其病变的基本性质是功能性的，不是器质性的。病变可以是"纯功能性"的，不包括或不引起器质性病变，也可以与一定的器质性病变相交叉。

第三，其发生或存在的基本层次是人的整体，但其具体内容和形式又是多样的。可以是系统质的全面异常或恶化，也可以在系统质的某一方面单独发生或在几个方面同时发生；可以在亚整体的一个或几个子系统上发生，也可以在一个或几个子系统的一个或几个方面发生。

第四，病变的程度可浅可深，可以相当轻微，也可以非常严重，从轻到重形成若干梯度，直至病重死亡。

3. 不同的"证"是系统质的不同病变态

由于条件的异常往往是多样和复杂的，系统质的病变可以呈现为多种不同的"态"，每一种"态"的临床表现、病因病机、病变本质都各具特征，可以通过临床诊断鉴别清楚，有针对性地分别予以调理。

系统质的这种病变和在不同条件下呈现的不同的"态"，是在人身上实际发生的广泛的病变过程，中医学在临床实践中接触了，认识了，掌握了它，从理论上把它概括为"证"。

"证"作为人的系统质异常的一种"态"，"辨证"就是诊察和判断系统质的异常究竟属于哪一种"态"，"论治"就是根据每一"态"的具体性质和特点，提出治疗原则和方法，运用对该"态"有针对性的调节手段（药物的和非药物的）进行调理，将它调整到正常态。

4. 各种辨证体系反映着人的系统质病变的复杂情况

目前对"证"的一般理解是："证"是对疾病处于一定阶段的病因、病位、病变性质以及邪正双方力量对比的病理概括，是致病因素作用于机体的整体反应。它不同于单纯的症状组合，也不同于西医所讲的综合征，是以一组症状和体征为表现形式的一种特定机体状态。是在致病因素作用下，机体整体反应的特征，是机体与外界环境之间、与体内各组织器官之间、与各项生命活动之间相互作用而偏离正常状态的整体反应。

这是用中医的语言描述了人的系统质的异常。

人的系统质具有丰富的内涵，在内容上和性质上都分为若干方面和层次，其异常化可以是整体水平的、涉及所有方面和层次的，也可以是亚整体水平的、单一方面、单一层次的。

辨证论治之"证"首先是系统质病。证的分类有几百种，其本质或核心，是人的系统质异常。它不可解剖定位，不进太平间，不能分解，不能归结为要素病变，显现出系统质的根本特征。人的系统质在不同条件下，呈现为不同的态，大体分为正态与失正态。证，是人的系统质的失正态或疾病态。[①]中医的辨证体系实际上就是按照人的系统质病变的这种复杂情况的客观分布建立起来的，不同的辨证系统分别从不同的角度或层次反映着系统质的不同异常，每一"证"都是人的系统质在某一方面或层次的异常。

八纲辨证是辨证的总纲，"八纲辨证"的寒热、虚实、阴阳、表里，是系统质病变的八种态。是从阴阳、表里、寒热、虚实4个基本角度来考察人的系统质所发生的异常，属于标准的整体水平。而脏腑辨证、六经辨证、经络辨证、三焦辨证、卫气营血辨证等，则深入到了亚整体水平，是从亚整体的不同方面或不同子系统，分别考察人的系统质的一些更深入、更具体的病变。如《伤寒论》的"六经辨证"所辨，是系统质病变的层次演进的六种态。是把人的系统质分为太阳、阳明、少阳、太阴、少阴、厥阴6个亚层次或子系统，研究和掌握系统质的异常发生的层次性和层次之间相互传变的机制和防治的规律。

---

① 祝世讷. 中医系统论基本原理阐释［J］. 山东中医药大学学报，2021，45（1）：5-7

四、病机与病证是系统质失常

由于中医学对疾病的研究以临床为基础，不受实验条件的限制，在临床上有什么病就接触和认识什么病，因此，对疾病的认识是丰富多彩的，既有整体性的，也有局部性的；既有功能性的，也有器质性的；既有"病"，也有"证"。在经典理论、各家学说、历代医案中有着广泛的论述和记载。

但是，由于中医所走的发展道路与西医不同，不但所论的各"病"与西医的"病"不尽相同，而且，更重要的是，随着辨证论治体系的建立，辨"证"上升到主导的、轴心的地位，辨"病"处于服从的地位，辨证论治成为中医的突出特色。

无论中医的"辨证"与"辨病"中医都要分析其病因病机，由于中医对病因的认识，虽然有直接询问病因法，但更主要的是"辨证求因"，因此，本质上这种病因从属于病机的一部分。病机是疾病发生发展的机理，是证的本质，而证是病机的反映。无论病机和病证，中医关注的不是人体结构或实体性要素的病变，而是人的系统质发生的病变的机理及异常状态的概括。

1. 病机是系统质失和的机理

中医学的病机是"失调"的病机，主要探讨系统质失常的各种矛盾关系"失和"的机理。人的病变过程既有矛盾关系异常的系统质内容和机制，也有实体性异常的要素内容和机制，在西医从解剖学入手着重于研究实体性要素病变时，中医则从功能入手着重于研究矛盾关系的"失调""失和"为病，即系统质失常的机制。中医学把人的系统质所处的各种矛盾关系的"失调"视为发病的最基本的病因、病机，以临床实践为基础，对矛盾关系"失调"的各个方面、各种性质、各种程度进行了较为全面的研究，提出了把握系统质失调的病机理论。

（1）天人失和病机——揭示人天相应过程中系统质"失和则病"机制：在人与其母系统的关系上，中医提出了"天人相应"理论，认为人是宇宙（即广义的"天"）分化的产物，因而其生命活动的基本特性和规律是与"天"一致的，并受着"天"的制约。又提出"五运六气"理论，对"天"的变化作了规律性概括，为人们适应"天"的变化、御病祛病提供了依据和方法。对于人与母系统的关系的正常与否，提出了"正邪交争"理论，把人能与之相应的环境变化称为"六气"，把人与之不相适应的环境变化称为"邪气"，概括为风、寒、暑、湿、燥、火六气和六淫，人与环境的关系"失和"是发病的主要机制之一。

（2）形神失和病机——揭示系统质形神失和的机制：在人的整体水平上，提出了形神相关论，研究了人的心神与形体之间的相互关系，认为形为神之舍，神为形之帅，神变可引起形变，形变亦可引起神变；分析了魂、魄、意、志、思、虑、智诸神与形体之间的相互关系，及这些相互关系失和引起病变的规律；总结了喜、怒、忧、思、悲、恐、惊七情与五脏六腑的相互关系，及这些相互关系失和致病的规律。提出形神相和则健，形神失和则病的思想。

（3）气血津液阴阳失和病机——揭示系统质气血津液阴阳失和的机制：对于人的基

本生理活动，从气、血、津液的相互作用关系来把握，认为气为血之帅，血为气之母，病理上，气病及血，血病及气，气与血，气病及津，津病及气。对于人身之气的认识，从阴气和阳气两个方面的相互关系来把握，阴阳和则健，不和则病。

（4）五脏失和病机——揭示藏腑失和的内在机制：五藏学说认为心、肝、脾、肺、肾五系统之间存在着生克制化的相互作用关系，在正常情况下保持着整体稳定，在失和的情况下，会发生病变，出现母病及子、子病及母、相乘、相侮变化，出现一藏有病会传及他藏也病。五藏气血阴阳一有失调也会引起病变各种临床表现。

在多种多样的相互关系中，中医学掌握了3组最基本的相互关系，即正与邪、阴与阳、气与血与津液，中医把正不胜邪、阴阳失调、气血津液失常定为三大基本病机，成为分析疾病病机的基本纲领。这三大病机关注的是系统质的功能关系失调，而非要素质异常。

中医理论所反映的人的生理、病理过程中的这些矛盾关系，都是分析系统质健康和异常的理论根据，所揭示的内容都是真实的客观存在，因而，在临床上应用有效。这种理论和方法在世界上被称为"不和的模式"，如美国学者凯普特查克所说：

"中医学的不和的形式在为理解中国人的'没有织工织就的网'的话提供一种方法的意义上是真实的和正确的。"[①]

现在遇到的问题是，既然是客观存在，那么其判定标准是什么？能不能确定客观化指标？

答案是肯定的，问题在于设定什么"标准"和"指标"。

中医有自己的标准，判断各种矛盾关系"和"还是"失调"的基本标准在《内经》中就提出来了："亢则害，承乃制，制则生化，外列盛衰，害则败乱，生化大病。"相互关系因"亢"而失和，因"制"而得和。"亢者，盛之极也。制者，因其极而抑之也。""盛极有制而无亢害，无亢害则生化出乎自然。"[②] 不同关系的不同"失和"，在临床上有不同的表现，中医也做出了具体描述，如"四诊"所察的多项内容，仅"脉象"就划分为30多种。关键在于，这些"标准"和"指标"都不是"实体"性的，而是关于"矛盾关系"及其"失和"状态的，是"矛盾中心论"的，是系统质的。

但是，在中西医结合研究中，不少研究是从"实体中心论"出发，希望像判断实体性疾病那样，把"正邪""阴阳""气机"等矛盾关系的"失和"，也归结为某种可剖而视之的实体的异常，"客观化"为某种理化指标的异常。例如，能不能把"正""邪"归结为什么特定的物质实体，把"寒""暑"等六淫确定为特异性理化指标，或提纯出"风素""燥素"？气的升、降、出、入能不能分别"客观化"为某种物质或能量的变化值或变化速率？这实际上是要求把"矛盾关系"的失调归结为特定"实体"的异常，显然是不合客观规律的，不是对系统质异常的准确理解与把握。

① 凯普特查克.中国医学的奇迹［J］.医学与哲学，1984（3）：49

② 张景岳.类经·下册［M］.北京：人民卫生出版社，1965：827

2. 病证是系统质失常的分类概括

（1）病的命名是关于单个系统质异常的分类概括：中医病名命名法种类繁多，概括起来有以患者的自觉症状命名（如头痛）、以证候命名（太阳病）、以病因命名（冻疮）、以病理命名（虚劳）、以病位命名（肝痈）、以病理产物命名（痰饮病）、依据经穴命名（委中毒）、以疾病的传染性命名（疫疹），以发病的时间命名（春温）、以病程命名（百日咳）、以病色命名（白喉）、以治疗时的主药命名（百合病）、以发病时间＋自觉症状命名（五更泄）。其中自觉症状命名占绝大多数。[①]这说明中医对疾病认识也是以关注单个症状或体征为主，是对单个系统质异常的分类概括。即使使用病位命名，但此定位是负载系统质的功能性结构定位，而非解剖学定位，因为中医在调节时，是根据脏腑经络这些功能性结构异常进行调理的，而非针对局部病灶的炎症、溃疡等进行特异性治疗。

（2）证是多个系统质异常状态的分类概括：中医所辨的"证"主要包括病因、病位、病性、邪正盛衰等内容。各种辨证方法都是基于三大基本病机的失和的异常状态描述。

①虚实证候是对邪正盛衰导致系统质异常的概括：邪正盛衰，是指在疾病过程中，机体的抗病能力与致病邪气之间相互斗争所发生的盛衰变化。邪正斗争，不仅关系着疾病的发生、发展和转归，也影响着病证的虚实变化。邪正的消长盛衰，不仅可以产生单纯的或虚或实的病理变化，而且还会出现虚实之间的多种变化，如虚实错杂证、虚实转化证及虚实真假证，无论哪种虚实证候都是对疾病过程中邪气与正气斗争时系统质异常状态的分析和把握。如用身体瘦弱、神疲体倦、心悸气短、自汗乏力、声低气微、脉虚无力等为气虚证；面色萎黄、面容憔悴、头晕目眩为血虚证；或二便失禁，或疼痛隐隐而喜按为脏腑虚弱证，或五心烦热为阴虚证；或腰膝酸软、畏寒肢冷为阳虚证；均属正虚表现。用邪实分析临床上的不同的实证表现，如常见的有邪热内蕴、痰浊壅盛、食积不化、水湿阻滞、腑实不通等病证，常表现出壮热、狂躁、声高气粗、腹痛拒按、二便不通、脉实有力等症状。

可见，中医用邪正失和出现的"邪正盛衰"病机概括的各种虚实证候不是对解剖病理的概括，而是用于概括机体系统质异常（症状、体征）出现虚实异常状态。

②寒热证候是对阴阳失调导致系统质异常的概括：阴阳失调是指在疾病的发生、发展过程中，由于致病因素的作用，导致机体的阴阳消长失去相对的平衡，形成阴阳的偏盛、偏衰、互损、格拒、转化、亡失等一系列病理变化，是机体阴阳消长失去平衡的统称。阴阳失调导致寒热变化，非实体结构的病理损害，是系统质异常的寒热状态。如临床表现为高热、烦渴、便秘、舌红、脉数，病机为阳偏盛实热证；表现为恶寒、肢冷、清涕、身痛、舌淡苔薄白，为阴偏盛的实寒证。这里的实热证、实寒证是对机体阴阳失调导致的整体症状、体征这些系统质异常的分类概括，而非局部病灶形态或性质的分析。可见，阴阳失调病机的实质是用于分析机体系统质异常（症状、体征）出现寒热变化的状态病机。而寒热证实质是对阴阳失调导致系统质异常的概括。

① 江浩.中医的疾病命名法［J］.河南中医，1984（1）：46

③气血津液证候是对人体基本物质的功能关系紊乱的概括：中医对于气的失常用气虚证、气陷证、气脱证、气滞证、气逆证和气闭证等术语概括气的功能失和状态。这里各种气的失常证都是指功能失常而非器质病变；同样血的证候有血虚证、血瘀证、出血证，用于概括血的功能失和状态，而非红细胞、白细胞、血小板等器质病变；津液失常的证候有津液亏虚证、湿浊阻滞证、痰饮凝聚证、水液潴留证强调的是津液代谢功能的异常而非分子、原子的异常。特别是中医通过分析临床症状、体征这些系统质异常，分别用气、血、津液关系失调的证候名词加以说明，如气血关系失调，主要有气滞血瘀证、气虚血瘀证、气不摄血证、气随血脱证、气血两虚证等。津液与气血之间关系失常，主要为气津停贮证、气随液脱证、津枯血燥证、津亏血瘀证及血瘀津停证等。如临床表现为乏力、口干、大便干，中医概括为气虚津亏证，临床表现为胁肋胀痛、胸部刺痛，中医描述为气滞血瘀证，这里描述的是气与津液、气与血的功能关系异常，而非实体结构异常。可见，中医对人体基本物质——气血津液异常及其关系紊乱引起的复杂多变的系统质异常状态分别用不同证候加以概括，把握的实质是系统质异常状态，而非局部结构的病变。

五、辨证论治调理人的系统质

系统质病变的病机与调理。系统所含的相互作用是系统质产生的根源，也是系统质病变的枢机。中医的辨证论治，正是从这里来考察病机，并针对病机进行调理。病机学所抓的是失常为病的相互作用关系，典型的是三大病机：阴阳失调、邪正盛衰、气血津液失常，这是影响人的系统质之态的基本相互作用关系。治则是调理相互作用关系的途径和方法，典型的是三大治则：调理阴阳、扶正祛邪、调理气血津液关系，这是针对相互作用关系的斡旋调理，不是对抗杀伐。

1."辨证"是对系统质病变的考察

系统质有特定的存在方式和表现形式，例如，存在于系统的整体水平，是系统整体的属性、功能、行为，原则区别于要素质或其相加和，不能归结为什么物质实体或系统的结构，是在与内外环境的相互作用中呈现出来等等，系统质的病变也必然地以这样的方式和形式表现。因此，对系统质的状态和病变的考察，需要遵循系统质的这种特性，而中医的辨证论治正是这种考察方法的具体形式。

（1）"辨证"是整体性考察：系统质病是系统的一种整体性病变，不是要素性疾病，它与要素之间是非加和关系，不能把它分解还原为要素病来处理，只能从整体水平进行考察和调节。

中医的辨证论治正是这样，它在整体观的指导下，把"证"如实地理解为人的整体性病变过程，不把"证"分解还原到人体要素水平进行处理，临床辨证所诊察的，本质上都是人的整体性病变表现和反应。

例如，四诊所望的神、色、形体、姿态，所闻的声音、气味，所问的寒热、汗出、疼痛、睡眠，所切的脉象，都是整体性内容，无法分解还原到体内某个或某些要素来解释。

　　具体而言，辨证所要辨别的四大要素，都含有整体性内容。

　　辨病因：中医认识病因主要是辨证求因，通过分析整体的异常状态，采用取象比类法，把临床症状体征与自然界六气进行比较，从而分辨为六大类，就是风寒暑湿燥火"六淫"。显然这六淫不是物质实体，而是六大类症状、体征分类概括的"病因符号"，带有整体性质。

　　辨病位：中医表里辨证、脏腑辨证、六经辨证、三焦辨证、卫气营血辨证都是具有辨病位特点，但这里病位不是解剖学定位而是负载整体功能——系统质的功能性结构定位。

　　辨病性：寒热辨证、虚实辨证、六淫辨证都具有辨别病性的含义，这些辨证内容考察的是整体功能、属性、行为的性质，而非局部病灶的结构失常。

　　辨病势：辨病势是辨别邪正盛衰的态势。强调自然界邪气与机体整体的正气之间斗争的动态变化趋势，是机体整体的变化态势，而非局部静态结构异常态势。

　　（2）"辨证"是功能性考察：系统质病在本质上是功能性的，是系统的属性、功能、行为异常，不是解剖形态的异常，不是实体要素的异常，不是某些物质成分的异常，因此，无法用解剖的或实验的方法把它归结为解剖形态的器质性病变或理化成分的异常，只能从功能的角度来考察和把握它。

　　中医的辨证论治正是这样，所诊察的正是人的属性、功能、行为的异常状态，而不是解剖形态的或物质成分的异常。

　　例如，四诊所察的脉象、舌象、神色、气味，八纲辨证所辨的表证、里证、寒证、热证、虚证、实证，表证的发热恶寒，寒证的恶寒喜暖，热证的烦躁不宁，阳虚证的形寒肢冷，阴虚证的五心烦热，虚证的神疲乏力，脏腑辨证所辨的心气虚、肺阴虚、脾气下陷、肝火上炎、肾气不固、心肾不交，其他辨证所辨的气滞、血瘀、津液不足、太阳中风、上焦湿热，等等，所辨识的都是人的属性、功能、行为方面的异常，不是解剖形态的或实体要素的异常。

　　审证求因对病因病机的考察，也是功能性内容。

　　例如，阴阳失调是阴与阳的属性、功能、行为的异常，既不是什么形态结构的异常，也不是什么物质成分的增加或减少，失的是"调"。气机失常是气的升降出入运动的异常，同样不是什么形态结构上的异常或什么物质成分的增加、减少，失的是"常"。正不胜邪是正气与邪气之间的矛盾关系的异常，更不是什么形态结构上的异常或什么物质成分的增加、减少，其本质是"正气虚"。

　　具体而言，辨证所要辨别的四大要素，都含有功能性内容。

　　辨病因：中医认识病因主要是辨证求因，通过分析机体功能的异常状态，采用取象比类法，把临床症状体征与自然界六气进行比较，从而分辨为六大类，就是风寒暑湿燥火"六淫"。这六淫不是静态结构和物质，而是六大类时刻变化着的症状、体征的分类概括，带有整体功能性质。

　　辨病位：中医表里辨证、脏腑辨证、六经辨证、三焦辨证、卫气营血辨证都是具有辨病位特点，但这里病位不是解剖学定位而是负载整体功能——系统质的功能性结构定位，功能性结构是由功能元素组成的时空结构，本质上是功能性的。

辨病性：寒热辨证、虚实辨证、六淫辨证都具有辨别病性的含义，这些辨证内容考察的是整体功能、属性、行为的性质，而非局部病灶的结构器质性病变。

辨病势：辨病势是辨别邪正盛衰的态势。强调邪正斗争的功能动态变化趋势而非静态结构异常态势。

（3）"辨证"是从相互作用中考察：系统质是系统在与内外环境的相互作用中才呈现出来，只能在正进行着的相互作用中进行考察，相互作用一停止，系统的整体属性、功能、行为既无从表现，也无从考察。对系统质病变的考察同样如此。

中医的辨证正是遵循了系统质的这一特性，"观象"是考察系统质病变的最有代表性的方法。

辨证所辨的许多证候，大都是人的系统质异常在与内外环境相互作用中所表现出来的特定状态，如恶寒、恶风、喜凉、喜热、心悸、失眠、胃气上逆、食少纳呆、喘促短气、躁扰发狂等，都是从人的系统质在与内外环境的相互作用中考察到的异常状态，这种证候只存在于相互作用过程中，这种相互作用过程一旦停止，证候不再表现，也就无从考察。

具体而言，辨证所要辨别的四大要素，都含有关系性内容。

辨病因：中医认识病因主要是辨证求因，通过分析机体内外环境的邪正之间、阴阳之间及机体内气血津液之间、脏腑之间、经络之间及脏腑与经络和气血津液之间的关系，辨别出疾病原因是外感六淫还是内生五邪，带有从关系中考察病因的思想。

辨病位：中医表里辨证、脏腑辨证、六经辨证、三焦辨证、卫气营血辨证都是具有辨病位特点，但这些病位的确定，是通过分析症状、体征这些系统质的关系而确定的，如胁肋疼痛伴有呕吐为肝气犯胃；而胁肋疼痛伴有腹泻为肝气乘脾；胁肋疼痛伴有咳嗽为肝气犯肺（木火刑金）、胁肋疼痛伴有腰膝酸软为肝病及肾等。可见病位的确定不是以解剖学定位为标准而是以功能要素通过不同关系组成的功能性结构进行定位。

辨病性：寒热辨证、虚实辨证、六淫辨证都具有辨别病性的含义，这些辨证内容考察的是症状、体征这些系统质的寒热关系、虚实关系及天人关系，而非局部病灶的结构性质的失常。

辨病势：辨病势是辨别邪正盛衰的态势。邪与正本身是一对矛盾关系，邪盛正则发病或病进、预后不佳；正盛邪则不发病、病退、预后佳。可见，辨病势是对正与邪矛盾关系的把握。

2. 三大治则是调理系统质病的特有法则

辨证是对人的系统质病的辨识，论治则是针对系统质异常的特定态——"证"进行调理。这种调理同样遵循着系统质病的基本特性，即从整体水平调理，从功能上调理，从系统质与内外环境相互作用的状态上掌握调理的效应。最有代表性的是著名的三大治则，即调理阴阳、调理气血津液、扶正祛邪，它与三大病机相对应，是对人的系统质进行调理的特有方法。

（1）调理阴阳是对系统质的调理：调理阴阳的目标是纠正阴阳失调状态，恢复阴平阳秘，其调理作用的具体内容，则根据病情的不同有不同的具体调理，而其基本规律是调理阴藏精、阳化气的机制和过程，调理这两种机制和过程之间的相互关系，调动和发挥阴阳自和的机制和能力。这种调理引起了机体的一系列改变，但它既不是针对某一个或几个要素的，也不是依靠某些要素状态改变的累加和来改变整体状态的，而是直接地针对着阴阳的虚实、盛衰等系统质状态进行调理的，是以这种系统质的状态指标正常与否为依据的。

如阴盛则寒，中医用"寒者热之"的治则，以此纠正机体阴邪偏盛导致热量产生障碍、阴寒病理产物堆积的病理状态；阳盛则热，中医用"热者寒之"的治则，以此纠正机体阳邪偏盛导致热量产生过多、阳热偏盛的病理状态；而阳虚则寒，中医用"益火之源"的治则，以此纠正机体阳气不足导致脏腑功能低下、热量产生减少的病理状态；阴虚则热，中医用"壮水之主"的治则，以此纠正机体阴气不足导致热量产生相对过盛的病理状态；这种调理的实质一是调节整体阴阳功能，二是调节阴阳关系，通过这种对系统质阴阳的整体功能关系调节，恢复阴阳自和的功能，从而保持阴平阳秘的协调状态。

（2）调理气血津液病机是对系统质的调理：调理气机的目标是纠正气机失调状态，使气机畅达，其具体调理内容则包括气的升、降、出、入4个方面及其相互关系，这种调理内容的突出特点在于其整体性、功能性、关系性，是对人的整体性气化机制和过程的调理。

这种调理必然地发生着一系列微观变化，但它既不是针对某一个或几个要素的，也不是依靠某些要素状态改变的累加和来改变整体气化机制和过程的，而是直接针对整体的气化机制和过程的。

调理气血的目标是恢复"气为血之帅""血为气之母"之协调关系，可采用补气养血、补气活血、行气活血、养血益气、活血行气，通过整体的"气与血"功能关系的调节恢复气血关系的协调。

调理气津液的目标是恢复"气生津、行津、摄津及津载气、津行气"之协调关系，可采用补气养津、补气行水、行气利水、滋阴益气、化湿行气等，通过整体的气与津液之间功能关系的调节恢复气血关系的协调。

综上，调节气血津液的实质，一是调节生命物质气血津液的整体功能，二是调节气血津液之间的关系，通过这种对系统质气血津液的整体功能关系调节，恢复气血津液各自的功能及彼此之间的协调为用关系，从而保持机体气血水三大物质代谢正常。

（3）扶正祛邪是对系统质的调理：扶正祛邪是针对正邪斗争病机出现的虚实变化进行调节的治疗原则。正气虚则要扶正、邪气实则要祛邪，如果虚实夹杂或扶正祛邪则同时使用，或扶正祛邪先后使用。其总的原则是"祛邪不伤正""扶正不留邪"以恢复"正气存内、邪不可干"的状态。

"正气"是人的生理功能，包括机体调节能力、适应能力、防御能力、修复能力等，是系统质的正常或良好状态。当人的"正气"不足时，就会出现"精气夺则虚"的虚证。治疗的中心环节是对正气的调理，可采用补气、养血、温阳、滋阴等法。无论哪种治疗方法都是对整体系统质的扶助，以此可达"正气存内，邪不可干"的目的，如果正气强盛，即使有外感邪气，也可达"扶正以祛邪"的目的。

邪气是致病因素，当邪气盛时，尽管正气不虚，而正不敌邪时，也会出现"邪气盛则实"的病变，此时可以采用清热、祛寒、活血、行气、消食、攻下等祛邪的方法。这些治法同样不是针对局部病灶的特异性治疗，而是顺应机体抗邪的趋势"因势利导"，本质也是调理人的系统质。如外寒袭表，机体正气有祛邪外出之势，因此，用发汗祛寒法以顺应机体抗邪之势。饮食积滞在胃肠，机体有祛邪向下排出之势，因此用消食导致、攻下方法以顺应机体向下排泄邪气的趋势。可见，祛邪也是中医调节系统质恢复正常的一种手段。以此可达"祛邪以扶正"的目的。

可见，无论是扶正以祛邪，还是祛邪以扶正，所调理的实际内容都是人的系统质，其特点与调理阴阳、调理气机血津液是一样的。

总之，这三大治则的共同特点是针对人的系统质进行调理，调理的作用过程当然包含着许多具体机制和微观内容，但无论怎样，都不是把"证"分解还原为局部性要素病来治疗，不是把功能性的病变过程归结为解剖形态的或物质成分的异常来处理，其共同的基本原理是遵循系统质的特性进行整体、功能、关系调理。

【思考题】

1. 何为非加和原理？
2. 何谓系统质？系统质有什么特点？
3. 中医学认识到哪些系统质？
4. 结合所学专业谈谈非加和原理的指导意义。

第五章　元整体原理 ▷▷▷

扫一扫，看课件

【导　读】

【教学目的与要求】

掌握：元整体原理概念、分化系统、组合系统。

理解：整体健康与部分健康、整体调理与部分调理。

了解：黑箱、白箱、水晶箱。

【重点名词】 元整体原理　分化系统　组合系统　整体调理　部分调理

　　　　　　黑箱　白箱　水晶箱

　　整体观是中医学的一个特色，近年有人提出，西医学也有自己的整体观，并且越来越注意人的整体性，整体观日益成为整个医学的共同观点，不再是中医学专有的特色。

　　这里有两个问题值得思考，一是对人的整体性的认识，不仅在于是否承认人具有整体性，更重要的还在于如何理解人的整体性，如何理解和处理人的整体与部分的关系。二是承认人的整体性和如何理解人的整体性，是性质不同的两个问题。在承认人的整体性的前提下，对于人的整体性的不同理解，可以形成不同的整体观。

　　现有的西医学虽然开始注意或强调人的整体性，但对于人的整体性的理解与中医学截然不同。关键在于"人是否具有可分解性"？西医学整体观是包含着"人的可分解性"，中医学整体观的核心是人与环境、人体自身的"不可分割性"。

　　现代科学关于人的研究的全部事实证明，人是不可分割的，中医学的整体观更加符合人的实际。其根源在于人的整体是先天的、本原的，是一种"元整体"，中医学正是这样来理解人的整体性，是一种"元整体观"。按照人的元整体性来理解和对待人的整体性，是中医学整体观的深层本质。

　　元整体性是人的系统特性和系统规律的首要方面，对人的元整体性的认识和驾驭，是中医系统论思维的首要内容。

第一节　中医学的元整体原理

　　元整体原理是中医系统论的第二条原理。该原理强调了人的不可分解性，揭示了其不可分解的根源，划清了"元整体观"与"合整体观"之间的原则界限，是中医学整体观的深层本质。

一、元整体原理

中医学的元整体原理可表述为：人是分化系统，具有元整体性，对人的健康与疾病的考察和调节必须遵循人的分化发生机制和元整体特性。

元整体原理的提出是应对"对中医整体观的挑战"而提出的学术观点。西医学虽然有其整体观，但对于人的整体性的理解与中医非常不同，有些方面甚至是截然相反的。概括地说，中医的整体观是元整体观，西医的整体观是合整体观。迄今为止，人们对中医学整体观缺乏深入的研究，对西医学的整体观也缺乏深入的分析，对两种整体观的差异没有分清必要的界限，存在着相当多的模糊观念和错误认识，这直接影响着中医学的研究，迫切需要澄清认识，分清是非。

1. 元整体原理回答的基本问题

元整体原理所回答或解决的基本问题是：

第一，人是分化系统，还是组合系统？即人的机体是怎样形成的？是从一个混沌未分的整体，通过分化出其内部各部分而形成的？还是由先前存在的各部分，通过组合过程构成的一个整体？——中医的回答是前者，不是后者。

第二，人的整体是元整体，还是合整体？即人的整体是先于各部分而存在的，是"先天的"，是产生各部分的基础和前提，因而从根本上决定着部分？还是后于各部分而产生，是"后天的"，是由各部分组合而成的，是被部分产生着和决定着的？——中医的回答是前者，不是后者。

第三，人的整体与部分之间的关系，哪一方面是基本的？即整体与部分谁支配谁？是整体产生着、支配着部分呢，还是部分产生着、支配着整体？——中医的回答是前者，不是后者。

第四，人的整体是不是可以分解？即人的整体的属性、功能、行为是可以分解、归结为机体各部分的属性、功能、行为呢，还是不能？分解开来的各部分离开整体能单独存在呢，还是不能？——中医的回答是不能。

第五，人的机体能否离开环境孤立存在？即人是由环境分化出来的一个子系统，与环境是不可分解的母子关系，因而必须考虑环境对人的作用呢？还是人与环境只是一般的相互作用关系，需要的时候可以注意，不需要的时候可以忽视？——中医的回答是前者，不是后者。

上述这些问题涉及人的整体的根源、整体的发生机制、整体的可分解性、人与环境的关系等基本问题，都贯穿在人的生理、病理、对疾病的诊断和治疗中。在对这些问题的回答上，中西医之间存在着深刻的差异，中医学的特色，中医学的科学性，首先反映在对人的元整体性的正确认识上，而西医学的特点主要是对合整体的认识。

2. 元整体原理是中医学整体观的实质和核心

中医学整体观的核心思想是，强调人的整体性、不可分割性，强调人与环境的统一性、不可分割性。为什么人的整体不可分割？为什么人与环境不可分割？根源就在于人的元整体性。

"元者，原也"。所谓元整体性，就人自身而言，是指人的整体性是本原性的，先天性的；整体内的各部分是由整体分化产生的，从来没有离开整体单独存在过，更没有作为整体的本原先于整体存在过。就人与环境的关系而言，是指人是宇宙演化的产物，是环境这一母系统分化出来的子系统，这种母子关系是本原性的，先天性的；人既没有先于环境而存在过，也不能离开母系统单独存在。

中医学的整体观的两个"不可分割"，正是对人的这种元整体性的深刻反映和概括，元整体原理是中医学整体观的实质和核心。

中医学的整体观与西医学的整体观的差别，就差别在是否承认和强调人的元整体性上。中医学的整体观是"元整体观"，"元整体"具有不可分割性。而西医学的整体观实际上是一种"合整体观"，把人理解为机器那样的"组合式"整体，因为其组合性而必然地具有可分解性。

元整体性是人的系统特性和系统规律的重要方面，它是人的健康与疾病的深层机制和规律，突出地反映为人的健康与疾病中整体与部分的关系。

究竟怎样理解和处理整体与部分的关系？目前医学界在认识上仍不统一，在一些深层次问题的处理上，实际上在违背人的元整体特性和规律，是医学研究面临的某些困境的重要原因。

按照元整体观，强调整体的本原性，强调整体对部分的基础和决定作用。而按照合整体观，则把人理解为组合式的整体，强调部分对整体的基础和决定作用。目前医学上的许多困难，正是由于"合整体观"的局限和错误造成的。

3. 元整体原理的重要意义

提出和强调中医学的元整体原理，有重要的理论、实践和科学价值。

（1）它是中医学整体观的实质和核心：把人理解为元整体，是中医整体观的核心思想，由此产生出其部分不能离开整体而存在、人不能离开环境而存在的观点。

这是中医学的整体观原则区别于西医整体观的实质所在，西医是按照合整体观来理解人的整体的，这是中西医的一项重大差别。

（2）它反映着人的健康与疾病的深层规律：人的健康与疾病涉及大量的整体与部分的关系问题，究竟怎样理解和处理这种关系？是按照元整体原理，强调整体对部分的基础和决定作用？还是按照合整体原理，强调部分对整体的基础和决定作用？

（3）发扬中医特色必须坚持和发展元整体原理：目前各种中医现代研究中面临的困难和矛盾，许多是由于无视或违背中医的元整体观造成的。

例如，把中医所认识的人的元整体性的气、阴阳、藏象、经络、证等，按照合整体观来进行"分解"研究，力图将其"本质"归结为分解开来的一些部分、指标的特定内容，遇到困难是必然的。要克服这种困难，必须回到中医的元整体观。

（4）元整体观是医学整体观发展的必然方向：目前医学中存在着元整体观、合整体观这两种整体观。哪种整体观真正符合人的实际，哪种整体观就成为医学整体观的发展方向。

这取决于人的实际，即人究竟是合整体，还是元整体？事实非常清楚，是分化系统、元整体，不是组合系统、合整体。

因此，随着医学研究的深入，医学的整体观最终必将统一于元整体观。

（5）具有普遍的科学意义：元整体观与合整体观的差异和对立，不仅在医学中，而且在生命科学乃至整个科学中都具有普遍性，因此，研究和发扬中医的元整体原理，对生命科学和整个科学都有重要意义。

在生命科学领域，早就把整体与部分谁产生谁和谁支配谁的问题看作思想和方法问题的焦点。

元整体原理如实地把人理解为元整体，对于按照人的实际情况来理解和处理整体与部分的关系，提供了正确的观点和方法原则。正如我国著名生物学家童第周先生深刻地提出：

"究竟整体是部分简单的凑合呢？还是部分在整体中是有机的联系？整体是不是可以部分来解释呢？还是部分只能在整体上来说明？机体发生的过程是机体整个的活动呢？还是机体各部分独立发展的结果？机体是不是能离开环境独立发生呢？还是机体的发展与环境是有机的统一？以上几个问题，是几千年来，研究机体生长中思想上与方法上所存在的主要的焦点。"[①]

二、分化系统与元整体

1. 概念

所谓分化系统，是指由混沌未分的原始整体分化出内部诸要素而形成的系统。

由分化系统形成的整体叫"元整体"。元整体是本原性整体，它一开始就作为整体而存在，不是由先前存在的各要素（部分）组合而成的，相反，其内部的各要素（部分）是由这个整体分化产生的。

以人体为例，它不是由先前分散存在的一个个零件（细胞、组织、器官等）组合成的，而是由一个混沌未分的受精卵通过细胞分裂，一步步分化发育而成的。人体的本原是一个整体，人体内诸要素（部分）是由这个整体分化产生的，因此，人体是一个分化系统，人的整体是一种元整体。其他诸如宇宙系统、天体系统、太阳系统、地球系统、生命系统等也是分化系统。

现代科学提供的大量事实证明，分化系统和元整体在整个宇宙中更是普遍的。如：包容着世界一切事物的宇宙，不是由先前存在的这些事物组合而成的，而是由一个混沌未分的原始火球暴胀而成的，是从"一无所有"分化产生出了"所有一切"；人类生存的太阳系是宇宙分化的产物，同时它本身也是分化形成的。太阳系包括着一个恒星、八大行星及众多小型天体，但它不是由先前存在的这些天体组合而成，而是由一块混沌未分的原始星云通过 50 亿年的演化分化而成的；人类居住的地球是太阳系分化的产物，它本身也是分化形成的，是由 46 亿年前的原始球体分化出地核、地幔、地壳、大气圈、水圈、生物圈这六大圈层，才形成今天的状态；生物圈是地球分化的产物，而生物圈也

---

① 童第周.生物科学与哲学［M］.北京：中国社会科学出版社，1980：75

是分化形成的，原始生命只有一种，在35亿年的演化过程中，才分化出数以亿计的生物物种，生物史研究已经把生物的"分化树"清楚地描绘出来；人类是生物圈分化的产物，从生物中分化出来只有300万年，人类社会也是分化形成的，从类人猿到猿人、古人、现代人，人种、种族、家庭、社会都是分化形成的；人的个体是人类社会分化的产物，每个个体都是通过母体的孕育分娩（分化）产生的；人体细胞是人体分化的产物，而细胞的产生也是通过分裂（分化）实现的，等等。

总之，世界万物归根结底是宇宙分化的产物，宇宙在本质上是分化系统、元整体。

2. 分化系统和元整体的主要特点

（1）混沌未分的原始整体是系统的本原，是"第一性的"，先于要素（部分）而存在，由它分化出内部诸要素（部分），它是要素（部分）的基础和前提。

（2）要素（部分）是由整体分化产生的，是"第二性的"，后于整体而存在，没有整体就没有要素（部分），要素（部分）依赖于整体。

（3）系统整体的本质在于其分化机制，没有分化就只有原始整体而没有要素（部分）；分化出内部诸要素（部分）后整体并不解体，而是形成系统并保持着原有的整体性。

（4）系统整体具有不可分割性，因为其整体是本原的、"先天"的，从来没有也不可能分解为分散的各部分，分解意味着毁灭，一旦分解开来，整体不再存在，这个事物及其本质也就不再存在。

（5）在局部与整体的关系上，整体是本原的、第一性的，部分是派生的、第二性的；先有整体，后有部分，没有整体就没有部分，整体产生着部分，因而决定着、支配着部分；部分由整体产生，从根本上依赖于整体，其本性和变化以整体及其分化机制为根据，它没有也不可能离开整体单独存在，其独立性是相对的。

3. 分化系统与元整体源于中国传统的"元整体观"

中国传统的整体观是"元整体观"。

所谓"元整体观"，不但肯定事物和世界的整体性，而且认为，事物和世界的本原是一个整体，整体是"先天的"，是先有整体然后分化出内部的各个部分，这种整体可称为"元整体"。

这种观点强调了整体的本原性，事物的本原是一个整体，先于各部分而存在，部分是由整体在内部分化出来的，因而，事物的整体性具有"本原""元"的性质，是一种"元整体观"，这显然与西方的传统观点完全相反。

（1）元整体观的思想基础："元整体观"的思想基础是古代元气论。

这种观点认为，世界的本原是混沌未分的元气，元气在运动变化中发生内部的分化，气分阴阳，阴阳交感化生出万物；人或任何事物的本原都是混沌未分的元气，它是"本原"性的"整体"，"先天"的整体分化出"后天"的诸部分，因而这种整体是"元整体"。

从周易到后来的道家和儒家，都把世界和万物理解为由混沌未分的统一体分化而成的，把这种整体理解为"元整体"。

（2）元整体观的发展：《老子》说："道生一，一生二，二生三，三生万物。"

《易传》说："易有太极，是生两仪，两仪生四象，四象生八卦。"

作为宇宙模式的六十四卦，是从太极生两仪、两仪生四象，一步步地分化而成的。

《列子·天瑞第一》说："有太易，有太初，有太始，有太素。太易者，未见气也；太初者，气之始也；太始者，形之始也；太素者，质之始也。气形质具而未相离，故曰浑沦。浑沦者，言万物相浑沦而未相离也……清轻者上为天，浊重者下为地。"

《礼记·礼运第九》说："礼必本于太一，分而为天地，转而为阴阳，变而为四时，列而为鬼神。"

《淮南子·天文训》说："天地未形，冯冯翼翼，洞洞漏漏，故曰太昭。道始于虚廓，虚廓生宇宙，宇宙生气，气有涯垠，清阳者薄靡而为天，重浊者凝滞而为地。"

（3）元整体观对中医学的影响：中医学在这种传统思想的影响和指导之下，如实地把人的整体理解为一种元整体。

①中医学的元整体观：中医学对其整体观的表述是："重视人体本身的统一性、完整性，及其与自然界的相互关系。它认为人体是一个有机的整体，构成人体的各个组成部分之间，在结构上是不可分割的，在功能上是相互协调、相互为用的，在病理上是相互影响的。"[①]

②中医学元整体观的特点：这种观点的核心，是强调了人是元整体，其基本思想包括三个方面：

第一，秉承中国传统的分化系统观，把人理解为分化系统。

中医学接受了以周易、道家、儒家为代表的中国传统思想，把分化系统观运用于对人的研究，成为中国传统思维方式的杰出代表。

在《内经》等经典著作中，这些思想有详细而系统的阐述，并且创造性地提出了许多新观点，如"气分阴阳""阴阳者，一分为二也"[②]等理论。

第二，把人理解为宇宙分化的产物，有机地统一于环境。

认为人是宇宙物质演化到一定阶段产生出来的，是由广义"天"（宇宙）分化出来的一个子系统，强调"人生于地，悬命于天"。

这一思想在"天人相应"理论中有深刻而系统的论述，其基本观点是，"人以天地之气生，四时之法成"，"人与天地相参"，"人能应四时者，天地为之父母"，"从其气则和，违其气则病"。

第三，把人理解为元整体，具有不可分割性。

认为人始生先成精，作为原始整体的元气、元精、元神的展开和发展形成了人，人的整体是本原性的，内部分化出诸部分形成了系统。人的元整体性决定着其不可分解性，人的整体所发生的生理、病理变化不可分解为体内各部分的内容，因此在中医学的研究中，始终坚持和强调整体观，没有形成把整体进行分解、还原的思路和方法。

---

① 北京中医学院.中医学基础［M］.上海：上海科学技术出版社，1978：4

② 张景岳.类经.上册［M］.北京：人民卫生出版社，1965：14

三、组合系统与合整体

1. 概念

所谓组合系统，是指由分散的要素组合为统一体而形成的系统。组合系统形成的整体称为"合整体"。"合整体"不是本原性的，它本来并不存在，是由先前存在的一些要素（部分）组合起来形成统一体，才有了整体。

例如机器，是先生产好一个一个零件，然后组装起来，构成一台机器，产生出机器的整体及其整体性功能，这种整体是通过各部分的组合形成的，因而是合整体。此外，如积木、房屋、化合物、机器人等也是合整体。

现代科学提供的事实证明，组合系统和合整体在世界上的存在是相当普遍的。例如，所有的原子都是由原子核与电子组合而成的，所有的分子都是由原子与原子组合而成的，所有的宏观物体都是由分子与分子组合而成的，所有的房屋都是由梁柱砖瓦等建筑材料组合而成的，所有的语句和文章都是由单词组合而成的，所有的军队都是由战士组合而成的，等等。

2. 组合系统和合整体的主要特点：

（1）分散存在的要素是系统的本原，是"第一性的"，先于系统而存在，是系统整体的基础和前提，由要素组合成系统整体，先有要素后有系统整体。

（2）整体是以要素（部分）为基础产生出来的，是"第二性的"，后于要素（部分）而存在，它依赖于要素（部分），没有要素（部分）就没有系统整体。

（3）系统的本质在于其组合机制，通过组合作用，才把各要素（部分）统一起来，建立起结构，形成整体。没有组合作用，分散的各要素（部分）就不能统一，也就没有整体。

（4）系统整体具有可分割性，因为系统整体是由分散的要素（部分）通过组合作用组合而成的，这就决定着系统整体具有可分割性，可以把系统整体分解为各要素（部分），也可以进行再组合。

（5）在局部与整体的关系上，要素（部分）是本原的、第一性的，系统整体是派生的、第二性的；先有要素（部分），后有系统整体，没有要素（部分）就没有系统整体；要素（部分）产生着系统整体，对系统整体有基础决定作用；系统整体由要素（部分）形成和产生，因而从根本上依赖于要素（部分），其本性和变化以要素（部分）及其组合机制为根据；要素（部分）在系统整体中保持着独立性，可以脱离开系统整体单独存在或再参与其他系统整体的组合。

3. 组合系统与合整体源于西方传统的"合整体观"

东方和西方对世界的理解历来存在着深刻差异，形成了两种不同的整体观，即西方传统的合整体观，东方传统的元整体观。这两种整体观深深地影响着医学，形成对人的整体性的不同理解。

为要理解中医和西医是两种不同的整体观，理解这两种整体观的差别，特别是正确理解中医的元整体观的深刻性和正确性，需要对这两种不同的整体观进行比较研究，对人的整体究竟是元整体还是合整体进行深入研究，根据迄今为止的医学、科学、哲学所提供的事实，作出科学的回答。

（1）"合整体观"：西方传统的整体观是"合整体观"。

所谓"合整体观"，是肯定事物和世界的整体性，但把整体理解为由先于整体分散存在的各个部分组合而成的，这种整体可称为"合整体"。

（2）合整体观在西方的形成

①合整体观的思想基础："合整体观"之所以形成于西方，有其特定的思想基础，即古希腊以来的元素论和原子论。

这种观点认为，元素或原子是世界的本原，世界和万物是由元素或原子组合而成的，人或任何事物的"整体"都是由先前存在的各种元素或部分组合而成的，因而都是"合整体"。

②赫拉克利特也是合整体观：西方的原子论和元素论都是这样来理解人和事物的整体性的，被称为辩证法的奠基人之一的赫拉克利特（约前540—480与470之间），对世界的理解也是组合式的，称："因为统一体是由两个对立面组成的，所以在把它分为两半时，这两个对立面就显露出来了。"① 道理讲得分明，统一中之所以有对立，是因为统一体是由两个对立面组合而成的。

③合整体观在近代西方的发展：原子论在近代欧洲复兴后，这种组合式整体观在西方近代科学思想中占了统治地位，机器成为这种组合式整体的典范，它由零件组装起来，可以再拆卸为零件，于是有了笛卡尔的《动物是机器》和拉美特利的《人是机器》。人们以机器为典型，研究了晶体、分子、原子等各种组合式整体，对其组合特性和规律有了深入的了解，可自由地组合或拆卸一个整体，合整体观在西方成为主导性观点。

（3）合整体观对西方科学的影响：西方传统的"合整体观"对科学界的思想影响根深蒂固。

令人吃惊的是，现代系统论是在批判还原论的基础上发展起来的，强调了系统整体大于部分之和的性质，但是，从贝塔朗菲到后来的系统论理论家，对系统整体的理解却几乎全部保持着西方传统的合整体观。

迄今为"系统"所下的定义差不多有40多种，不论使用的术语是哲学的、科学的、技术的、还是数学的，都异口同声地把系统理解为"合整体"，把系统定义为由要素（或部分）"组成"（或"联结""整合""集成"）的"诸客体的汇集或结合"、或"诸元素的复合体"、或"诸元素的整体化总和"、或"诸元素的集合"、或"有组织的集合"、或"整体性复合体"等等。②

一般系统论的创始人贝塔郎菲虽然认识到了与"合整体"相反的分化系统和"元整体"的存在，指出："一般说来，物理的整体组织，诸如原子、分子以及晶体，来源于先存要素的联合。反之，生物的整体组织则是由原始整体的分化（即分离为部分）而逐

① 列宁．哲学笔记［M］．北京：人民出版社，1956：325-326
② 张全新．系统方法概论［M］．济南：黄河出版社，1989：80-90

渐建起来的。"①

但是,他仍然按照西方传统的"合整体观"来为系统下定义:"系统可以定义为相互作用着的若干要素的复合体。"②把整体理解为由分散的要素"组合"而成的"总和""汇集""集合""复合体"等,正是西方传统的"合整体观"的基本思想。

四、合整体与元整体的差别

1. 差别模式图

由于发生机制不同,分化系统、元整体与组合系统、合整体之间,在基本性质和规律上存在根本性区别,从总体上可用如下模式图 5-1 表示:

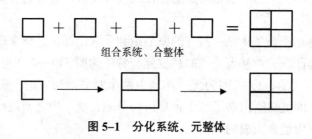

组合系统、合整体

图 5-1 分化系统、元整体

2. 主要差别

组合系统、合整体与分化系统、元整体之间的原则性差别主要有以下几点。

(1)本原不同:组合系统、合整体的本原是分散存在的要素;分化系统、元整体的本原是混沌未分的原始整体。

(2)发生机制不同:组合系统、合整体的发生机制是组合,由下而上地产生、由下而上地决定;分化系统、元整体的发生机制则是分化,由上而下地产生、由上而下地决定。

(3)整体性不同:两种系统都具有整体性,但合整体是"部分的集合",其整体性是部分组合的产物,是非本原的、"后天"的;而元整体是"部分的本原",其整体性先于部分而存在的,是本原的、与生俱来的、"先天"的。

(4)可分割性不同:组合系统、合整体的"组合"性决定了其可"拆卸"性,具有可分割性,可以直接进行分解还原研究,可以把整体分解开来,也可以进行再组合;分化系统、元整体的整体具有本原性,决定着这种整体是不可"拆卸"的,具有不可分割性,不能直接进行分解还原研究,可以对整体内的各部分进行分析性研究,但不能进行实体性拆卸、分解,在人类的研究能力面前,有些元整体永远不能进行分解(如宇宙、太阳系、地球等),有些元整体虽然能够进行分解(如人体),但那样以来,以整体存在的事物就不复存在,被分割开来的各部分也不能独立存在,结果是整体和各部分均毁灭。

---

① 贝塔朗菲.一般系统论——基础、发展和应用[M].北京:清华大学出版社,1987:64
② 贝塔朗菲.一般系统论——基础、发展和应用[M].北京:清华大学出版社,1987:51

（5）局整关系不同：合整体的部分是整体的基础和前提，部分产生出整体，因而从根本上决定着整体，整体对部分有反作用；元整体则相反，整体是部分的基础和前提，整体产生出部分，因而从根本上决定着部分，部分对整体有反作用。

3. 差别对照表

合整体与元整体的区别：组合系统、合整体与分化系统、元整体的区别可概括如表5-1：

表 5-1　合整体与元整体的区别

比较项	组合系统　合整体	分化系统　元整体
本原	要素（部分）	原始整体
发生机制	组合	分化
整体性	继发的　后天的	本原的　先天的
可分割性	可	不可
局整关系	部分是整体的前提	整体是部分的前提

五、元整体比合整体更基本

1.“一分为二”比“合二而一”更基本

从世界的既定现实来看，组合系统、合整体和分化系统、元整体都是客观存在，都具有普遍性，而且会发现，在分化系统中有组合过程，组合系统中有分化过程，很难分清哪一种更基本。

但是，根据现代科学提供的事实，只要对各种事物的起源、演化的发生学过程进行考察，只要进入历史（宇宙演化史、天体演化史、地球演化史、元素演化史、生物演化史等），就会看到，在各个层次上参加组合过程的各种物质要素，都不具有本原性，都是产生出来的，这些要素本身都有它自己的历史和本原，归根到底是分化的产物。世界的本原是混沌未分的整体，是这种整体的分化才产生出各种要素，然后才有了由这些要素参加的各种组合过程，形成合整体。

2. 原子不是世界的物质本原

（1）对原子本原性的第一次否定：西方传统思想把原子设想为世界的物质本原，认为事物是由原子组合而成的。但现代科学彻底地否定了这种观点。

19世纪末叶，物理学的三大发现（电子、X线、放射性现象）证明，原子不是不可再分的“莫破质点”，不是物质世界的最小物质单元——“宇宙之砖”，第一次否定了原子的本原性，20世纪以来证明了原子是由核和电子构成的，核是由质子、中子构成的。

（2）对原子本原性的彻底否定：20世纪中期以来，现代宇宙学的研究证明，人类今天观测所及的宇宙的本原是200亿年前的一个原始火球，原始火球的密度无限大、温度无限高，是一个混沌未分的原始整体，在那里，现今世界上的一切具体物质形态，包括参加组合的各种物质要素，都还没有产生。今天的宇宙及其所包含的一切，是由那个原始火球暴胀而来的。

从暴胀的 10^{-44} 秒开始，对称破缺，发生相变，能量转化为辐射和粒子，粒子处于热平衡中，唯一的物理量是能量，随后中微子、电子等粒子逐步退出热平衡。暴胀开始后的第 0.1 秒，中子变为质子，意味着氢原子核的生成；第 3 分钟，氦核开始生成。

暴胀到第 100 万年，氢核与电子合成氢原子，从此开始了各种原子的生成过程；此后也开始了由原子组合生成分子、分子组合生成宏观物体的过程。

事实证明，原子不是世界的物质本原，是原始火球在暴胀中首先分化出更基本的粒子（中子、质子、电子等），到演化至一百万年时才开始了组合成为原子的过程。

（3）元素不是世界的物质本原：西方的元素论和原子论是同胞兄弟，19 世纪的化学研究证明，元素是同一类原子的统称，元素与原子在本质上是一致的，现已知天然化学元素有 94 种，加上人工合成的 24，已达 118 种。

现代科学证明，原子是在宇宙演化中产生出来的，化学元素也是在宇宙演化过程中产生出来的，原子和元素的产生过程实际是一回事。

现代科学对元素起源的研究发现，氢和氦是在宇宙暴胀的早期生成的，其他大多数元素是在暴胀到第 10 亿年之后，在恒星的演化过程中一步步生成的，其中，较重元素是在第二代恒星（大约在暴胀开始一百亿年后）演化过程中才能生成。

现已发现元素生成的几种基本过程，例如，生成氦的氢燃烧过程，生成碳、氧等的氦燃烧过程，生成铁峰元素的 e 过程，生成比铁峰更重元素的慢中子俘获过程、快中子俘获过程，生成富质子同位素的质子俘获过程，等等。

事实证明，元素也不是世界的物质本原，它是在宇宙暴胀到第一百万年之后，才一种一种地逐步生成的。

（4）基本粒子不是世界的物质本原：现在一般认为，基本粒子是组合成原子核和原子的更小物质粒子，但现代科学证明，基本粒子"不基本"，它仍然不具有本原性，仍然是产生出来的。

①宇宙学的证明：现代宇宙学证明，原始火球是混沌的，暴胀开始后，对称破缺，发生相变，宇宙的能量才分化为辐射和粒子，才开始生成早期的基本粒子，但仍然处于热平衡中，不存在组合过程；直到 3 分钟后，才开始了两个质子组合为一个氦核的过程；到 100 万年后，才开始了一个质子与一个电子组合为一个氢原子的过程，此后才有了更复杂的组合过程。

②量子场论的证明：粒子物理学和量子场论证明，基本粒子不仅从宇宙暴胀过程中产生，而且也从量子场产生出来。

有些基本粒子从量子场产生（分化）出来，完成生命周期（有的短至 10^{-14} 秒）后又湮灭到量子场中，粒子的本质是能量的聚积。

事实证明，基本粒子不具有本原性，是从宇宙暴胀中分化产生的，是从量子场中分化产生的。

（5）分化系统、元整体是基本的：到目前为止的现代科学已经证明，分化过程、分化系统、元整体比组合过程、组合系统、合整体更基本，这主要表现在两个方面：

①参加组合的物质要素都是分化的产物：目前所知的参加组合过程的各种物质要素（基本粒子、原子、元素等），是从本原性的整体（原始火球、量子场）中分化出来的，先分化出基本粒子，然后才组合成原子核、原子，才生成元素，才有了由原子组合成分子的过程，以及由分子组合成各种宏观物体的过程。

可以说，没有分化，就没有组合。

②分化过程是组合过程的基础：在现实世界上，分化过程、分化系统、元整体实际上占着主导的地位，组合过程、组合系统、合整体是以分化过程、分化系统、元整体为基础或背景的。

现已知，整个宇宙是从原始火球分化而成的，随着宇宙的暴胀，不仅分化出基本粒子，而且高密度的物质逐步拉开形成星云，由星云开始了天体的演化。

恒星是最基本的天体单位，它是从星云演化而来的，如太阳，是由一块原始星云演化生成的，99% 以上的物质集中于中心部位形成太阳，其余的物质形成了八大行星和若干其他小型星体，太阳系是由一块原始星云分化而成的。

地球作为太阳系的一个小小成员，由原始星云的一小部分形成，原始的球体经过 46 亿年的演化，分化出地核、地幔、地壳、大气圈、水圈、生物圈六大圈层，呈现为今天的状态。

地球的生物圈既是地球分化的产物，又是生物系统自身分化形成的，原始生命产生于 35 亿年前，由最早的单细胞生物，逐步发展出多细胞生物，分化为微生物、植物、动物三大类，每一类又分化出数以亿计的物种，形成庞大的生态系统。

生物个体的繁殖和发育，从单细胞生物到多细胞生物，都以细胞分裂为基本环节，逐步分化、发育为机体的各个部分，这是更典型的分化过程。

总之，根据现代科学提供的全部事实，可以明确地肯定，分化过程、分化系统、元整体与组合过程、组合系统、合整体都是客观存在，但是，两者的关系却不是平行或并列的，分化过程是基本的、主导的，先有分化，分化出各种要素，然后才有了组合过程，各种组合过程是以分化过程为基础和背景的。

第二节　人的元整体特性

一、人是典型的元整体（人的个体是元整体）

医学的整体观必须回答：人究竟是一种元整体，还是一种合整体？

现有的科学和医学已经证明，人是世界上最典型的分化系统、元整体。人类及其个体既是分化的产物，又是分化出其内部要素的元整体。

1. 人类是宇宙分化出的一个子系统

人类在宇宙中不是偶然和孤立的，它是宇宙演化发展达到一种特定条件时才产生的，是宇宙演化过程中分化出的一个子系统。

现代科学已经证明，人类的产生只有 300 万年，是宇宙物质演化到第 200 亿年时产生的一种特定物质形态，其产生与特定的宇宙条件相对应，宇宙学的"人择原理"[1] 从原则上指出了这种特定条件。越来越多的研究事实表明，人类是太阳系分化的产物。人类的产生依赖于特定的地球条件和化学条件。只有地球演化到第 46 亿年的特定状态，地球大气圈出现以氮、氧为主的气体组成，地球表面平均温度约为 25℃时，才产生人类。期间经历了元素、无机物、有机物、生物小分子、生物大分子、细胞器、细胞膜、原核细胞、真核细胞、单细胞、多细胞的进化，进一步又有了微生物、植物、动物这"三极"构成的生物圈，人类就是从动物系统分化出现的。

2. 人类的每一个体都是分化的产物

人类是以胎生方式繁殖的，新的个体是由母体孕育、分娩的，个体是由母体分化出来的一个子系统。

（1）胚胎发育是分化过程：新的个体在母体子宫内的孕育，是通过细胞分裂的方式发育的。

从一个受精卵开始，通过卵裂分化成两个卵裂球，然后进一步分裂为 16 个卵裂球时形成桑椹胚；着床后，细胞不断分裂增殖，分化出内胚层、外胚层、中胚层；此后，外胚层分化发育为神经组织、表皮、部分内分泌腺及一部分感觉器官等，中胚层分化发育为骨骼、骨骼肌、平滑肌、结缔组织、循环系统的内皮等，内胚层分化发育为消化管的上皮、呼吸道的上皮、泌尿道的上皮等。

人体内的各个部分是在胚胎发育过程中通过分化形成的，例如，各个器官的形成都是通过分化机制实现的，现代胚胎学已经有了明确的说明。

（2）受精是以分化为基础的：有人会说，个体的发育是从受精卵开始的，受精是卵子与精子的组合过程。

是的，受精从表面上看是由卵子和精子参加的，但是，这绝不是原子论和元素论所理解的那种"组合"。受精不是机械的组装，不是一般的化学"合成"，而是一种高度复杂的生物学过程，其具体机制完全不同于一般的"组合"性质。

更重要的是，卵子和精子并不是本原的，不过是一种分化的产物。

第一，卵子是女性生殖细胞分裂的产物，精子是男性生殖细胞分裂的产物，都是细胞分裂的产物。

第二，生殖细胞分为两性，行有性生殖，是在生物演化中从无性生殖中分化出来的。没有生殖方式的分化，就没有有性生殖，也就没有卵子和精子，也就没有受精。

（3）分子水平的分化机制：人类个体的分化特性也表现在分子水平上。

分子生物学证明，人体的分子复制和繁殖是在细胞内进行的，首先是 DNA 解链复制，分化出子代 DNA，然后以其为模板转录 RNA，再以 RNA 为模板翻译蛋白质，实现在 DNA 信息的控制下蛋白质的增殖。DNA 的解链复制是分子复制的基础。

（4）人的后天发育是分化过程：个体降生后的生长是以细胞生长为基础上展开的，细胞的生长包括细胞本身的代谢发育和分裂繁殖，细胞的增殖是通过分裂实现的，细胞

---

[1] 叶峻，等. 人天观初探 [M]．成都：四川教育出版社，1989：82—90

分裂既是个体发育的基础，也是保持细胞的新陈代谢的基础。

通过有丝分裂，不但由一个细胞分化为两个子细胞，而且细胞核中的染色体也平均分配到两个子细胞中，使遗传性状能够一代代地保持下去。

（5）家族的分化发展：在宏观水平上，人类个体的分化产生出家族的分化。

"今人有五子不为多，子又有五子，大父未死而有二十五孙。"[①]古代的一个人通过分化，会一代代地发展为一个家族甚至几个子家族，由一个人分化发展为百、千、万人，从生物的遗传性状上可以清楚地看到这种分化的特征和线索。世界人口从纪元初年约2亿增长到现在的近60亿，正是沿着这种分化途径增殖的。

总之，在人类的300万年历史上，至今还没有发现，曾经在什么时间，有什么样的人类个体，像机器一样，是先生产好一个个零件（如细胞、器官、四肢等），然后组合起来而成为一个人的。人类的全部历史证明，人类的每一个体，既是由母体分化产生的，又是由自身的分化发育生长的，人的个体是典型的分化系统、元整体。

3. 人的生理病理与分化过程直接联系着

人的生理、病理与人的宏观分化背景联系着。各种基本的生理特征、先天禀赋、遗传性疾病、先天性疾病等，都与家族的、父母的、胚胎的分化过程相联系，控制这类疾病的根本途径在于调节这些宏观分化机制和过程。

人体内各部分的生理、病理变化以人的分化机制为基础。人体内的各个部分是从一个受精卵一步步分化而来的，这在胚胎学上已经得到说明，把胚胎学的、发生学的观点贯彻到对生理、病理的认识中，就不能不承认，体内各部分的生理、病理变化直接受着人的整体的支配和控制。

以器官为例，在结构上，人体内的各部分是从元整体分化而来的，哪种器官是从胚胎的哪一胚层分化而来已经认识清楚，胚胎发育异常或胚胎发育中器官的发生和发育异常，都会造成先天性疾病；器官形成以后依靠细胞分裂进行组织的自我更新，细胞的分裂和更新需要良好的整体性环境，整体性环境的异常会导致细胞分裂和更新过程的异常，进而会引起器官的病变。

在功能上，器官的功能既是整体功能分化的产物，是整体功能的分支，又受着整体功能的支配和控制，器官功能的异常首先是整体功能异常的表现或产物，然后又反作用于整体功能。

细胞生理和细胞病理与细胞的分化直接联系着。细胞的分裂和更新，每时每刻都在迅速地进行着，细胞的结构与功能的正常与否，与细胞的分化机制和过程相联系，而这种分化机制和过程是受着整体性环境的控制和影响的。

细胞的病变不仅与外来的致病因素相联系，而且与细胞的分裂机制和过程相联系，与细胞分裂、发育的整体性环境相联系，如癌细胞的病变与细胞的分化过程直接联系着，与细胞分化的整体性环境条件联系着。

调节细胞分化的机制和过程是控制细胞病变的一种根本性途径，外来的特异的与非

---

① 韩非子［M］.上海：上海古籍出版社，1996：261

特异的调节过程应当通过或围绕这一途径发挥作用。

分子生理、分子疾病与生物大分子的分化直接联系着。生物大分子是通过解链复制的，分子结构的正常与否，归根结底是由分子复制的机制和过程是否正常决定的，因此，控制分子病的根本途径，在于调节生物大分子的分化机制和过程。而这种过程又是在细胞内进行的，细胞分化的机制和过程是否正常，又决定着分子分化的宏观环境，故分子病的控制需要与对细胞分化机制和过程的调节统一起来，把分子生理学、分子病理学的研究提高到分子生态学的高度。

4. 建立更科学的整体观

现代科学的发展已越来越深地介入了事物乃至整个宇宙的起源和演化史，使我们越来越清楚地认识到，人类生存的整个世界在本质上是分化系统、元整体，人更是典型的分化系统、元整体，医学迫切需要正确地认识和理解人作为分化系统和元整体的基本特性和规律，建立起更加科学的元整体观。

这种元整体观以现代科学提供的全部事实为依据，是对于人作为分化系统、元整体的如实的、正确的反映，它吸收了中国传统的元整体观和西方传统的合整体观的所有合理内涵，克服了其局限性，上升到了一个全新的高度，具有更加科学、更加完备的性质。

（1）建立在全新的科学基础上：这种新的整体观以全部科学提供的事实为依据，对世界和事物的发生机制和过程有着较为充分全面的了解，真正懂得分化过程、分化系统、元整体与组合过程、组合系统、合整体是两种不同的客观存在，正确理解这两种存在之间的关系，明确地认识到，分化过程、分化系统、元整体是基本的、主导的，它产生出组合过程、组合系统、合整体。

在上述科学认识的基础上，以人的客观实际为依据，深入地剖析和认识人的分化发生机制、人作为分化系统、人的元整体特性的基本事实，吸收中医学的元整体观和西医学的合整体观的所有合理成分，补充现代研究所认识的新的内容，克服中医学元整体观和西医学合整体观的局限，在新的科学认识的基础上，建立起更加完备的整体观。

（2）建立全新的整体观点：这种新的整体观可以称为关于人的元整体观。这种新的元整体观建立起一系列新的观点，包括以下三方面基本内容：

第一，人是分化系统、元整体。如实地指出人是通过分化机制发生和发育的，是分化系统，具有元整体性，不可分割是元整体性的本质特征。批判和否定把人理解为机器式的组合系统、合整体的观点。

第二，人是宇宙分化出的一个子系统。如实地指出人是宇宙、太阳系、地球、生物圈分化出的一个子系统，人与这个母系统不可分割地联系在一起，要把人放到这个母系统中考察和调节。批判和否定不把人作为生存环境的一个子系统，把人与环境割裂开来，孤立地对待人体的观点。

第三，人体内的各部分是由整体分化产生的。如实地肯定人的整体具有本原性、原发性，先有整体，后分化出内部各部分，是整体产生着因而决定着部分；人体内的各部分不具有本原性、原发性，不是先有各部分，后由部分组合成整体，不是部分产生着整体因而决定着整体。批判和否定把部分理解为本原的，认为部分组成着也决定着人的整体的观点。

（3）批判地吸收中医学传统的元整体观：新的元整体观吸收了中医学元整体观的基本观点。最重要的有两点。

第一，正确地认识和强调了世界和事物的分化发生机制、分化特性、元整体特性的客观存在，认为这是世界和事物的整体性的本质所在。

第二，强调人不是组合系统而是分化系统、不是合整体而是元整体，是世界上最典型的分化系统和元整体，并把这种观点贯彻到具体的生理、病理的研究和疾病的诊断治疗中。

新的元整体观克服了中医学传统元整体观的局限。这种局限最重要的表现为以下几点。

第一，它没有以现代科学提供的事实为依据，对世界和事物的整体性进行全面深入的剖析；在正确地肯定世界和事物的分化特性、元整体性的时候，没有如实地认识和反映组合过程、组合系统、合整体的客观存在；更没有正确地认识和阐明分化过程、分化系统、元整体与组合过程、组合系统、合整体这两种客观存在之间的关系。

第二，对于人的元整体特性的根据、本质、规律没有作出确切的阐明，对于在人的元整体特性中包含的某些组合过程及其意义，以及这些组合过程与人的生命中的分化机制的关系，没有来得及研究和说明。

新的元整体观把中医学所没有解决的这些问题都尽可能地回答了。

（4）批判和扬弃西医的合整体观：新的元整体观从根本上否定了把人理解为组合系统、合整体的观点。西方传统的组合式整体观认为世界和事物在本质上是组合系统、合整体，与现代科学所揭示的全部事实相违，已被现代科学深刻地批判和否定。

人是分化发生的，人是分化系统，人的整体是元整体，具有不可分割性。但按照西方传统的组合观，把人理解为是组合发生的，理解为组合系统、合整体，因而具有可分割性，这对于人的整体的发生机制、根本性质、基本规律的理解都带有原则性的错误。同时，在具体的生理、病理研究和疾病的诊断治疗中，把人与其母系统割裂开来孤立地对待人，把人体内的部分与整体割裂开来孤立地处理部分，是与人的元整体特性相悖的。这是目前西方医学在理论上面临一系列深刻困难的重要原因，新的元整体观从根本上纠正了这种错误。

新的元整体观正确地理解并阐明了人的某些组合过程的客观存在及其与人的分化性本质的关系。人的整体在分化过程中包含着某些组合机制，在元整体性中包含着某些组合性内容，需要进行具体的研究，需要阐明其地位和作用。

在西方传统的组合整体观的影响下，西方医学在这一方面的研究和认识是深入和具体的，具有重要的价值。新的元整体观在强调人的元整体特性的同时，也充分肯定这种组合机制和组合性内容的客观存在和重要意义，并要阐明，这些组合机制和组合性内容不是基本的、主导的，而是在分化机制和元整体特性的支配和主导下的。

新的元整体观吸收了西医学在这方面的积极成就，使它成为元整体观的有机组成部分。

二、人的整体与部分之关系

讨论医学的整体观，区分元整体观与合整体观，阐明人的元整体特性，是为了在医学科研和医疗实践中，如实地把人理解为元整体，坚持和贯彻元整体观，正确地理解和处理人的整体与部分的关系。

1. 局整关系的两种基本类型

由于世界上存在着元整体与合整体两种整体，因而，在整体与部分的关系上，也存在着两种基本类型：

（1）元整体的局整关系：基本特点——整体分化出部分，因而整体产生着也决定着部分。

表现在疾病上，整体性变化是基础，局部性病变是整体性变化的表现或产物，它可以反作用于整体，引起整体的新变化。

在治疗上，整体对局部性病变的良性调节作用是基础，配合适当的局部性治疗，离开整体支持作用的局部性治疗一般不会有理想的效果。

（2）合整体的局整关系：基本特点——部分组合成整体，因而部分产生着也决定着整体。

表现在疾病上，局部性变化是基础，整体性变化是局部性变化的表现或产物，它可以反作用于部分，引起部分的新变化。

在治疗上，局部性治疗是基础，配合适当的整体性治疗，离开部分治疗的整体治疗一般不会有理想的效果。

（3）两种基本类型的表示（图5-2）

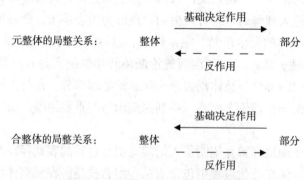

图5-2　元整体与合整体和局整关系

（4）医学必须坚持元整体观：需要研究和回答的是，在这两种情况中，人是哪一种情况？

毫无疑问，人是元整体，人的整体对其部分具有基础决定作用，是第一位的作用；各部分对整体具有反作用，是第二位的作用。如果整体与部分之间的上向的与下向的作用的性质和方向弄混甚至弄颠倒，对于生理、病理等的认识和处理必然会发生偏差甚至错误。

2. 整体与部分之间的两种因果关系

（1）上向性和下向性因果关系：整体与部分之间存在着两个方向的因果关系：一种是整体引起部分的变化，可称为下向性因果关系；另一种是部分引起整体的变化，可称为上向性因果关系。

在合整体中，由于整体是由各部分组合而成的，部分产生着也决定着整体，所以上向性因果关系带有基本的性质，即首先是部分对整体的原因性作用，其次才是整体对部分的原因性作用。

在元整体中，由于整体分化出内部各部分，整体产生着也决定着部分，所以下向性因果关系带有基本的性质，即首先是整体对部分的原因性作用，其次才是部分对整体的原因性作用。

（2）下向性因果关系是基本的：在人的生理、病理变化中，这两种因果关系都可以观察到，但是，哪一种是更基本的？

人的元整体特性决定着下向性因果关系是基本的。即首先是整体对各部分的原因性作用，其次才是各部分对整体的原因性作用。

在还原论思路的指导下，由于忽视人的元整体特性，往往重视或突出了上向性因果关系，把部分对整体的原因性作用当作基本的方面，而把整体对部分的原因性作用当作了次要的方面，因而对生理、病理的研究和疾病的治疗上，存在相当大的片面性。

按照新的元整体观，应当如实地把人作为元整体，强调整体对部分的原因性作用是首要的方面，部分对整体的原因性作用是次要的方面。

在发病的情况下，要消除病因、纠正病理，首先要对整体进行调节，消除整体对部分的下向性病因性作用，同时对部分进行调节，消除部分已经发生的病理改变及其对整体的反作用。

3. 实证例举

肺结核等细菌感染性疾病，局部性病变引起一系列临床症状，有些症状是全身性或整体性的，这是上向性因果关系。

但进一步研究会发现，细菌感染本身也是一种结果或产物，它还有更深的变化基础。现有的研究已经证明，细菌感染不过是人体内微生态系统失调的一种结果，而人体内微生态系统失调又是人的整体生命活动失常的一种结果，而人体生命活动的失常往往是由人的体质状态、生活方式、生活环境、心神活动等整体性因素决定着的，而且在一定程度上与人所生存的母系统直接相关。

有研究指出，肺结核病的发病率和死亡率与人的受孕时间密切相关，据对766例肺结核病人的调查发现，每年的7、8、9、10月份和60年甲子周期中的戊、丁、癸三个年份受孕的胎儿后天发病率高。[①]

---

① 李文海.肺结核病时间节律［J］.山东中医学院学报，1984，8（3）：11

可以说，肺结核等细菌感染性疾病，是从生态环境到人体再到体内微生态系统等一系列整体性变化，通过下向性因果作用而造成的局部性病理改变，因而在治疗上，应当首先纠正宏观整体的那一系列改变，然后才可能有效地改善局部性病理变化；否则，不顾整体，孤立地局部性治疗，不可能取得满意疗效，现有的临床实践已经反复地证明了这一点。

4. 出现新认识

有人已注意到人的元整体性，开始强调整体对部分的下向性支配作用。例如，匡调元提出的"整体制约论"指出："事实上，任何疾病都是整体性疾病，任何局部都不能凌驾于整体之上，包括中枢神经系统在内，只有在整体中才具有局部的意义。"[①]

三、正确处理人的病变之局整关系

在如何正确处理人的病变之局整关系上，医学界存在两种观点，即整体中心论和局部中心论。

所谓整体中心论，是把注意的中心放在人的整体，强调人的整体性改变是基本的变化，强调整体对部分的决定性作用、整体对部分的下向性因果关系，把这种观点和方法贯彻到对疾病的诊断、治疗过程中。中医学的整体观在治疗上就是这样一种观点。

所谓局部中心论，是把注意的中心放在人的部分上，强调人体内各部分的改变是基本的变化，忽视或否定整体对部分的下向的决定作用，孤立地看待部分发生的病变，片面地强调部分对整体的上向性因果关系，把这种观点和方法贯彻到对疾病的诊断、治疗过程中。西方医学的传统观点和方法特别是其特异治疗原理是较有代表性的。

西方的组合式整体观必然导致局部中心论，从笛卡尔的《动物是机器》到拉美特利的《人是机器》，从机械医学模式到生物医学模式，形成和发展的就是这种局部中心论。19 世纪细胞病理学的创始人魏尔肖公开声明：一切疾病都是局部的，谁再提出全身性疾病问题，那是他把时代搞错了。20 世纪 50 年代以来，分子生物学的成就在医学领域的应用取得巨大进展，一些与基因有关的遗传性疾病，许多生理、病理现象在分子水平的内容或表现，开始得到有关的说明，推动医学从细胞时代进入到分子时代，为医学带来了新的希望。近半个世纪过去了，实践的结果并不像开始那样令人乐观，人们发现，在分子水平上，我们知道得越细、越多，反而失去全貌，对人、对人的整体知道得越来越少了；我们对人的理解还有很大的空白，在人的生命之剧中，生物大分子更像是舞台而不是演员。近 20 年来，基因治疗曾经给人们带来巨大的希望，但实践的结果同样使人们领悟到，需要回过头来，回到人的整体。

当代医学家对于局部中心论的局限和困难已经有了日益深刻的认识和批判，开始了从局部中心论向整体中心论的转变。

世界卫生组织 1948 年成立时在宪章中为"健康"下的定义，实际上就开始强调回到人的整体：

---

① 匡调元．中医病理研究［M］．上海：上海科学技术出版社，1989：353

"健康是一种身体上、精神上和社会上的完满状态，而不只是没有疾病和虚弱现象。"

1997 年完成的医学目的国际研究计划，将健康定义为"安康和身心完整统一的体验。"

20 世纪 70 年代美国医学家恩格尔在提出医学模式的转变时，多次指出：

"生物医学模式的还原论忽略整体，造成医生集中注意于躯体和疾病，忽视了病人是一个人。"[1]

近几十年来在西方兴起的整体医学，强调把注意的中心放到人的整体，强调人不仅是一个完整的整体，而且是环境大系统的一个子系统，疾病首先是"人病"而不是"器官病""细胞病""分子病"，各部分的病变必须放到人的整体背景下来对待，各种治疗首先应当是针对"人"的，即首先是对人的整体的调节，然后才是对各部分的调节。

美国社会学家托夫勒 1980 年指出：

"他们所称颂的世界，突然不是那个被笛卡尔主义分成很多碎片的世界，而是一个'统一的整体'。"

"在医学界，正在兴起一个'整体疗法'运动，它是建立在认为人体的健康取决于生理、精神和心理的完整的观点上的。"

"在精神病治疗方面，心理疗法专家研究采用格式塔完形心理学来治疗病人的'整体'。"[2] 可见，正确处理病变的局部与整体关系，必须如实地从人的实际情况出发。认识到人作为分化系统和元整体，整体对部分的下向性作用是基础性的，人体内任何层次上的某部分的病变，不可能是孤立的，有着整体的下向性调节控制作用异常的原因，如果不能有效地调节和纠正这种异常，就难以有效地纠正部分上发生的病变。

对于发生在器官、组织、细胞、分子等层次上的局部性病变的治疗，都应当如实地把这些局部性病变放到整体的下向性调节控制作用之内，首先对整体的下向性调节控制作用进行有效的调节，对整体的下向性调节控制作用的异常进行纠正，同时对局部性病变进行有针对性的治疗，才可能收到理想的效果，这是一种系统调节方法。

四、从元整体原理认识和调理病变

由于人是分化系统、元整体，对于人的整体性疾病，对于遵循整体对部分的下向性作用治疗局部性病变，都需要研究、发展和运用整体调节方法。而把握整体健康与部分健康的辩证关系是合理、有效运用整体调节方法的重中之重。

1. 整体健康与部分健康

（1）整体健康与部分健康的两种情况：整体调节的目标是首先实现人的整体健康（最佳），进而实现各部分的健康（最佳），这需要正确地认识和处理整体最佳与部分最佳的关系。

① 恩格尔.生物心理社会医学模式的临床应用［J］.医学与哲学，1982（7）：42
② 托夫勒.第三次浪潮［M］.北京：生活·读书·新知三联书店，1983：373

整体最佳——指人的整体的健康，即人的整体属性、功能、行为在与内外环境的相互作用中处于正常的最佳的状态。

这种状态如何才能实现？

按照组合观点——其前提是各部分必须处于最佳状态，最佳的各部分组合起来，其整体就最佳，因而，治疗和调节的关键在于满足各部分最佳。

按照分化观点——整体最佳是部分最佳的前提，各部分的状态对整体最佳与否只是反作用而不是决定因素，决定的因素是人所处的母系统对人的支配作用、人的整体与体内各部分的相互作用及体内各部分之间的相互作用。因而，仅追求各部分的最佳状态并不能满足整体最佳。

（2）评价"部分最佳"的两种标准：在组合系统中，如机器，是先生产好一个个零件，然后组装起来的。各部分先于整体而存在，其最佳与否，在参与组成整体之前就有客观标准（在加工生产中规定有各种技术参数），不论其是否参与组成整体和组成什么整体，就按这样的标准来评价。

但在分化系统中，如人体，是先有混沌未分的整体，然后才分化出其内部的各部分，各部分不但没有先于整体而存在过，就是被分化出来之后，也不能离开整体单独存在，一旦离开整体就会瓦解。在这种情况下，各个部分既没有先于整体而存在的最佳状态，也没有离开整体单独存在的最佳状态，各部分的最佳状态究竟是什么？是不是各部分的属性、功能、行为发挥到最高、最充分？

例如，人的各种器官，是否功能发挥得越高越佳？心跳越多越好？呼吸越快越好？产热越多越好？散热越快越好？可是，早已明确认识到，心动过速、呼吸过急、脾功能亢进、甲状腺功能亢进等都是疾病。在细胞水平上，细胞的分化越快越好？细胞功能发挥得越高越好？

在分子水平上，什么是分子的最佳？分子发生的什么突变是"优"的，什么突变是"劣"的？现代中性学说研究指出，突变是中性的，所谓的优劣是从其对母系统的关系而论的。

（3）"部分健康"是满足整体最佳的适宜状态：在人的情况下，各部分没有离开整体的独立的最佳，不可能离开人的整体，孤立地追求和达到任何部分的孤立的最佳，不存在通过满足各部分的最佳来实现整体最佳的道路。

所谓部分最佳，实际上是指各部分为满足整体最佳而达到的最适宜状态，即能够满足整体最佳的那种状态。

人体的各种器官、组织、细胞、分子，无不是从下向上一层层地满足上一级整体最佳，而整体从上向下一层层地对各部分进行调节控制，使其形成并保持着这种能够满足整体最佳的状态。

医学上的各种生理常数，所反映的正是各部分满足整体最佳的一些适宜状态水平，离开"满足整体最佳"这一标准，把各部分从整体中割裂出来，那些常数对于孤立的各部分未必都是"最佳"状态。

五、整体调理与部分调理

在两种情况下都需要对人的整体进行调节，一是发生了整体性疾病，二是疾病虽然发生在局部，但需要整体最佳以发挥其对局部的下向性良性调节作用。

因此，对整体的调节和治疗具有基础性甚至中心性作用，需要研究实现整体最佳的方法和途径。

如何对人的整体进行调节使其达到最佳状态？有三种不同的途径。

1. 通过对各部分的调节达到整体最佳

这是按组合观和组合原理进行的，即认为整体是由各部分组合而成的，只要把各部分调节到正常状态，整体也就会达到正常状态。

为此，就必须对发生异常的各部分分别进行考察，再根据其异常的情况分别进行调节，把异常化的各部分一项一项地逐一地调节到正常状态。

但是，这种调节面临着两方面的困难：

一是由于客观上存在着整体的下向性作用，在整体正常化或最佳化之前，病变的各部分要首先正常化或最佳化是困难的，或者说是不可能的。

二是由于人是分化系统，整体对部分的下向性作用是基本的，部分对整体的上向性作用是反作用性的，在整体正常化之前，单靠部分对整体的反作用来抵消和纠正整体对部分的下向性不良作用，显然是十分困难的。

2. 直接对整体进行调节使之达到最佳

其基本要求是，考察清楚影响整体最佳的基本因素，有针对性地对这些基本因素进行调节。这类基本因素主要有：

第一，人体与其母系统之间的相互作用，特别是其母系统对人体的下向性作用；

第二，人的整体与体内各部分之间的相互作用；

第三，人体内部各部分之间的相互作用；

第四，人体内各部分对整体的反作用。

中医学的整体性治疗，实际上就是对这些影响人的整体状态的基本因素进行调节。

例如，五运六气、扶正祛邪是对人的整体与母系统关系的调节，调理阴阳、调理气机是对整体与部分关系的调节，调理脏腑、推动五藏之间的生克制化（如"培土生金""滋水涵木"等）是对部分之间关系的调节。

3. 系统工程方法

立足和着眼于人的整体，以整体最佳为目标，对影响整体最佳的基本因素进行调节，进而调节和纠正发生在局部的异常，应当成为在新的元整体观指导下的治疗原则。

这种原则正是现代系统论和系统工程一种基本原理。

在现代控制论中，整体调节和部分调节是两种不同的控制方法，部分调节在表面上往往显得精确，但操作并不方便和经济，而直接进行的整体调节表面上显得模糊，但操作起来反而方便、经济。

以海船航行为例：为避开暗礁需要调整航向时，可以分别测定船重、吃水深度、船速、风向、海流方向、偏离角度等参数，进行具体运算，得出需要调整的方向和角度，指挥舵手打舵，然后再根据新的变化情况进行新的测定和调节。

这种调节虽然具体、精确、严格，但相当烦琐。如果直接采用整体调节的方法，可不要那么多参数，直接测定需要调整的方向和角度，指挥舵手向左或向右打舵多少度即可。

直接对人的整体状态进行调节控制，可以在不了解内部作用机制和过程，不需要测定和处理那么多具体参数的情况下，只根据人的整体状态偏离正常态的方向和程度（如中医讲的"证"），直接针对这种偏离进行调节，反而更简便，具有更强的可操作性，这种方法在现代控制论中已发展为黑箱方法。

六、白箱、黑箱、水晶箱

黑箱、白箱、灰箱是控制论概念，是根据对于被控制系统的内部结构和作用机制了解的不同程度而区分的。

黑箱——指内部结构和作用机制尚不了解的系统。

白箱——指内部结构和作用机制已经了解清楚的系统。

灰箱——指内部结构和作用机制半了解半不了解的系统。

科学研究面临的各种对象，一开始都是黑箱性的，随着研究的深入，会逐步地弄清楚其内部结构和作用机制，把黑箱变白。

对于一个对象的控制，可以是白箱的，也可以是黑箱的、灰箱的。

医学的研究和发展，也要逐步把人体白箱化，也可以对人体进行白箱调节、黑箱调节、灰箱调节。这三种调节方法各有自己的特点和局限，中医系统论又提出了更加完备的"水晶箱"概念和水晶箱调节方法。

1. 白箱方法

白箱研究是把研究对象打开，弄清楚其内部结构和作用机制的各种细节，以此为基础，对其内部结构和作用机制进行具体的调节控制，即成为白箱调节。

医学面前的人体，一开始是一个黑箱，随着医学研究的发展，特别是对人的分解还原研究，逐步把人体打开，弄清楚人体的内部结构和作用机制，认识和掌握其规律，逐步地把人体白箱化。

到目前为止，人体白箱化的程度在不断发展，但并没有完全白箱化，还有许多内部结构和作用机制没有弄清楚，还只能说是一种灰箱。

西医学在近代以来的发展，主攻方向是运用分解还原方法，对人体进行白箱研究，发展白箱控制。

以解剖学为基础，一步一步地把人体内部的结构和作用机制弄清楚，现有的解剖学、组织学、胚胎学、生理学、病理学、药理学等，基本上都是沿着这条道路建立起来的。

西医的临床诊治以白箱研究为基础，力图进行白箱控制。发展了日益增多的白箱化诊断手段，如化验、透视、B超、CT、在必要情况下的尸检等等，是对黑箱的部分性探测或"打开"。

"白"是白箱方法的优点，也是其局限。这种局限主要表现在3个方面：

第一，白箱化的相对性。把对象白箱化的能力受到时代条件的限制，在一定条件下只能"白"到一定的程度，不可能真正彻底，因而，绝对的"白"很难达到，一般处于从"黑"向"白"的过渡状态，也就是不同程度的"灰"。

第二，白箱方法的使用受到现实条件的限制。在一定条件下，有的对象可能白箱化了，有的对象还不能白箱化，处于黑箱或灰箱状态，因此，要对所有对象都进行白箱控制是不现实的。例如，临床诊治不能把病人随便地"打开"变成白箱。

第三，对整体的破坏性。把研究对象打开，就必须分割对象的整体，必然破坏对象的整体性，就不能如实地认识对象的整体特性、整体机制和整体规律，对于需要注意和强调整体性的对象、特别是人这类分化系统、元整体来说，整体性更具有本质意义，破坏和抹杀其整体性是不能允许的。

为了解决这一矛盾，现代控制论提出黑箱原理和黑箱方法。

2. 黑箱方法

黑箱概念和黑箱方法是控制论的重要原理，它是在不破坏系统的整体的前提下，在不了解其内部结构和作用机制的情况下，直接对系统进行整体性考察和调节，以达到整体最佳的目标。

黑箱研究是在不打开研究对象的情况下，对对象进行考察，主要是给以输入，测定其输出，经过多次重复，分析和掌握输入与输出之间的规律性关系，由此断定系统内部造成输入与输出之间这种特定关系的作用机制或性质。

黑箱控制是在不了解对象的内部结构和作用机制的情况下，给对象以输入，测定其输出（系统的状态和变化），根据输入与输出之间的规律性关系，有计划地改变输入，以影响输出，把系统的输出（状态和变化）调节到所需要的水平。

黑箱概念是现代的，但是，科学研究在把研究对象白箱化以前，几乎摆在人们面前的所有事物都是黑箱，人类自古以来就学会了对黑箱进行考察和调节的方法。区别只在于，传统的黑箱控制是在对对象内部的结构和作用机制完全不了解的情况下进行的，而现代黑箱控制是在有一定验前知识的支持下进行的。

所谓验前知识，是指在对某一对象实施控制之前，已对同类对象进行过白箱研究，对于其内部结构和作用机制已经有了一般的了解，其中有的已形成专门的学说和理论。

现代黑箱控制一般要求掌握一定的验前知识，虽然本次所控制的具体对象是不能打开的，其内部结构和作用机制不能直接考察，但同类对象的一般结构和作用机制是了解的，只是本次控制因为特定需要必须把对象作为黑箱处理。

（1）黑箱方法的适用范围：控制论的黑箱控制是为克服白箱控制的局限而设的，主要适用于以下三种情况。

第一，白箱研究的发展水平有限，本次控制的对象还没有白箱化，但又必须对其进行控制。

第二，现有手段虽然能够把要控制的对象白箱化，但那样做的结果破坏了其整体性，不能如实地反映其本来面貌，而这是控制任务所不允许的。

第三，控制对象的内部结构和作用机制过于繁多复杂，现有白箱手段难以对这些细节进行控制，或达不到必要的精度和效率，不如用黑箱方法来得简捷迅速。

（2）黑箱方法的特点：黑箱研究和黑箱控制是医学的传统方法，医学的古代阶段无论是东方还是西方都大量地运用着。

黑箱方法的特点有以下几点。

①不破坏和干扰人的整体性，直接从人的整体着眼着手进行考察和调节。

②对于人体内部的结构和作用机制以及治疗措施在人体内发生作用的机制，可以完全不了解，也可以有一定的或较多的验前知识。

③不考虑体内的结构和作用机制，只考察"输入"（治疗措施）与"输出"（疗效反应）之间的相互关系，掌握其规律。

④根据输入对输出的影响，用调整输入来改变输出，最后把输出（疗效、被调节的机体状态）调节到正常值或最佳状态。

（3）黑箱方法的"万岁"性：黑箱方法能够在一定程度上克服或弥补白箱方法的局限，在医学发展的今天和未来，黑箱方法都有其合理性，都有相当广泛的应用领域。

特别是在临床医学中，医生的每一次具体的诊治，不能把每一个就诊的病人都逐一地"打开"，逐一地弄清楚所患疾病的内部结构和作用机制。

病人的整体性是一个不可动摇的前提，临床医生所面临的具体病人实际上都是一个黑箱，医生对疾病进行的诊断无法把这个具体的病人白箱化，许多情况下不得不使用黑箱式的诊断，如听诊、叩诊、过敏试验等。

而各种治疗，大多数也是黑箱式的，虽然各种药物的药理作用在理论上阐明了，但在医生所接治的这一个病人身上究竟怎样发生着作用，仍然是不了解的。

但是，由于有了越来越多的验前知识，根据验前知识和对病人的诊察，对于病人所患疾病的诊断和治疗，可以越来越"灰"化，由较黑的"灰"向较白的"灰"发展。

（4）黑箱方法的局限性："黑"是黑箱方法的长处，也是其缺陷。它虽然弥补了白箱方法的缺陷，但却丢掉了白箱方法的长处，形成其特有的局限。

第一，作为一种研究方法，虽然保持了对象的整体性，但是，有许多重要的情况不能了解。一是不了解系统内部的结构和作用机制；二是不了解系统的整体性的产生根源、具体内容、变化机制；三是不了解整体与部分、部分与部分之间的相互作用机制。因此，单靠黑箱方法不能真正完成科学研究的任务。

第二，作为一种控制方法，不但对系统内部的结构和作用机制不了解，而且对于控制作用在系统内的作用过程和机制也不了解，这种控制不能不带有盲目性和模糊性。因此，现代黑箱控制越来越依赖验前知识的支持。

（5）中医学的黑箱研究：中医学有一定的白箱研究，但主要是黑箱式的，黑箱方法在中医学得到了高度的发展和广泛的应用，成为中医学的主要方法之一，在基础研究和临床诊治中发挥了不可替代的作用，并形成了自己的特点。主要特点有三：

①以整体最佳为目标。在整体观的指导下，不打开人体、不干扰和破坏人的整体性，把人作为一个黑箱，以实现人的整体最佳为目标，对人进行整体性调节。

②以藏象学说为理论基础。把人的内在结构与功能称为"藏"，把人的外在状态变化称为"象"，认为"藏"藏于内而象现于外，有诸内必形诸外，藏变是象变的内在根据，象变是藏变的外在表现，故察其外可以知其内。在诊断上可以从象变推知其藏变，在治疗上可以从治疗手段（输入）所引起的"象"的变化（输出）来判断和掌握对藏变调节的效果和规律。

③形成了自己的黑箱诊治原理。主要包括三项内容：

一是以"四诊"作为考察黑箱的手段，对主诉、舌苔、面色、脉象等体征、症状的输出信息进行考察，对人体黑箱的象变状态、性质、程度等作出分析、综合，为判断藏变提供依据。

二是以"辨证"进行藏变的模型识别，即以八纲辨证、脏腑辨证、六经辨证、气血津液辨证等把藏变分为若干种基本证型，根据"四诊"所获象变信息，判断出其属于藏变的哪种证型，为进行调节提供依据。

三是以"施治"进行负反馈调节，即根据辨证结果给以药物的或非药物的治疗——输入，再根据治疗后的象变——输出，从中判断其变化规律，据此再给二次、三次或多次输入，直至把输出（象变）值调整到正常状态，可以认定藏变已调整到正常状态。

3. 水晶箱方法

"水晶箱"——是整体的，又是透明的，内部的结构和作用机制是清楚的，整体又是没有被分割的。

这是现代系统科学提出的更高级的研究方法，也称为"透视原理"。

（1）系统论的"透视原理"：为了吸收白箱和黑箱的长处，克服白箱和黑箱的缺陷，发展更完备的研究和控制方法，现代系统论提出了"透视原理"（Perspectivism）。它要求把研究对象理解为一块"分层花色冰砖"，从整体上看清楚其整体的和内部的一切。

事物在整体论面前是一个未被打开的"黑箱"，在还原论面前是一个被打开但已拆卸零散的"白箱"，而在系统论面前是一个"水晶箱"，它保持着整体的完整性，又能看清内部的各种细节，具备着"黑箱"和"白箱"的各种优点，又克服了"黑箱"和"白箱"的缺点，具有全方位透视的特点。

贝塔朗菲说：

"这样，我们就得到一个与还原论完全相反的概念。我们可以称之为'透视论'（Perspectivism）。我们不能把生物、行为和社会各层次还原为最低层次，即物理构想和物理定律。但是，我们能够找出在各个个别层次内的构想和定律。正如阿尔多斯．赫胥黎所指出的：世界像一块分层花色冰砖，它有几层，巧克力、草莓、香草精分别代表物理领域、生物领域和社会精神领域。我们不能把草莓还原为巧克力，至多我们只能这样说，也许归根结底所有一切都是香草精，所有一切都是思想或精神。把世界统一起来的原理使我们发现在所有层次上都存在着组织。"①

（2）水晶箱的特点：根据系统论的"透视原理"和"花色冰砖"概念，可以提出"水晶箱"概念和"水晶箱调节"方法。"水晶箱"既不同于"黑箱"又保持了"黑箱"的优点，既不同于"白箱"又保持了"白箱"的优点，是一种更完备的概念和方法。

"水晶箱"的特点主要有以下几点：

一是在不分割整体的前提下，立足于整体，认识和掌握系统的不可分割的整体特性、整体性机制和规律，以及影响系统的整体特性的各种因素。

二是弄清楚整体内部的结构和作用机制，整体对这些结构和作用机制的下向性作用，以及这些结构和作用机制对整体的上向性作用。

三是从系统的整体出发，对所有这些方面进行全方位的认识和调节，以实现整体最佳为目标。

（3）"水晶箱"与"白箱""黑箱"的联系与区别："水晶箱"吸收了白箱和黑箱的优点，又克服了其缺点。

一是具有黑箱研究能够保持系统的整体性的优点，克服了其不了解系统的内部结构和作用机制的"黑"的缺陷。

二是具有白箱研究把系统变"白"的优点，克服了其破坏系统的整体性的缺陷。

三是这种研究所认识的系统，既不是黑箱，也不是白箱或灰箱，是一种"水晶箱"——是整体的，透明的，了解其内部的结构和作用机制，又没有分解其整体。

"水晶箱"是一种"全方位的透视"。如果说白箱研究是"打开森林看清楚树木"，黑箱研究是"从森林管森林不问树木"的话，这种"透视原理"则是"从森林看森林，从森林看树木，既管森林又管树木"。

（4）发展医学水晶箱研究：医学应当发展关于人的水晶箱研究和进行水晶箱调节。

这需要在系统论思维的指导下，正确地处理好一个基本关系——既要保持人的整体性，又要了解人体内部结构和作用机制。应当强调人是分化系统、元整体，保持人的整体性是前提，但又不能停留在"黑"整体的认识水平。

要进一步发展必要的白箱研究，把能够揭示和认识的各个部分、方面、细节都白箱化，这包括：人的整体特性、整体性机制和规律；整体内的结构和各种作用机制；各部分之间的关系和作用机制；整体对部分的下向性作用机制；部分对整体的上向性作用机制，等等。

同时又要站在整体水平上，把所有这些方面的认识统一起来，可以建立起关于整体的水晶箱式的认识。

"水晶箱"的理想目标不可能一步实现，在目前阶段和今后较长一个时期，白箱、黑箱、灰箱的同时并用仍然是不可避免的。问题在于，要清醒地认识这些方法各自的优

---

① 贝塔朗菲.一般系统论［M］.北京：清华大学出版社，1987：45

点和缺陷，把它们分别用在各自适用的地方。

在发展水晶箱过程之中需要注意的问题是：在指导思想上，需要警惕和克服一些模糊甚至错误的观念和倾向。例如，片面强调白箱研究，甚至把它歪曲为中西医统一的一种方向；片面强调黑箱研究，甚至把它绝对化，认为医学的方向是发展"黑箱医学"；误以为把黑箱方法和白箱方法"合并"就能"取长补短"，克服各自的缺陷，不懂得这实际上是办不到的，只有发展新的"水晶箱"，上升到新的水平，才可能既发扬黑箱和白箱的长处，又克服黑箱和白箱的短处，达到黑箱和白箱都无法达到的新水平。

【思考题】

1.何谓元整体原理？如何根据这一原理理解中医学的整体观念？

2.何谓分化系统和组合系统？这两种系统形成的整体有何不同？

3.结合所学专业谈谈白箱、黑箱、水晶箱理论对你的启发作用？

第六章　天生人原理 ▷▷▷▷

扫一扫，看课件

【导　读】

【教学目的与要求】

掌握：天生人原理、中医的天生人观。

理解：天生人与人天相应关系。

了解：宇宙演化的"人择原理"

【重点名词】 天生人原理　天生人观　天人相应　天人本一　宇宙演化　人择原理

第一节　中医系统论的天生人原理

一、天生人原理

　　天生人原理是中医系统论的第三原理，揭示并总结了人天关系的复杂特性。该原理表述为：人是宇宙（天）分化而生的子系统，天为母，人为子，人天相应。人天关系是人复杂性的高层次体现。

　　天生人是人的元整体特性的深层内涵。元整体原理揭示了个体的人是作为元整体的分化系统，更重要的是强调了，人是由母系统"天"分化而生的子系统，这是人的元整体特性的深层次内涵，可概括为"天生人"。"天"是人类对宇宙的称谓。现代科学研究认识到的宇宙有着 137 亿年历史、137 亿光年范围，其本源是一个温度无限高、密度无限大的质点，它通过暴胀分化出世界万物。人所居住的地球，是宇宙所分化出的星系（银河系、太阳系）进一步分化至星球层面的产物，它又分化出地核、地幔、地壳、气圈、水圈、生物圈等生态系，人是生物圈生态系的分化产物。因此，人是宇宙分化的产物，人与宇宙间有着复杂联系，这是人与生俱来的复杂特性。[①]

　　要理解天生人原理，深刻认识人的复杂性，必须把人放在宇宙大环境与等级秩序的参考系中。经典中医学在 2000 多年前便已对此有了深刻的认知和丰富的记述。

二、中医学的天生人观

　　先贤们在探索天人关系的过程中，对天的理解层次各有不同。孔子所论之天为"上

---

① 祝世讷.中医系统论基本原理阐释［J］.山东中医药大学学报，2021，45（1）：5-7

帝"（与《圣经》之上帝不同，意为上天的意志），老子所论之天是与地对应的天空，荀子所论之天是指自然界。汉代张衡所论之天是指宇宙天体。汉代关于天体结构的学说还有盖天说、浑天说和宣夜说。[①]

在对天人关系的理解上，西方国家的主流观点是"上帝创造宇宙和人"，将天人归因于上帝；道家学说则认为宇宙和人都是客观的自然力量所为，而非神创，天人之间存在客观联系——天人相应，故人应与天地相参，即"人法地、地法天、天法道，道法自然"；儒家学派在历史上对天人关系的理解又有天人合一、天人感应、天人相分等深化论述；至现代又有人提出了"天人统一"观点。

从宇宙发生学角度看，中医学的天人观主要受道家"天人相应"观念的影响，应表述为在"天生人"客观背景之下所产生的"天人本一"观。此处"天"的实质是指产生人类生命的整个宇宙自然界。

祝世讷教授明确指出：中医学认定天生人。"人从何处来"是医学研究无法回避的首要问题之一。当西方医学在黑暗中迷信"上帝造人"的时候，中医学早已认清了天生人的事实和规律，并做了系统地理论总结，认定天生人，指出"人之有生，受气于天，故通乎天者，乃所生之本"；认定人天相应，提出"人与天地相参"和"人能应四时者，天地为之父母"的方法论；还认清了人天相应的规律，总结出五运六气、子午流注等自然与生理理论和六淫与疫疠之气致病等病理学说。中医的这些认识在医学中具有先驱性，是还原论医学至今仍望尘莫及的。还原论医学忽视了人的自然发生过程，视人为"原子堆"，背离了天生人的事实和规律。[②]

1. 天之演化，无中生有

此天指宇宙。《淮南子集释》高诱注"宇宙"曰："四方上下曰宇，古往今来曰宙，以喻天地。""宇"指空间，"宙"指时间，"宇宙"统指时空。我们只能在时空参考系内认知世界属性，在时空出现前的状态，《道德经》称之为"无"，指没有属性，而非虚无。宇宙从"无"中生出"有"，指由"无属性"产生可以认知的相对关系，是所谓有。《太始天元册》曰："太虚廖廓，肇基化元，万物资始，五运终天，布气真灵，总统坤元。九星悬朗，七耀周旋，曰阴曰阳，曰柔曰刚，幽显既位，寒暑弛张，生生化化，品物咸章。"《道德经》言："道大而虚静"。"太虚"在这里指的应是老子、庄子所说的"道"（无）。老子《道德经》云："无，名万物之始；有，名万物之母。"从本体论角度看，这是在阐述宇宙万物的本体，从宇宙论角度看，也与宇宙大爆炸学说的奇点理论相契合。《易经》云："易有太极，是生两仪，两仪生四象，四象生八卦。"道家认为，是道化生了万物，道是指未产生相对关系的"混沌状态"，是所谓无属性，随后产生阴阳这对最基本的相对关系，最后逐渐演化出更为复杂的关系，关系体现为属性，内涵于具体事物。儒道两家对宇宙化生的认识均分为 5 个阶段，

①道与易是第一阶段，宋儒称之为"无极"，其体寂然不动，其性感而遂通，其用

① 叶俊.人天观初探［M］.成都：四川教育出版社，1989：262
② 祝世讷.中医系统论基本原理阐释［J］.山东中医药大学学报，2021，45（1）：5-7

生生不已。

②一与太极是第二阶段，指元气。《周易正义》云："太极谓天地未分之前，元气混而为一"。元气从道衍化而来，其体性比道更为具体，是事物发生的源动力。

③二与两仪是第三阶段，指从元气衍化出的阴阳二气。阳者动而流行，阴者静而凝聚，并在运动中产生三或四象。

④三与四象是第四阶段。三指阴阳和合而形成的和气，是由"形而上之道气"转化为"形而下之器"的一个中间环节，而非万物。四象则是太阴、太阳、少阴、少阳，为阴阳二气的和合，故名为四象，实与三同质。

⑤万物与八卦是第五阶段。是指有形、气、质三种特性的"器"——万物是八卦的通指，八卦是对万物的类分。

老子对道的阐述有将本体论和宇宙生成论结合的趋势。从本体论角度看，道是本体，为无、为本。就宇宙生成论而言，道亦是世界万物化生本源。道生宇宙说与现代天文学的"宇宙大爆炸"理论所描述的观点不谋而合，宇宙由能量场（无）聚集为"奇点"（有）爆炸后分化发生出宇宙天体、银河系、太阳系、地球、微生物、动物、人类。

2. 人之有生，受气于天

人的发生学问题是中国古代哲学天人关系研究的重要命题。春秋战国时期，老子在阐述人与自然之天的关系时说："有物混成，先天地生，寂兮寥兮，独立而不改，周行而不殆，可以为天下母，吾不知其名，字之曰道"，认为在自然界中，道是产生万物之母，而人的生命源于自然之天，如《庄子·达生》曰"天地者，万物之父母也"，《内经》亦云"人生于地，悬命于天"，又云"人以天地之气生，四时之法成"，均强调"人之有生，受气于天"。《易经》中强调三才之道，将天、地、人三才从生成演化角度内在逻辑性地联系在一起。认为，天有天之道，曰"阴阳"，其作用在于"始万物"；地有地之道，曰"柔刚"，其作用在于"生万物"；人有人之道，曰"仁义"，其作用在于"成万物"。这就暗含了天生地、地生人，人与自然天地内在逻辑相生，又彼此联系、相互作用的思想。这不仅是一种"同与应"的关系，更是一种内在的演化生成关系。三者缺一不可。可见，天道、地道、人道三者间的内在关系也体现了天生人的逻辑原则和规律。

3. 人天相应，本于一气

（1）人的生命物质源于宇宙一元之气：元气一元论思想是汉代董仲舒提出的观点。认为气是充斥宇宙之中的最基本物质，其存在有两种形式，散则为气，聚则为精，又称为精气。《管子·内业》说："凡物之精，此则为生，下生五谷，上为列星，流为天地之间"。《淮南子·天文训》更进一步说："天地之袭精为阴阳，阴阳之专精为四时，四时之散精为万物"。这是说精气是宇宙万物共同的基质，宇宙万物是一个连贯的整体。《淮南子·精神训》说："精气为人"。《庄子·知北游》说："人之生，气之聚也。聚则为生，散则为死……故万物一也……通天下一气耳。"人作为万物之一，亦由精气所构成，这是人天通应的物质基础。

现代天文学和磁力学的研究发现，人在宇宙"气交"之中，各大天体皆是磁体，天轴南北两极皆是磁极，地球居天体之间，是一小磁体，地球南北两极是地球的磁极，与天体磁极发生磁感应，所形成的大磁场是人体生命之气的源泉。[①]

（2）人的生命产生的动力源于阴阳交感：中国古代哲学家认为，气是宇宙本源，气之所以产生万物，是气内部的阴阳运动，即万物的化生源于天地阴阳的相互作用，轻清之阳为天，重浊之阴为地。气分阴阳，判为天地，天气下降，地气上升，阴阳交感，万物化生。宋代周敦颐在《太极图说》中云："二气交感，化生万物。"《荀子·礼记》曰："天地合而万物生，阴阳接而变化起。"《易传·咸》也说："天地感而万物化生。"指出阴阳交感（相互作用）是万物化生和变化的根本条件，亦是万物生成和变化的始基。《黄帝内经》记载了先圣对天地阴阳二气交感运动的深刻认识，如"在天为气，在地成形，形气相感而化生万物矣。"（《素问·天元纪大论》）。《易传》又将阴阳交感引申到两性之精的结合，如《易传·系辞下》说："天地氤氲，万物化醇。男女媾精，万物化生。"说明生命体的产生和代代相传，亦是阴阳交感的产物。

（3）人体生命活动的维持依赖天地之气的长养：人在自然之中，离不开自然之气与水谷饮食的充养。《素问·六节藏象论》说："天食人以五气，地食人以五味。五气入鼻，藏于心肺。五味入口，藏于肠胃，味有所藏，以养五气，气和而生，津液相成，神乃自生。"《类经·摄生》说："人之有生，全赖此气。"说明人生命的起源与维持皆有赖于天地之气的供养，并且正是由于天地之气的长养，人体生命活动才表现出了"应天"的变化。

（4）人的生命周期循环源于五行之气的生克——五时生克制化：中医用五行代表五季，五季依次相生，春生、夏长、长夏化、秋收、冬藏依次轮回，按五行木火土金水的顺序依次相生。五行相克，则是对五时气候依次制胜规律的概括。如《素问·六微旨大论》云："相火之下，水气承之；水位之下，土气承之；土位之下，风气承之；风位之下，金气承之；金位之下，火气承之……亢则害，承乃制，制则生化。"古人把这种六气相胜的自然变化规律结合木、火、土、金、水加以归纳，就形成了木克土、土克水、水克火、火克金、金克木的五行相克规律。可以说，五行学说的生克周期是自然气化内在的正负反馈调节规律。人体五脏依此规律而有"肝应春、心应夏、脾应长夏、肺应秋、肾应冬"的天人相应规律以及肝心脾肺肾依次相生、肝脾肾心肺依次相克的周期循环，此生克循环所形成的"人体生物钟"本质上是人气应天的一气之周流。木代表春天阳气初生、火代表夏天阳气盛长，土代表长夏阳气从生长到收藏的转化，金代表秋天阳气的收敛，水代表冬天阳气的封藏。一年由此分为四时，序为五节，气候的依次相生和相胜，实为一气周流使然。

（5）人天同构，同气相求：人天同构是《内经》天生人观的最直观表达。《内经》认为人的身体结构体现了天地的结构，例如，《灵枢·邪客》说"天圆地方，人头圆足方以应之。天有日月，人有两目。地有九州，人有九窍。天有风雨，人有喜怒。天有雷电，人有音声。天有四时，人有四肢，天有五音，人有五藏。天有六律，人有六腑。天

---

① 林中鹏. 中华气功学经典理论基础［M］. 海南：海南国际新闻出版中心，1997：64

有冬夏，人有寒热。天有十日，人有手十指……地有十二经水，人有十二经脉"，将人体看做天地宇宙的缩影，其目的在于强调人的存在与自然存在的统一性。而人之所以能够同构于自然万物，在于"同气相求"，即人体之气与自然之气交相贯通。脏腑经络、气血津液是人体生命活动的基础，五脏是机体生理及病理的核心，通过阴阳五行联系自然的五时、五方，从而使脏腑经络具有时间特性和空间特性，时间本于同一节律的特性主要体现于五脏系统的功能活动随四时阴阳的"收受通应"，从而有中医"春夏养阳、秋冬养阴"的"因时制宜"思想。空间本于同一结构的特性则体现于五脏与五方之间通过五行之气的"同气相求"实现的对应性关系，因而中医理论中有"泻南补北"之"交通心肾"法及"脾居中央、灌溉四旁""脾胃为中土"和"四季脾旺不受邪"的理论。脏腑的时空特性反映了人体生命活动与自然规律的时空一致性，其本质是同气相求而构建的"气化结构"。

三、科学揭示人生于天

科学显示人类起源是宇宙分化和地球演化综合作用的结果，人类因此具有高度复杂性，是人生于天，而非"上帝造人"。

1. 人类的产生源于宇宙分化

现代科学证明宇宙生人，而非"上帝造人"。1900年以来的现代科学，研究了宇宙、天体、化学元素、生命、人类以及智慧的起源与演化，有丰富的证据证明，人是宇宙演化到第137亿年的最后300万年，才在地球这一天体上产生的宇宙分化出的子系统。[①]

现代科学提供的大量事实证明，作为元整体的分化系统在宇宙中是普遍存在的，包容着一切事物的宇宙，不是先前存在的这些事物组合而成，而是由一个混沌未分的奇点暴胀而成，是从"一无所有"分化产生出了"所有一切"；人类生存的太阳系也是宇宙分化的产物，太阳系包括一个恒星、八大行星及众多小型天体，它不是由先前存在的这些天体组合而成，而是由一块混沌未分的原始星云通过50亿年的演变分化而成的；人类居住的地球本身也是太阳系分化的产物，是由46亿年前的原始球体分化出地核、地幔、地壳、大气圈、水圈、生物圈这六大圈层，才形成今天的状态；生物圈则是地球分化的产物，原始生命只有一种，在35亿年的演化过程中，才分化出数以亿计的生物物种，生物史研究已经把生物的"分化树"清楚地描绘出来；人类是生物圈分化的产物，从生物中分化出来只有300万年，从类人猿到猿人、古人、现代人、人种、种族都是分化形成的；组成人体的细胞是原始受精卵细胞分化的产物，这些细胞的产生均是通过分裂（分化）实现的。

总之，世界万物归根结底都是宇宙分化的产物，宇宙在本质上是作为元整体的分化系统，人生于天，而非创生于神。

2. 地球生物由低级简单化演化到高级复杂化才有人类产生

人是宇宙分化出的最复杂的产物。宇宙演化不是简单分化，而是由低级到高级的复

① 祝世讷. 中医系统论基本原理阐释［J］. 山东中医药大学学报，2021，45（1）：5-7

杂建构。生命的物质基础是蛋白质和核酸，但它还不是生命，物质的非线性作用表达出功能与信息，产生出系统质，实现自我更新、自我复制、自我调节的统一，才是生命。地球生命产生于 35 亿年前，最原始的生命是单细胞生物，从单细胞到多细胞、从水生到陆生，再分化为微生物、植物、动物"三极"，然后从动物界分化出人类。人类又从早期猿人、晚期猿人、早期智人、晚期智人，进化到现代人类。最终站到了宇宙演化的复杂化顶峰。[①]

3. 现代科学揭露合整体观的局限和错误，证明人生于天的元整体的科学性

20 世纪以来，现代科学的进展揭露了合整体观的局限。宇宙学对宇宙起源与演化的研究证实，宇宙的本原并非原子或元素，而是一个密度无限大质点，它从 150 亿年前开始暴胀，暴胀开始时的唯一物理量是能量，随后产生对称破缺，发生相变，能量分化为辐射和粒子，才生成早期的基本粒子（质子、中子、电子等），然后才有了两个质子组合成为一个氦核的过程；到宇宙演化到第 100 万年左右时，产生出第一种原子——1 个质子与 1 个电子相结合生成氢原子；此后在 150 亿年的漫长演化中逐步地产生出 107 种化学元素。量子场论的研究则证明，质子、中子、电子等"基本粒子"不"基本"，皆是由无形量子场的能量激发而生，其本质是能量的聚集。而太阳系、地球、生物、人类和人的个体的分化过程，皆是宇宙演化中的基本过程，与人类的健康和疾病密切相关，它们都是分化过程，不是组合过程。

事实证明，世界万物的本原是原始火球，不是古希腊人设想的原子或元素；现在已知所有参与组合的物质颗粒（基本粒子、原子、元素等），都不具有本原性，是在宇宙演化中分化出来的；在宇宙演化中，原始整体的分化过程是主轴，组合过程是分化过程的分支，不分化出参与组合的物质颗粒，就没有组合过程，组合过程从属于总的分化过程，合整体是由元整体次生出来的。因此，合整体观只反映了宇宙中的局部情况，不符合宇宙的总体本质。

人类诞生已经 300 万年，至今没有发现哪一个人是先生产好一个个器官、组织然后组合而成的；也没有发现哪个人的器官或组织是先生产好一批批细胞再组合而成。整个现代科学体系所提供的事实，都证明人体是一个典型的分化系统，合整体观违背人的实际，因此，医学研究需要秉承的是元整体观。

第二节　天生人与人天相应

一、中医学论天人相应

中医学有深刻的"天人相应"理论，从天生人来认识人与天的相应关系，对应规则是以人应天，不是以天应人。宇宙分化出的世界万物，大都没有智慧，只有人是智慧者，具有主观能动性。虽然人不能选择和改变人与天的子母关系，但是人能在认清自己

① 祝世讷.中医系统论基本原理阐释［J］.山东中医药大学学报，2021，45（1）：5-7

与天的子母关系的基础上认清天生人的规律，意识到自己具有主观能动性，可以自觉进行目的性、计划性的自我调理，从而更好地适应人与天的关系，达到"人能应四时者，天地为之父母"的最佳状态。一言以蔽之，天人相应的本质是以人应天。[①]

《内经》反复强调"人与天地相应""与四时相副""人参天地"等人天相应思想，《灵枢·刺节真邪》云："人与天地相参也。"《灵枢·经水》云："与天地如一。"作为独立于人的精神意识之外的客观存在的天，与作为具有精神意识主体的人，尽管有着统一的本原、属性、结构和规律，但人最为重要，如《素问·宝命全形论》曰："天覆地载，万物悉备，莫贵于人，人以天地之气生，四时之法成。"，强调人与天地自然的普遍联系，人既能以人知天，又能以天知人，既可以对天地的影响有自主反应，又可以有目的地调节天人关系。因此，中医学"论天人相应"主要表现在生理、病理、诊断、治疗、养生等方面。

1. 生理上人天相应

《素问·宝命全形论》云："人以天地之气生，四时之法成。""天地合气，命之曰人。"《素问·气交变大论》曰："善言天者，必应于人。"《灵枢·岁露论》曰："人与天地相参也，与日月相应也。"这些经文说明人与天地相应，依赖自然条件而生存，所以人的生命节律必然随着自然界的年、月、日节律而变化。

（1）人应四季节律变化：《灵枢·顺气一日分为四时》云："春生、夏长、秋收、冬藏，是气之常也，人亦应之。"《灵枢·邪客》云："此人与天地相应者也。"人应四季主要表现在人体气血津液、脉象及脏腑变化与自然界四时收受通应。

①人体的气血活动应天时而变：《素问·八正神明论》云："天温日明，则人血淖液而卫气浮，故血易泻，气易行；天寒日阴，则人血凝泣而卫气沉。"意思是说，在天热时则气血畅通易行，天寒时则气血凝滞沉涩。说明人体气血运动随外界气候变化而调节内外出入趋向和运行的速与迟。从而使全身气血表现为生、长、收、藏的不同改变。

②津液代谢应四时而变：自然界在正常条件下春夏阳多阴少，秋冬阳少阴多，随着四时季节变化，季节变化还表现在对津液代谢影响上。如《灵枢·五癃津液别》云："天暑衣厚则腠理开，故汗出……天寒则腠理闭，气湿不行，水下留于膀胱，则为溺与气。"即是说，在春夏之季，津液容易趋向于表，表现为皮肤松弛，疏泄多汗而少尿等；而秋冬阳气收藏，津液容易趋向于里，表现为皮肤致密，少汗多尿等，以维持和调节人与自然的统一。

③脉象应四时而变：四季更迭亦会对人体脉搏的起伏变化产生一定的影响。如《素问·脉要精微论》论述了四季正常脉象的变化："春日浮，如鱼之游在波；夏日在肤，泛泛乎万物有余；秋日下肤，蛰虫将去；冬日在骨，蛰虫周密，君子居室。""四变之动，脉与之上下，以春应中规，夏应中矩，秋应中衡，冬应中权。"说明正常人体脉搏随季节气候的波动而表现出与此季节相应的不同特点。

④人体的五脏活动应天时而变:《黄帝内经》提出"五脏应时"的观点。如《素问·六节脏象论》指出:"心者,生之本……为阳中之太阳,通于夏气;肺者,气之本……为阳中之太阴,通于秋气;肾者……为阴中之少阴,通于冬气;肝者,罢极之本……为阳中之少阳,通于春气……"《灵枢·本脏》曰:"五脏者,所以参天地,副阴阳,而连四时,化五节者也。"以上均表明根据"天人相应"理论,五脏之生理功能与五时相应。

(2)人应月节律而变:月节律表明人生理活动与月引力相关。月节律对人生理状态的影响集中体现在《素问·八正神明论》:"月始生,则血气始精……月廓满则血气实……月廓空则肌肉减。"气血的虚实与月亮的圆缺相关,月圆时人气血充盈,肌肤紧致,腠理闭合,月缺时则气血减少,肌肤松弛,腠理疏松,经络空虚。《灵枢·岁露论》进一步指出:"故月满……人血气积……月郭空……人气血虚。"从月相的盈亏角度说明了月亮对人气血活动的影响。

(3)人应日节律变化:根据中医学"天人相应"的理论,人的日节律的24小时生理功能不是一成不变的,而是波动的、起伏变化的。[①]人体的一切变化与自然界昼夜变化密切相关,人体生命节律与自然界的昼夜变化保持一致。[②]日节律的存在说明人生理活动与昼夜交替变化密切相关。在睡眠—觉醒方面,正常的睡眠—觉醒时间要与昼夜节律相合顺应自然阴阳消长规律的变化。如《灵枢·邪客》云:"天有昼夜,人有卧起;……此人与天地相应者也。"人适应于昼夜的节律变化才会睡眠—觉醒,这是人与自然阴阳相合的体现[③]。《灵枢·顺气一日分为四时》指出:"朝则人气始生……日中人气长……夕则人气始衰……夜半人气入藏。"《素问·生气通天论》云:"故阳气者,平旦人气生,日中而阳气隆,日西而阳气已虚,气门已闭。"表明随着时间的变化,人的正气也会随天地阴阳之气的变化而变化。因此健康人血压呈现显著昼夜节律变化,血压白日升高,夜晚降低,一般较白日降低10%左右,为两峰一谷的波形改变[④]。

综上所述,日节律影响人的正常睡眠及觉醒,并会影响气血运行,日节律亦会影响五脏的正常生理活动。

2. 病理上人天相应

(1)人的病理应四时节律而变:人们不仅生理上与自然相应,病理上因四时变化也有多发病和常见病。《周礼·天官》认为四季均有相应的疾病发生,如春季多发头痛病;夏季易发皮肤病;秋季则易发疟疾;冬季发生的疾病则是咳嗽等。表明古人已认识到一年不同的季节会影响疾病发生的趋向,呈现年节律。两汉时期,医圣张仲景对疾病

① 齐向华.立足中医特色开展失眠症防治研究[J].中华中医药学刊,2009,27(10):2044-2045
② 马佳,樊旭."营卫和"与《黄帝内经》睡眠理论[J].实用中医内科杂志,2015,29(5):173-174
③ 张轶清,仝凤云,胡剑北.新生儿自然分娩时间昼夜分布的探讨[J].安徽医学,2004,25(3):177-178+176
④ 郭艺芳,姚丽霞,刘坤申.人体血压的昼夜节律:构型与非构型血压的临床意义[J].心血管病学进展,2005,26(1):11-13

发生、发展的时间进行了记录与整理。《金匮要略·惊悸吐衄下血胸满瘀血病脉证治第十六》记载："从春至夏衄者太阳，从秋至冬衄者阳明。"《金匮要略·血痹虚劳病脉证并治第六》记载："劳之为病，其脉浮大，手足烦，春夏剧，秋冬瘥。"

（2）人的病理应月节律而变：人的病理应月节律而变在《灵枢·岁露论》认识到，月圆之时，人气血旺盛，表现为肌肉丰满，皮肤紧致，毛发有光泽，腠理紧密，虽遇邪气，其不深入；月半之时，则人气血虚，肌肉瘦削，皮肤松弛，腠理疏松，毛发干枯，遇邪气则易深入机体，最终导致"其病人也卒暴。"根据不同月相使临床诊断、治疗及转归愈后更加准确有效。[①]

（3）人的病理应昼夜节律而变：中医认为，五脏的发病、缓解和预后与日节律相关。如根据子午流注理论，人体十二经脉与十二时辰呈现相互对应的关系，如子时对应的人体器官为胆，丑时对应的人体器官为肝，辰时对应的人体器官为脾，酉时为肾，等等。现代临床研究亦表明每天早7时–11时（辰巳时）出现气短懒言、神疲乏力的症状，为脾胃气虚；每日15–19点（申酉时），有恶寒或懈怠之感，可诊断为肾阳虚衰；夜晚（23时—1时）心烦易醒，则属于胆火炽盛[①]。五脏疾病可据此产生慧、安、加、甚的改变。[②]

3. 诊断上人天相应

在对疾病进行诊断时，中医认为应该遵循季节及气候变化规律，如《素问·五常政大论》所载："必先岁气，无伐天和。"具体而言，《素问·阴阳应象大论》云："阳胜……能冬不能夏。阴胜……能夏不能冬。"通过疾病的季节性轻重来判断其阴阳盛衰。《灵枢·五阅五使》有云："五色更出，以应五时，各如其脏。"在脉诊方面，《素问·玉机真藏论》云："春脉者肝也，东方木也，万物之所以始生也，故其气来，软弱轻虚而滑，端直以长，故曰弦。"表明肝应于东方，其脉象端直以长，为弦脉，在生理情况下，五脏之脉应该应时而出，即"脉得四时之顺，曰病无他"，病理状态下则是"脉反四时及不间藏，曰难已。"在此时期，医家已经意识到诊断疾病性质和脉象需要考虑季节因素。

4. 治疗上"人天相应"

马王堆汉墓出土的《帛书》治疗疾病时提出"择时治疗"，如"饮一卵……恒以二、八月朔日始服……服之二时……利中益内"。意思是二、八月份连续两个月醇酒为饮，食用鸡蛋，可以达到调养身体的目的。《素问·藏气法时论》云："合人形以法四时五行而治"。《灵枢·卫气行》中指出"失时反候者，百病不治"，进一步说明不依照时间规律治疗便会"百病不治"，强调了顺时治疗的重要性。除药物治疗外，针灸治疗亦需要依据不同的季节而采用"春夏浅刺、秋冬深刺"的治疗方式。比如《素问·水热穴论》云："春取络脉分肉……夏取盛经分腠……秋取经俞……冬取井荥。"可见，在不同时间

① 刘国华，武青庭，谢雪姣.《黄帝内经》中的天人相应观再探［J］.江西中医药,2017,48（12）:9–12
② 王新彦.浅析孙思邈的"象思维"方法［J］.河南中医，2015，35（2）：249–250

点针灸不同的五腧穴，能调控五脏功能，预防并治疗不同的疾病。[1]《素问·八正神明论》亦云："凡刺之法，必候日月星辰、四时八正之气，气定乃刺之。"因此，针灸治疗要参考日月节律之变化来进行。[2]

5. 养生上人天相应

（1）调摄人体的精神活动应天时而变：《素问·四气调神大论》讨论了调摄人体精神活动应四时气候而变的原则，如春三月"以使志生"，夏三月"使志无怒"，秋三月，"使志安宁，以缓秋刑，收敛神气，使秋气平，无外其志，使肺气清"，冬三月，"使志若伏若匿，若有私意，若已有得"。《黄帝内经直解》中指出："四气调神者，随春夏秋冬四时之气，调肝、心、脾、肺、肾五脏之神志也。"著名医学家吴鹤皋也说："言顺于四时之气，调摄精神，亦上医治未病也。"

（2）调摄人体正气以"生气通天"为目的：《素问·生气通天论》指出："夫自古通天者，生之本，本于阴阳。天地之间，六合之内，其气九州、九窍、五藏、十二节，皆通乎天气。其生五，其气三。数犯此者，则邪气伤人，此寿命之本也。"说明人体生命健康的维持以"通于天气"为根本，而这个根本不外乎天之阴阳。六合之内，大如九州之域，小如人之九窍、五脏、十二节，都与天气相通应。天气衍变，化生五行属性，阴阳之气又依盛衰消长而各分为三。若经常违背阴阳五行变化规律，则邪气就易损伤人体。因此，适应阴阳五行变化规律是寿命得以延续之根本。"苍天之气，清净则志意治，顺之则阳气固，虽有贼邪，弗能害也。此因时之序。故圣人传精神，服天气，而通神明，失之则内闭九窍，外壅肌肉，卫气散解，此谓自伤，气之削也。"（《素问·生气通天论》）这说明了人们在养生中要顺应四时阴阳变化这一生命节律变化之根本，否则就会疾病丛生。正因如此，中医养生学才把适应四时阴阳的变化规律看作是一切生物生命活动维持的重要条件，即所谓"适者生存"，这仍是生物界至今不可逾越的客观规律。

由此可见，中医学的重大贡献之一便是首先从医学角度认识了生命运动——生气，提出"生气通天"论。气是物质运动，生气是有生命之气，即有生命的物质运动，这是中医学对生命运动进行认知所作出的抽象。[3]现代科学证明，天生人的客观现实是生气通天与人天相应的客观前提，为了适应中医学传承与发展的需要，应当在现代科学的支持下，把中医的生气通天论提高和发展到现代水平。

二、天生人的宇宙条件

人类是宇宙演化到高级阶段的"最美花朵"，人出现在宇宙中并非偶然，在宇宙中的位置也绝非孤立，人是宇宙的演化发展达到一种特定条件时才产生的，是宇宙演化过程中分化出的一个子系统。那么，人为何不在宇宙演化的早期产生，而要等到第137亿

[1] 王磊，陈进法，王硕硕，等.子午流注与生物节律的相关性［J］.中华中医药杂志，2011，26（11）：2485-2487

[2] 张永臣，张帅.《内经》"天人相应"观下的针灸学术思想简析［J］.针灸临床杂志，2012，28（11）：6-8

[3] 祝世讷.中医学原理探究［M］.北京：中国中医药出版社，2019：15

年？原因在于人具有高度复杂性，在宇宙演化早期不具备诞生人的条件。现代科学揭示了天生人的宇宙条件，说明宇宙分化是人类产生的时空条件。具体而言，有以下四个方面：

1. 宇宙学的"人择原理"

现代科学研究表明，人类诞生至今只有 300 万年的历史。人类是宇宙物质演化到第 200 亿年时产生的一种"特定物质形态"，人类的产生与特定的宇宙条件相适应，现代科学进行了"人的宇宙学研究"，提出了宇宙学的"人择原理"，从具体的客观数据上指出了这种特定条件。

"人择原理"认为，人类产生于宇宙演化过程中出现一些大数巧合的时刻，最具有代表性的大数巧合是：氢原子中静电力与万有引力之比为 2.3×10^{39}，以原子单位来量度的宇宙年龄为 7×10^{39}。10^{39} 是表征产生人类的宇宙条件的一个特异性参数，当宇宙演化到第 200 亿年时，形成了足够支持人类产生的特定条件，于是人类在这个的时空节点产生出来。[①]

2. 人类产生的太阳系条件

人类产生于太阳系的地球上，而非是宇宙暴胀的原始阶段，当宇宙演化出了太阳系，太阳系演化出了地球，人类才在地球上产生。

现已知，太阳系是宇宙演化到第 150 亿年开始形成的，距今约 50 亿年。

太阳系由一块原始星云演化而来的，星云 99.87% 的物质浓缩在一起形成太阳，其余 0.13% 分散开来形成绕日运行的 8 大行星和其他小型天体，这些行星从内向外的排列顺序为：水星、金星、地球、火星、木星、土星、天王星、海王星。

地球是太阳系内一块非常渺小的球形体，质量是太阳的 33 万分之一，是宇宙演化所产生的无数小型天体之一。

3. 人类产生的地球条件

太阳系和地球形成于特定的宇宙条件，它们又形成了自己的特定条件，产生人类的宇宙条件具体地体现为太阳系和地球的特定条件。

可以说，何时太阳系和地球的条件确定，何时就产生人类；何处出现了太阳系和地球的条件，何处就产生人类。

科学界认为，宇宙中生命和人类的存在具有相当普遍的可能性，理论表明，仅在银河系内，具有太阳系这种条件的恒星大约有 170 亿颗，其中可供人类生存的行星约有 6 亿颗，而达到地球人类智慧水平的可有 30 多万颗。

为寻找人类的兄弟姐妹，人们已开始了地外生命的探索。

4. 人类产生的化学条件

从宇宙产生人类的化学条件来看，只有化学元素的生成达到相当高的水平时才有可能。

地球的天然化学元素有 92 种，已经在人体中发现的有 60 多种，就是说，要产生人

---

① 叶俊 . 人天观初探 [M] . 成都：四川教育出版社，1989：262

类，化学元素不得少于 60 种。

地球上的化学元素不是一次生成的，大多数在宇宙演化的早期阶段不能产生。在宇宙诞生第 100 万年时开始生成氢元素，剩下大多数元素是在宇宙暴胀到 10 亿年后，宇宙演化出星系和恒星，在恒星的演化中由轻到重依次生成的。较轻的元素在第一代恒星演化中生成，较重的元素要在第二代、甚至第三代恒星演化中才能生成，每一代恒星的演化要 100 亿 ~150 亿年。

地球这样的化学条件，只有在第二代恒星演化中，即宇宙演化到第 150 亿年后才能具备，在此时人类才能产生。

三、天生人的自然规律

现代宇宙学研究揭示了天生人的自然规律。指出作为元整体的分化系统在宇宙中是普遍存在的。例如，包容一切事物的宇宙，不是由先前存在的这些事物组合而成，而是由奇点在暴胀中分化而来。太阳系的前身是宇宙分化所产生的一块原始星云，经过 50 亿年的分化，形成今天所见的一颗恒星与八大行星。地球作为太阳系分化出的行星，在 46 亿年的演化中，由一个原始球体分化出地核、地幔、地壳、大气圈、水圈、生物圈六大圈层，才形成今天的地球系统。地球生命既是地球分化的产物，又在生命进化中分化出微生物、植物、动物及各类物种，生物进化的"分化树"清楚地显示了这种分化过程。人类的产生既受生物系统分化的影响，又受其自身分化的作用。

1. 人类是地球分化的子系统

宇宙产生人类的过程是在地球这个天体完成的。地球提供了人类产生和生存的环境条件，地球分化产生并维持了人类生命。

（1）生命起源的地球化学条件：生命在地球上的起源是通过化学途径实现的。

生命在地球上产生，取决于地球的特定化学条件。研究表明，人体所含多种化学元素与地壳中含有的多种化学元素类似。

化学元素诞生后便有了化学反应。首先是无机化学变化，元素化合产生出无机化合物，反应发展至高级阶段，出现有机化学反应，产生出有机物。

有机化学反应过程先产生有机小分子，如氨基酸、核苷酸等，至高级阶段产生出有机大分子，继续演变才形成生物大分子（蛋白质和核酸）。

蛋白质和核酸是生命的物质基础，在一定条件下，蛋白质与核酸耦联起来形成更高级的统一体，产生出自我更新、自我复制、自我调节的性能，于是宣告生命的诞生。

（2）人类生命生存的大气条件：人类生命的产生需要特定的大气环境，地球特有的大气圈的存在是人类产生和生存的重要前提。

地球大气圈是原始地球演化的产物，是地球所含的可挥发性元素逸出而成，现有成分以氮、氧为主，是地球演化到第 46 亿年的特定状态。

地球的原始大气成分主要是 CO_2、CH_4、CO、NH_3，皆是不含游离氧的还原性物质，这种环境对今天的生命而言是毁灭性的，但却是原始生命诞生的基础。

今天大气中的氧分是绿色植物出现后通过光合作用产生的，距今 5.7 亿年前达到现有氧浓度的 1%，约 3.5 亿年前才达到了现在的水平，喜氧生物才产生并发展起来。

人类从喜氧生物中分化出来，有了最发达的呼吸系统，与这种大气状态相应。

（3）生命和人类生存的温度条件：生命和人类在地球上产生需要特定的温度。

生命的物质基础蛋白质对温度的要求很严格，温度过高、过低皆会发生变性。温度不适是太阳系内其他天体没有产生生命的又一重要原因。

地球在太阳系内处于第三轨道，与太阳距离适中，可接受较多太阳辐射，又有大气圈的保护，可以调节温度，使地球成为一个温暖的行星，表面平均温度约为 25℃，这在太阳系内是独一无二的。

其他天体不具有这样的条件，都不适于生命产生或生存。

（4）人体服从地球的时间规律：人类有自己的时间特性，形成独特的生命节律，这是由地球运动的节律造成的。

地球在太阳系的特定位置形成了其特定的自转和公转的周期，即昼夜（日）、24 节气、月、四季、年等。昼夜是地球自转的周期，年是绕太阳公转的周期，节气和四季的变化因地轴与公转轨道的交角 $66^0 33'$ 而成。

随这些时间节律的变化，地球受太阳能量的辐射也有着周期性改变，产生出植物的枯荣、人类的生物钟等生命现象。

2. 人类是地球生物分化的子系统

生命在地球上产生之后，有一个漫长的演化过程，人类是在其演化到最高级阶段时产生出来的。可以说，地球生物分化是人类产生的生物微生态条件，只有地球生物微生态分化到高级阶段才会产生人类。

生命进化的早期阶段是在细胞水平上进行的，最早的生命出现于 35 亿年前。

生物进化的第一个里程碑是从非细胞形态进化到细胞形态，形成了生命物质与环境的界膜——细胞膜。

第二个里程碑是在十几亿年前实现了从原核细胞到真核细胞的进化，细胞的结构从没有细胞核到有了细胞核，真核细胞开始进行有性生殖，大大增加子代变异概率，加快了生物分化的速度。

然后是从单细胞到多细胞的进化，多细胞体的生物在功能上首次出现体细胞与生殖细胞的分化，使生物体在结构和功能上复杂化。

生命进化的中期阶段主要是：从二胚层到三胚层，从水生到陆生，自养与异养的分化，微生物、植物、动物的分化，开始形成由微生物、植物、动物这构成生物圈的"三极"。

人类是从动物系统分化出的，分化的主要路线是：原生动物——→腔肠动物——→两侧对称动物——→后口动物——→棘皮动物——→原始脊索动物——→原始有头类——→有颚类——→鱼类——→两栖类——→爬行类——→哺乳类——→人类。

人类最近的祖先是哺乳类中的猿类，猿类分化出类人猿，类人猿分化出人类。人类从类人猿中分化出来后，经过早期猿人、晚期猿人、早期智人、晚期智人，才演化发展到现代人类。

第三节　从人天关系认识健康与疾病

从中医角度看，对"人天关系"进行认识，本质是讨论"天生人"问题，体现在"天人相应"理论中。天人相应的本质是以人应天。中医学的"天人相应"论的本质是人应天，不是天应人。宇宙分化出的世界万物，大都没有智慧，只有人是智慧者，有理性和主观能动性。虽然人不能改变人与天的子母关系，但人能认清自己与天的子母关系，把握天生人的规律，发挥自身主观能动性，自觉地对自己进行目的性、计划性的调理，以更好地适应人与天的关系，达到"人能应四时者，天地为之父母"的最佳状态。

在"天人相应"理论中，首要问题是回答何谓"天""天"怎样"生人""天人相应"的关系是怎样形成的。受历史条件的限制，古人对天人相应的认识，是以体验观察所及的事实为基础，通过思辨及想象加工形成的。它虽然体现了唯物论和辩证法，但尚未弄清"天"的实质，和"天生人"的规则，因而未能彻底说明"天人相应"的本质。必须结合现代宇宙学研究成果发展现代天人相应理论，发挥其在健康维护与疾病防治中的指导意义。

一、从宇宙演化认识人的生命

现代宇宙学[①]揭示了中医"天人相应"论中宇宙演化的科学内涵，认为中医所说的"天"（宇宙），确实"高远无极"，人类目前的观测范围已达 200 亿光年，此范围被称作观测宇宙，包括 10 亿多个星系，银河系是其中之一；银河系包括 1500 亿颗恒星，太阳是其中普通的一颗。宇宙起源于 200 亿年前的一次大爆炸，爆炸前物质、运动、时空都浓缩在一个点上，称为奇点。暴胀开始后 3 分钟产生了最早的原子核，100 万年左右开始形成原子，10 亿年后开始形成星系，第 150 亿年形成太阳系，第 200 亿年的最后 300 万年才产生了地球，至今天才演化出了我们所见的各种物质形态。

太阳系是在银河系的演化过程中由一块原始星云演化而来的，至今已有 50 亿年历史，大约再有 50 亿年将因演化过程结束而瓦解。星云物质的 99.87% 浓缩在一起形成太阳，其余的 0.13% 分散开来形成绕日运行的 8 大行星和其他小型天体，行星从内向外的次序是：水星、金星、地球、火星、木星、土星、天王星、海王星。被古人视为"方如棋局""如鸡子中黄"的"地"，不过是太阳系内一块非常渺小的球形物体，其质量是太阳的 33 万分之一，也是"天"的一部分，是宇宙演化中产生的无数小型天体之一。

地球形成于 46 亿年前，从一个均质球体逐步分化出地核、地幔、地壳、大气圈、水圈。距今约 35 亿年前产生出生命，然后逐步发展为生物圈，这在太阳系的各种天体上是唯一的。人类由生物圈分化出来，其 300 万年历史占地球史的 0.065%，若把地球的 46 亿年历史比作一年，人类是在这一年的 12 月 31 日 18 时 17 分诞生的。

人类是宇宙演化到一定阶段产生的一种特定物质形态，其产生与宇宙演化出一种特定条件相对应。现代宇宙学的"人择原理"指出，人类产生于宇宙演化出现一些大数巧合的

---

① 祝世讷.研究和发展现代天人相应论［J］.山东中医药大学学报，1997，21（4）：242-246

时刻，受宇宙演化到此阶段所造成的特定条件决定。[①]

二、人的生命与宇宙演化同步相应

钱学森指出："人天观就是马克思主义哲学中具体专门针对人体科学的那一部分"，"是讲人和环境，人和宇宙相互关系的现代理论形态"，它包括"宇观的人天观，宏观的人天观和微观的人天观"三个组成部分[②]。"

1. 宇宙观的人天相应——宇观的人天观

宇观的人天观是指把人放到宇宙中去考察，人的出现是和宇宙演化相关的，即宇宙的客观性质是人存在的必要条件。

（1）人类生命的出现符合宇宙谐和的"大数之谜"：著名物理学家 M·狄拉克把 10^{39} 这个大数看成宇宙最根本的表征，"很难相信这种接近只是巧合"[③]。他把宇宙学和物理学定律中所出现的无量纲大数都表示为 10^{39} 的形式，表明这些大数都与宇宙年龄（10^{39}）的 a 次方成正比。事实表明，狄拉克所提出"大数假说"，确实在一定程度上揭露了宇观世界和微观世界之间的相互联系，并成为联系宇宙学与量子力学的纽带，所以绝不是偶然的巧合。试想，若这些重要的大数数值与此不同，那很可能意味着会出现一个和我们现在所观察到的大不相同的宇宙。显然，只有当宇宙年龄 $a_1=a_2=10^{39}$ 时，宇宙才会演化出地球，并进而产生出人类来。可见，现在这个宇宙具有某种谐和的结构，人类和宇宙的确密切相关。

（2）人天相应符合"人择原理"：对于宇宙的"大数之谜"即 $a_1=a_2\times10^{39}$。这种绝妙的巧合，1961 年 R·迪克解释为：两个大数之所以恰好相等，那是因为我们采用了宇宙大爆炸至今的时间作为宇宙的年龄值，也就是在这段历史时期里宇宙演化出了具有生命和人类的太阳系。因恒星演化的快慢受制于电磁力与万有引力的作用之比，所以若引力常数（G 值）比现有值大，宇宙中所有恒星就会变成白矮星、中子星或黑洞，也就不可能产生适于人类居住的行星；倘若引力常数比现有值小，大多数恒星都很年轻，则既演化不出人能生存的行星，也准备不好人所必需的生命元素；只有引力常数像现有值这样（$G=6.670\times10^6$ 达因·厘米^2·克$^{-2}$），宇宙才能实现大尺度均匀，小范围集聚的图景，从而演化出包括人类生存的行星系统在内的多层次世界结构，仿佛我们这个宇宙的布局，是专为人类的演化与繁衍才存在着似的。B·卡特等人名之曰"人择原理"。[④]

（3）人天相应具有同一的物质基础：从地球条件看，"天人相应"的物质内容，本质上就是宇宙演化出的太阳系和地球的特定物质条件。

首先，生命体与环境有相同的物质元素。生命是通过化学途径产生的。人类达到了已知生物进化的最高阶段，可说人体是世界上最复杂的化学物质体系，现已知天然化学元素共有 94 种，人体含 60 种以上。人体所含的 60 多种化学元素，在人体内的含量丰

① 叶俊.人天观初探［M］.成都：四川教育出版社，1989：82-90
② 钱学森.人天观、人体科学与人体学［J］.大自然探索，1983（4）：15-16
③ M·狄拉克.论宇宙大数之谜［J］.自然杂志，1980（7）：526-527.
④ 叶俊.从"小宇宙"到"大数之谜"——现代人天观刍议［J］.天府新论，1985（6）：26-31

度曲线，与在地壳中的含量丰度曲线是一致的，其中任何一种化学元素丰度的异常（如缺硒、缺碘），都会引起疾病。这表明了人与地球化学条件的严格相应。

其次，生命体与环境有相同的气体分子。人类赖以生存的大气是地球演化的产物，现有成分以氮、氧为主，是地球演化到第46亿年的特定状态。地球的原始大气成分主要是 CO_2、CH_4、CO、NH_3 等，皆是不含游离氧的还原性物质，这种环境对今天的生命而言是毁灭性的，但却是原始生命诞生的基础。今天大气中的氧分是绿色植物出现后通过光合作用产生的，距今5.7亿年前达到现有氧浓度的1%，约3.5亿年前才达到了现在的水平，喜氧生物才产生并发展起来。人类从喜氧生物中分化出来，与这种大气状态相应，若大气环境变化人类可能会被毁灭。

再次，生命体的温度与环境温度保持协调。地球是一个温暖的行星，表面平均温度为25℃，这是人类生存的条件之一。地球接受太阳辐射的量和大气圈的保温作用维持了这一温度，这在太阳系内是独一无二的。离地球最近的金星为480℃，火星为28-132℃，月球为127-183℃，都不适合生命存在。

最后，人类生命周期与地球环境一致。地球在太阳系的特定位置形成了地球特有的时间周期。日是地球自转的周期，年是绕太阳公转的周期，节气和四季的变化是由地轴与公转轨道的交角66°33′造成的。这些时间节律是地球所受太阳能量辐射的周期性改变造成的，塑造了人的生命活动节律。

（4）人天相应具有自主相应的复杂性：宇宙间的一切事物都由"天"演化产生，与"天"有着内在的统一性。星辰草木、鸟兽鱼虫乃至人类概莫能外，皆与天相应。不同事物的进化水平不同，复杂程度各异，与"天"相应的程度也各不相同。

人类出现在宇宙物质演化的宝塔尖上，是宇宙"最美的花朵"，与"天"相应的程度达到了最高阶段，具有高度自主性。

首先，在化学相应上达到生物化学水平。地球的化学运动最初只是无机化学变化，形成无机物；后来才发展出有机化学运动，产生出有机物，如氨基酸、核苷酸等；最后出现生物化学运动，产生生物大分子（如蛋白质、核酸），生命以此为基础才产生出来。人与"天"的化学相应高于无机物和一般有机物，以更复杂的生物化学为基础。

其次，具有生命特有的自主相应机制。生命的本质是自我更新、自我复制、自我调节。自我调节机能令生命在"人天关系"中取得了主动，对环境的适应由被动上升为主动，并能摄入环境因素组织为机体。人的自主相应机能随着生物的进化也达到了高级程度，弄清这种机制是阐明天人相应因素在人生理、病理变化中的作用的关键。

再次，能认识和驾驭人天相应的规律。在30多亿年的生物进化中，人类适应环境，赢得了生存竞争的优势，生物物种不断涌现，又先后灭绝，幸存的生物中，人类是佼佼者。人取得优势地位，在于人与地球条件的严格相应。特别是，人类有发达的大脑，能够认识自然及人天关系，掌握其规律，有计划地调节人天关系，达到自主的境界。

可见，是天生人的宇宙和地球条件形成了复杂的人天关系。祝世讷指出："天生人不是一次事件，而是一个复杂过程，经过了137亿年孕育，浓缩了宇宙演化137亿年而成，人的生命是宇宙复杂化的历史与逻辑的统一。这种复杂性就表现为人天关系，其复杂度远远超过人的个体复杂性。其中，有天文学的，如太阳系、银河系及其之上的天体特性和运动对人的生命的影响；有力学、物理学、化学的，宇宙的特别是太阳系内的这些方面的变化对人的生命的影响；有生物学和生态学的，人类产生的生物学和生态学条件及其变化对人的生命的影响等。人的生命产生和生活于这些条件中，它直接或间接地影响人的健康与疾病，除了中医学的五运六气、外感六淫、瘟疫邪气等理论之外，迄今的认识还很不充分，迫切需要深化研究。"①

2. 宏观的人天相应——宏观的人天观

宏观的人天观是考察人体内部与环境的关系，即指在生物学和人体科学中的人天相应的观点。②

（1）生物学中的人天相应

①人与其他低级生命形式的生物均与环境具有同一性：生命科学已经证明，生命是从无机世界演化而来的。人体、动物、植物和微生物，都统一在细胞结构的基础上。胚胎学显示出，人的个体发育重演了整个生物系统的发育。进化论表明，整个生物界都是自然选择的结果。遗传学指出，生物在自然环境影响下所产生的新性状可以遗传给子代，即获得性状可以遗传。因此，人和生物与自然环境是有机的统一体。

②人的生命活动与生态系统密切相关：生态学的食物链和金字塔结构指出，行杂食（兼食）生活的人，在生态系统中始终居于生态金字塔的顶端，即无论作为初级消费者（生产者植物—消费者人），次级消费者（植物—动物—人），还是高级消费者（植物—草食动物—肉食动物—人），人都占据着食物链的支配地位。食物链的各个层次相互联系、彼此为用，维持大自然"天—地—人"生态大系统的平衡。

③生命节律符合时间生物学的"宇宙节律"：时间生物学研究表明，人体存在"昼夜生物钟"的节律及月节律、年节律，如体温和血压的升降具有 24 小时节律变化；激素水平呈现月和季节性波动；皮肤中的细胞分裂速度有昼夜差异。1647 年，一位意大利科学家桑克多瑞尔斯观察近 30 年，发现自己的体重波动呈现出一个月节律，这个节律与尿液混浊的 30 天周期相同。③这些生物节律说明，正是宇宙的自然节律（宇宙线、地磁场、天体引力等）在调整着人体的生物钟。

④人与其他一切生物通用一套分子生物学密码：分子生物学证明，包括人在内的一切生物都遵循共同的遗传法则，即共用一套遗传密码。而在无生命的无机界与有生命的有机界之间搭起桥梁的是类病毒。分子病毒学研究表明，一种没有蛋白质外壳的 RNA 核酸体（类病毒），仍能进行自我复制，并有侵染和代谢的生命功能，是迄今最原始的和不完善的生命形式。这种最原始的生命形式正是连接生物界与无机界的过渡环节。

⑤生物界与无机界均存在量子转移现象：量子生物学研究发现，人体内线粒体呼吸系统存在量子转移，无机自然界同样存在量子转移。但由于生命系统的低能电子、质子

① 祝世讷.中医系统论基本原理阐释［J］.山东中医药大学学报，2021，45（1）：5-7
② 叶俊.从"小宇宙"到"大数之谜"——现代人天观刍议［J］.天府新论，1985（6）：26-31
③（美）佛兰斯·哈尔贝格.时间生物学——一门有关生命节律的科学［J］.大自然探索，1989，8（1）：1-5

等基本粒子，可以像通过"隧道"一样轻易地穿过由生物大分子所构成的势垒而进入另一种运动状态，单位时间量通过隧道数要远大于无机界。普遍存在于自然界的量子转移和"隧道效应"现象，同样表现在人等生物体内，而且效率更高。

⑥人类生活在一个微生物世界中：人体微生态系统的主体是微生物，同时包括人体及其生命活动的相关内容。目前已知的微生物有细菌、衣原体、支原体、立克次体、螺旋体、放线菌、真菌、病毒等。人的皮肤等与外界相通的部位都是微生物的寄居地。据测定，一个健康的成年人自身的细胞约有 10 万亿（10^{13}）个，而所带各种微生物约有100 万亿（10^{14}）个，微生物的总重约 1271 克。[1] 人体微生态系统庞大且复杂，包含着若干层次，各层次在生态结构和功能上具有相对独立性。人体微生态系统是人体的子系统，同时也是人生活于其中的整个生态系统的子系统，人与天地相应不仅是与宏观生态环境的相应，还包括与体内微生态环境的相应。人与微生态环境的这种相应，和对宏观生态环境的相应一样，由生物和人类的演化史塑造。

在地球生物 35 亿余年的进化史上，微生物、植物、动物三大系统首先分化出，在晚近的 300 万年人类才从动物界分化出。微生物是人类产生的生态基础之一，人类诞生在一个充满微生物的世界，微生物是人类生存的必要条件，它参与并影响着人的生命活动，同时对人类的生物性状进行诱导，而人的生命活动也对进入人体的微生物进行着选择；自然选择、适者生存同样体现在人类与微生物的关系中，人体微生态系统的形成和变化，正是这样一种自然的历史过程。[2]

（2）人体科学中的人天相应

①气功外气为联系人与外界的红外电磁波辐射及脉冲型微粒流：在人的整体层面，气功和人体科学研究发现，习练气功不仅可以"独善其身"、内养正气，还能"兼善他人"、外疗诸疾。气功的物质基础研究表明，当气功师运气于手掌之时，仪器可以监测到他所发出的受低频涨落调制的红外电磁波辐射，以及脉冲型微粒流信号，从而使人体对外界做功，实现主体与客体相通，从而达到疗疾诊病的目的。

②外界刺激可以循经感传：研究证实，人体某些穴位接受气功、或针刺、或艾灸、或点穴的信息刺激以后，可以引起人体经络中的循经感传现象，酸麻重胀循经络传导到远处。这说明人和环境息息相通。

3. 微观中的人天相应——微观人天观

微观人天观是考察人天观的量子力学基础。一般是考察现代量子物理学中的"人天效应"。

（1）从"天人本一"到"天人合一"与量子场论具有同一性：中医宇宙演化模式是"有生于无"，由混沌之虚廓演化为一元之气、由一元之气分化为天地人三才，人是宇宙分化发生的子系统，因此，养生要合于宇宙之道。现代量子场论研究结果表明，任何事物，在意识未介入前皆处于"量子叠加态"，相当于无，一旦意识进行观察，则该事物

---

① 范志明.老年微生态学［M］.北京：国际文化出版公司，1993：9

② 祝世讷.研究和建立中医微生态学［J］.山东中医药大学学报，1997，21（4）：242-246

就变为"量子感应态"（量子纠缠态），量子叠加态对应"天人本一"，量子感应态对应"天人合一"，量子叠加态就是道家修行或者禅定状态下的状态。由于修行者本身定力深厚，意念专一直至"心空"，意念止息，所以既见到了微观粒子的真相，又没有干扰他们的运行，这种状态为"天人本一"。而意念启用时的"天人合一"状态，就是量子感应态，也叫"天人感应态"。现代物理学通过精密的仪器进行的对中微子的研究发现：中微子质量极小，是电子的百万分之一，几乎不与其他物质作用。它能自由地穿过人体甚至整个星球。太阳发出的中微子，以每秒钟数十亿计地通过我们眼睛，通过我们身体的则数以千亿计。即使隔着整个地球，太阳发出的中微子也照样穿过我们的身体[1]。

（2）生命体内存在量子物理学中的高速运动中的"相对性"效应：相对论物理学揭示，物质运动的时空特性因人们选择了不同的参照系而表现出相对性。例如，在运动系统中测得的物体长度，较静止参照系中所测的要短些，在运动系统中的时钟显得比在静止参照系中的时钟走得慢些。这种相对性效应在人体科学领域同样存在。有人进行"特异转运"或"特异致动"实验发现，在特异功能作用下，实验样品先在实验人员的面前消失，经过一段时间后，样品又在另一个空间位置复现[2]。其机理可能与英国物理学家波姆（Bhom）教授指出的"隐秩序"有关。即肉眼所见的是"显秩序"，肉眼不可见的是"隐秩序"。在"隐秩序"中，所有的物质都以光速或超光速传递并联系着[3]。

（3）微观与生命领域中均存在"测不准"效应：海森伯在量子力学研究中提出了著名的测不准原理：在微观世界中我们不能同时准确地测定粒子或波的位置和动量，它们的最小不确定度的乘积等于普朗克常数的有限值。它表明主体的人通过使用测量仪器，对被测量的客体施加了某种影响或干扰。在我们使用仪器进行测量生命系统时，也存在相类似的测不准效应，如CT及X线等仪器往往强烈地干扰生物的正常功能，有时甚至破坏生命活动。玻尔对此提出了生物的互补性规律。海森伯[1]也认为："从物理学家的角度来看，完整地描述一个生命体系是不可能的。因为需要进行的实验本身又强烈地干预生物正常功能"。理论物理学家埃尔萨塞也指出："正如量子力学中的不确定性一样，生物学中的不确定性也是根本的"，"生命系统的奥秘就在于它根本不能用物理系统加以解释"。[2]

综上，无论从宇观、宏观、还是微观来看，人都和世界各层次系统存在同一性、相通性，但又有自己高层次的生命规律。从宇观来看，人的生命必须服从宇宙规律，从微观来看，人的生命包含微观规律，但又不能归结为微观规律。明确人是宇宙演化过程中的一个环节，对理解生命至关重要。

三、从宇宙条件认识人的健康

《黄帝内经》是中医学的奠基之作，从宇宙到人体全方位地认识人的健康与疾病。与此相反，西医几乎只看到人体的实体结构，诊疗依赖仪器与化验室，一旦离开这些，现代医学就无法认识、诊断疾病。

---

① C.西伯斯马.生物物理学引论［M］.北京：科学出版社，1979：5

② 叶峻·从古代的"天人学"到现代的"人天观"［J］. 华北电力大学学报（社会科学版），1999
（2）：49-53

为何《黄帝内经》记载了100多种疾病及其治疗原则与方法，记载了今天用仪器无法探测、在实验室中无法认识的经络？原因在于中华先贤掌握了独特的认识方法——从宇宙层次认知健康与疾病，藉此解答了疾病防治的问题。

1. 天人本一的认识境界

《黄帝内经》中的认识层次不止步于人，而是上升到了人天关系。人是独立之人，但人不能独立存在，人与万物存在着不可分割的联系，理解人不能仅着眼于人本身，必须把人与环境联系起来研究。

（1）把人放在天地大环境中来认识："夫道者，上知天文，下知地理，中知人事，可以长久"；"善言天者，必应于人"，这两个论断是《黄帝内经》认识方法的精髓。《黄帝内经》从来不单独论人论病，而是在天地大环境下立论。天人本一的认知层次，始于八卦的三爻。三爻分别象征天地人——上天下地中间人，三才之说的哲理就源于此。《内经》中奇特的论证方式——论天必论人、论人必论天，亦源于此处。而以天体来认识人体始于《周易》。《周易·说卦传》用先天八卦描述一个天体模型，同时也是人体模型。《周易·说卦传》第一解释出了天地、雷风、水火（日月）、山泽八种属性所组成的天体模型，第二解释出了头腹、耳目、腿足、手口八个部位所组成的人体模型。《周易·说卦传》曰："乾为首。坤为腹。震为足。巽为股。坎为耳。离为目。艮为手。兑为口。"这是以天体为参照坐标来认识人体，也可说是以造物主为参照坐标来认识人体，人类先贤在这里有一致的认识。比如《圣经·创世纪》说，上帝在创造亚当时，是按照自己的模样创造的，这是以造物主为参照坐标来认识人的模样。

《周易》以八卦表示人的头、腹、耳、目、腿、足、手、口。天体与人体的通应性在八卦里得到了体现。《周易》的认知模型被《黄帝内经》继承发展。《灵枢》进一步讲："黄帝问于伯高曰："愿闻人之肢节，以应天地奈何？"伯高答曰："天圆地方，人头圆足方以应之。天有日月，人有两目。地有九州，人有九窍。天有风雨，人有喜怒。天有雷电，人有音声。天有四时，人有四肢。天有五音，人有五藏。天有六律，人有六府。天有冬夏，人有寒热。天有十日，人有手十指。辰有十二，人有足十指、茎、垂以应之；女子不足二节，以抱人形。天有阴阳，人有夫妻。岁有三百六十五日，人有三百六十五节。地有高山，人有肩膝。地有深谷，人有腋腘。地有十二经水，人有十二经脉。地有泉脉，人有卫气。地有草蓂，人有毫毛。天有昼夜，人有卧起。天有列星，人有牙齿。地有小山，人有小节。地有山石，人有高骨。地有林木，人有募筋。地有聚邑，人有䐃肉。岁有十二月，人有十二节。地有四时不生草，人有无子。此人与天地相应者也。"这里出现了有关天数与人数的一连串数字——二、四、五、六、九、十、十二、三百六十五，两者是一一对应的。

（2）把人放在四时中来认识：四时气候亦有不同——春风、夏火、秋燥、冬寒，不同的气候会导致不同疾病。《素问·阴阳应象大论》云："冬伤于寒，春必温病；春伤于风，夏生飧泄；夏伤于暑，秋必痎疟；秋伤于湿，冬生咳嗽。"这是把人放在时间中来认知四时之病。

四时又分八节——四立（立春、立夏、立秋、立冬）与二分（春分、秋分）二至

（冬至、夏至），八节之时会有八种风，《灵枢·九宫八风》指出，八种风会引起八种疾病。这是把人放在时间中来认识八节之病。

四时与五脏有对应关系，《素问·六节藏象论》指出，肝应春，心应夏，肺应秋，肾应冬，脾应长夏。故春养肝，夏养心，长夏养脾，秋养肺，冬养肾。

（3）把人放在五方中来认识：人是空间中的人。空间为东西南北中五方，五方体质、疾病各不相同——《素问·异法方宜论》指出，东方其民皆黑色疏理，其病皆为痈疡；西方其民华食而脂肥，邪不能伤其形体，其病生于内；北方其民乐野处而乳食，脏寒生满病；南方其民嗜酸而食胕，故其民皆致理而赤色，其病挛痹；中央其民食杂而不劳，故其病多痿厥寒热。因此，治法不同。

（4）把人放在六气中来认识：《周髀算经》根据太阳视运动，创建出了六气学说。太阳直射点从南回归线向北回归线运动，六个月到达北回归线，期间阳气逐渐增强，由一阳变为六阳，六阳为纯阳。太阳到达北回归线之后，又向南回归线运动，六个月到达南回归线，期间阴气逐渐增强，由一阴变为六阴，六阴为纯阴。上半年一来阳六气，下半年一往阴六气，一来一往一共十二气。十二气表达在平面上可以是六个同心圆，这六个同心圆形成六气之说。

《黄帝内经》全面继承发展了《周髀算经》的六气之说，并将六气与五行联系起来，分别命名为厥阴风木、少阴君火、少阴君火、太阴湿土、阳明燥金、太阳寒水。从而使自然界六气与人体六经、五脏六腑形成了鲜明而清晰的对应关系。

厥阴风木对应足厥阴肝经、手厥阴心包经；少阴君火对应足少阴肾经、手少阴心经；太阴湿土对应足太阴脾经、手太阴肺经；阳明燥金对应足阳明胃经、手阳明大肠经；少阳之气对应足少阳胆经、手少阳三焦经；太阳寒水对应足太阳膀胱经、手太阳小肠经。

通过六气—六经—五行—五脏六腑，将天气与脏腑之气合理地联系到一起。天气异常为邪，邪气过盛会伤及五脏，如风邪伤肝，火邪伤心，湿邪伤脾，燥邪伤肺，寒邪伤肾。六气每一气的偏颇，都会引起相应脏腑的疾病。这也是五运六气理论的由来。

把人放在六气中来认识，实际上是把人气的状态与太阳的视运动联系到一起。太阳在什么位置，就会有什么样的天气，也就会有什么样的人气，即"天气如何，人气如何"。这种将天气变化与人体变化结合起来的认识方法具有深远的指导意义。

（5）把人放在万物中来认识：《周易·系辞下》曰："日往则月来，月往则日来，日月相推而明生焉。寒往则暑来，暑往则寒来，寒暑相推而岁成焉。往者屈也，来者信也，屈信相感而利生焉。尺蠖之屈，以求信也。龙蛇之蛰，以存身也。"说明日月在天上，寒暑在地表，尺蠖龙蛇在地下，它们之间的运动，也有着息息相关的联系，人亦应之。

《素问·四气调神大论》亦指出："春三月，此谓发陈，天地俱生，万物以荣；夜卧早起，广步于庭，被发缓形，以使志生；生而勿杀，予而勿夺，赏而勿罚，此春气之应，养生之道也……冬三月，此谓闭藏，水冰地坼，无扰乎阳，早卧晚起，必待日光，使志若伏若匿，若有私意。"说明《黄帝内经》关注到了人体与季节万物的相应关系，养生也需循自然之序。

（6）把人放在整体运动中来认识：天地、日月之动是天文之动；太极、道、易、精气、阴阳、五行、八卦之动是哲学之理，亦是人文之动；男女、气血、津液、营卫、六经之气和脏腑之气亦皆是应时而变的，故病与治病之术皆然。考察自然万物的整体运动是中医文化认识世界、认识与治疗疾病的出发点。

正是由于健康与疾病的过程、状态皆是整体联系、动态变化的，故中医学有"上病治下，下病治上；左病治右，右病治左；表病治里，里病治表；阳病治阴，阴病治阳"的整体治疗思想。王正坤在《彝医揽要》中明确指出："病无定病，方无定方，量无定量，法无定法。"说明关注人与自然的整体动态变化，临证注重圆通之用，确实是取效之关键。

综上，中医从宇宙条件认识健康与疾病，这种认识方法是中医之"魂"。道器并重是中华文化的核心，也是中医文化的核心。中华文化衰落的原因在于变质了道，又丢掉了器。中医文化的衰落则在于丢了道又丢了器，只剩下了无根无本之术。因此，中医文化的振兴，道器术三者缺一不可。祝世讷指出："要坚持和发展中医的"生气通天"论。中医学的一项重大贡献，是首先从医学角度认识了生命运动——生气，提出"生气通天"论。气是物质运动，生气是有生命之气，即有生命的物质运动，这是中医学对生命运动的认识和抽象。现代科学证明，天生人是生气通天、人天相应的本质，应当在现代科学的支持下，把中医的生气通天论提高和发展到现代水平。[①]

四、从人天相应认识疾病的产生与防治

中医在疾病防治问题上也注意从人天关系方面考虑。人天相应是中医学基本思想，其现代内涵主要包括 5 个核心要点：

第一，人是宇宙演化的产物，"天"是演化着的宇宙，"地"是太阳系的一个特殊行星，"人"是宇宙演化到特定阶段的产物。

第二，"人天相应"的本质是人与产生人类的宇宙条件相应，人类产生于宇宙演化形成的特定条件，"人天相应"主要是人与太阳系及地球相应。

第三，"人天相应"是一种物质、能量、信息关系，包括具体的物理、化学、生物等内容，人的生命节律与日、地、月、五星（木火土金水）等的相对运动周期相应。

第四，人在"人天相应"中具有主动性，包括人体对天地影响的自主反应力，人能够认识和驾驭人天关系，可发挥主观能动性，有目的地调节人天关系。

第五，"人天相应"是影响人生理、病理的基本因素之一，各种疾病的防治都要考虑"人天相应"的因素。

1. 从人天相应看疾病的产生

人是自然界（天）长期演化的产物。人类生存在地球上，为了生存和发展，必须与自然界进行物质、能量、信息的交换。离开自然界的物质、能量、信息资源或不适应自

---

① 祝世讷．中医学原理探究［M］．北京：中国中医药出版社，2019：15

然界的时空变化，人类就会产生疾病。

（1）地域环境与发病：人与环境是否相应，既包含人的机体对生存环境的适应，还包括生存环境对人的影响。地球含量最多的化学元素是氧，人体含量最多的化学元素也是氧；地球表面 70% 是水，人体中水的含量也占一半以上。临床上最常见的缺氧、失水也就是最典型的人天不相应。水土不服也是最简单的反映人天不相应会导致疾病的例证。现代医学的克山病、大骨节病、甲状腺肿等疾病，就具有明显的地域性。

空气是人类时刻不能缺少的生存条件，成分虽多，最主要的是氮气、氧气、氢气，三者合计占空气总重量的 99.9% 以上。地球大气历经了亿万年，自然演变才有了这种相对稳定的组成，人类的进化过程就伴随着对空气中氧气的依赖和对空气中其他气体的适应。肺癌在 20 世纪还属罕见病，现今已成常见病，且有不断加剧之势。尽管对肺癌病因尚未彻底阐明，但由于环境空气污染造成的人天不相应为肺癌的原因之一，已由大量的实验和事实所证明。

水是人体的基本成分，也是人体进行新陈代谢的介质。由水污染引起的急慢性中毒，就是人体对水中突然出现的大量有害物质表现出的不适应。

"民以食为天"，我们身体可以适应的是自然界为我们准备的食物，这些食物中包含了人的身体必需的元素，而过分精加工的食物会把部分必需的营养素丢掉，造成人体营养不良。重金属元素（如汞、铅）或农药等有毒物质通过各种途径污染了环境，最后到达食物链的终端——人，会对人体造成急性或慢性毒害作用。近几年人们认识到人与自然必须"和平共处"，保持和谐天人关系，"环境科学"与"生态科学"应运而生，都可说是中医学"人天相应"理论的新发展。

（2）季节气候与发病：气候变化与人体健康的关系十分密切，冬天穿厚，夏天穿薄，冬天汗少，夏天汗多，就是人与天相应的结果。中医学中的人天相应思想直接来源于气候变化对人体的影响。运气学说的实质就是自然现象和生物现象的统一。将自然气候和人体发病机制统一起来，从客观表现探讨气候变化和人体健康的关系。中医把伤寒、中暑、风湿、瘟疫及时气归为外感病，把"风、寒、暑、湿、燥、火"作为外感病的六大因素，认为这些疾病的发生和气候的变化有密切关系。

（3）社会环境与发病：人是社会的人，每个人为了自己的生存都直接结合在生产关系以及其他各种社会关系里。当某人的个人意识与其生活的社会环境不相适应时，往往会产生疾病。

如在原始社会中，生活简单安定，人们血压通常偏低。在现代化工业化城市中，生活压力大，血压平均水平则会升高。工作情境枯燥无聊、劳动时间过长、人际关系不协调等也会加剧人的烦躁、失望、焦虑、愤怒等紧张情绪。流行病学研究表明，紧张的社会事件如社会动乱、战争等可引起人们罹患各种心身疾病。

2. 从人天相应看疾病的诊断

人生活于关系十分复杂的外界环境中，受到非单一因素的影响，故致病因素亦并非单一，而是诸多因素或同时或先后地交织在一起而发生的综合作用。目前的病因学研究认为，人类的疾病多是由若干致病因素相互交织而产生的，这也令医学模式由特异性病因－特异性病灶－特异性治疗的生物医学模式逐步转变为认识到生物、心理、社会、自然因素相互作用的生物－心理－社会－自然的生态医学模式。

就内伤疾病冠心病而言，冠心脏病是遗传、高脂肪饮食、吸烟、精神方面压力或紧张、季节因素、地域因素或其他因素综合作用的结果。这些因素均有一定的重要性，且是相互作用的。基于此认识，诊断疾病就应该运用人天相应的观点，分析是何种因素通过何种方式在人体何处发生了何种性质与程度的不相应，以期为治疗提供正确的依据。

就外感疾病感冒而言，不同季节的感冒，诊断得出的证型也不同。春季感冒多见风温证，夏季感冒多见暑湿证，秋季感冒多见温燥或凉燥证，冬季感冒则多见风寒证。这种季节性多发病的主证型诊断是人天相应思想在诊断中的应用，唯如此，才可为治疗提供思路。正如《医原》所说："故吾人业医，必先参天地之阴阳升降，了然于心目间，而后以药性之阴阳治人身之阴阳，药性之升降调人身之升降，则人身之阴阳升降自合于天地之阴阳升降。"

3. 从人天相应看疾病的防治

由于疾病是天人间多种因素作用的结果，所以防治疾病就不能局限在单一的途径，而应从天、人两个方面综合进行，综合防治。中医学有着丰富的防治疾病的方法，这些方法所用工具不同，所据理论有别，但其终极目的都是为了实现人天关系协调。具体而言，要做到因时制宜和因地制宜。

中医"因时制宜"和"因地制宜"是以"天人本一"的整体观念与"元气一元论"为基础的。"天人本一"所遵循的"天道"，代表宇宙自然演化的规律和法则，可以用"气化"来表述。"气"作为天地万物的基质，把"天""人"紧密地联成了整体。气的运动变化规律也就作为天地自然的运行变化的法则。中医以自然之天（天时）、自然之地（地利）、自然之人（人和）为本，形成了有机的宇宙自然生命观，产生了"因时制宜"和"因地制宜"的思想、原则和方法。

（1）因时制宜：中医"因时制宜"防治思想的形成以"取象比类－气化相通－时序同步"为认知路径。其基本思想除考虑四时气候之外，还应包括疾病发生、发展的不同时期、不同阶段，以及患者所处的社会历史条件（政治、经济、文化等状况），患者病情加重或减轻的时间，应充分利用现代气象学关于四时气候的变化规律，了解其对疾病的影响，拟定更适宜的治疗方案。[1]中医对生命节律的认识，与现代时间生物学不同，它没有用"还原论"思路去解构时间，向体内寻找生命节律的内在分子驱动机制，而是在自然时间之序中向大环境去寻找生命节律的根源。由此，发现了受宇宙自然演化影响，并与自然变化之序通应的"道法自然"的宇观和宏观生命规律及因时养生防病的方法。

在因时养生上，中医有顺应"年时变化、月时变化、日时变化生、时辰变化"而养生的多种因时养生方法。[2]现代研究证实了其科学性，如春夏是阳长阴消的阶段，顺应阳长的气化趋势养阳，效果会比其他时候要好；秋冬是阴长阳消的阶段，顺应阴长的气化趋势养阴，效果会比其他时候要好。[1]

在因时治疗上，中医有因时防病、因时推拿、因时针刺、因时服药等不同。[2]譬如：春季"见肝之病，知肝传脾，当先实脾"；早晨服用补阳药，晚上服用补阴药；"月空无泻，月满无补"；子午流注按时辰开穴法，灵龟八法和飞腾八法，春夏刺浅、秋冬刺深[3]等。

（2）因地制宜：由于地域环境对人体的影响，会出现地域性常见病和多发病。如在某些缺碘地区，居民易患地方性甲状腺肿大。我国幅员辽阔，北方多干燥寒冷，居民腠理致密；南方多湿润温暖，居民腠理疏松。如所处地域环境改变，易出现"水土不服"现象。所以中医在诊治疾病时，常要考虑不同地区的气候特点和不同地区病人的体质特点，制定相应的治疗方法，这就是因地制宜。也就是说，治病不仅要看人的整体，还要看到人与自然环境不可分割的整体联系。正如《素问·阴阳应象大论》所云："治不法天之纪，不用地之理，则灾害至矣。"

综上，凡养生治病均必须以"人之序应天之序"，因时养生，因时防病，以人应天，才能做到事半功倍。恩格斯指出："我们连同肉、血和脑都是属于自然界并存在于其中的。"要对人类有彻底的认知，就必须将人与其生活在其中的天地自然联系在一起。因此，保持人天相应，防止人天关系不协调，即达到人体"阴平阳秘，精神乃治"的最佳生理状态的要求，是医学的根本任务。[4]

五、发展现代的人天关系的思路与方法

祝世讷教授认为："人天关系是重大病机。天生人铸就的人天关系，是影响人的健康与疾病的重大基本条件，因而是病机的重大基本内容。经典中医学早就抓住了它，需要以现代科学提供的新认识提高到现代水平。要深化研究人的生命应天而立的规律，阐明人天关系之应与违的关键在人，强化'以人应天，顺天为养'观点。要深化研究人天关系失调病机，发展五运六气等研究，进一步掌握人天失调为病的具体机制和调理方法。要深化研究通过调理人来理正人天关系的方法手段，发展'调人'以'应天'的原则和方法。应当把中医学这方面的特色和优势发展到现代化和普及化。"[5]这是未来把握人天关系的要点。

发展现代的人天关系需要从以下 5 个方面着手。

第一，发展实验研究，揭示人与天相应的规律，以及对人的"应天"能力进行调节的途径和方法，为临床应用提供可操作的方法。

---

① 王春芳，刘光伟，徐立然."春夏养阳，秋冬养阴"与四时养生及用药探讨［J］.中医研究，2011，24（10）：9-10

② 胡剑北.论《内经》时间治疗学及其临床意义［J］.皖南医学院学报，1998，5（1）：55-59

③ 钟丹，杜小正.《内经》因时针刺理论浅述［J］.长春中医学院学报，2002，18（2）：3

④ 张立平.从气化角度探析《黄帝内经》"因时制宜"的概念［J］.中华中医药杂志，2016，31（10）：3939-3941

⑤ 祝世讷.中医系统论基本原理阐释［J］.山东中医药大学学报，2021，45（1）：5-7

第二，可从宇观领域弄清太阳系、银河系及其以上层次天体的运行周期、能量活动、磁场变化等对人的具体影响（如千年、百年、60年、18年周期，太阳黑子活动等）；中医"运气学说"的"运气"即是反映宇观领域天气变化的重要指标。

第三，从宏观领域弄清地球及其物质、能量、水体、大气、磁场、地月关系、地日关系等对人的影响。中医学的司岁备物、三因司天方、子午流注针法、因时用药等都属于宏观的时间治疗学范畴。

第四，从微观领域弄清来自宇观、宏观领域的这些影响因素在人的器官、组织、细胞、分子等层次上发挥作用的过程和特点；弄清临床各种疾病的病因、病机中"人天相应"的具体内容。

第五，对当代与"人天相应"有关的医学问题给出中医的现代解决方案。人口膨胀、环境污染，与环境因素相关的大病、新病发病率迅速上升，环境因素、生活方式在病因、死因谱中占位达到70%以上；地外空间的各种非地球条件对人的生命活动的影响成为新的医学难题；中医学"人天相应"的现代研究应当面向这一现实，发扬自己的优势，贡献出自己的解决方案。

【思考题】

1. 何谓天生人原理？
2. 如何理解天生人观？有何临床指导意义？
3. 结合所学专业，阐述天生人原理对你所学专业的指导意义。

第七章　有机性原理 ▷▷▷▷

扫一扫，看课件

【导　读】

【教学目的与要求】

掌握：有机性原理的定义、关系病的特点。

理解：实体中心论的特点与局限，健康与疾病中的实体与关系。

了解：病原微生物与微生态学。

【重点名词】有机性原理　关系病　实体中心论　关系中心论　病原微生物

微生态学

第一节　中医系统论的有机性原理

一、有机性原理

有机性原理是中医系统论的第四原理，揭示和总结人的有机复杂特性。该原理表述为：相互作用使系统有机化，是人的复杂性的内在机制和特性，是影响人的健康与疾病的首要机制，是疾病防治的首要途径。

二、相互作用是有机之源

"有机"不是化学概念，而是指"相互作用""关系""组织"，即李约瑟讲的"有机的关系模式"[①]。有机性是系统的内在复杂性，是相互作用把系统内的要素组织起来，一体化为有机的整体。由此而产生出大于部分之和的系统质，成为系统的不可分解的硬核，成为支配系统内各要素的中枢。各要素不再自由，受制于整体的联系和控制。因此贝塔朗菲提出"把世界'看作一个巨大组织'的机体主义观点。"[②]

要素与要素、要素与系统、系统与环境（母系统）之间的相互作用，建立起系统的内在关系、网、结构，使系统成为一个整体，整体具有不可分解性；要素融于组织中，失去其自由性，要素的性态由其在组织中的地位来决定，其行为由组织来支配，其作用按组织的需求来发挥，它不能在不影响其他要素的情况下单独接受影响，要素的变化都

---

① 李约瑟.中国科学技术史［M］.第 2 卷，北京：科学出版社，1990：221

② 贝塔朗菲.普通系统论的历史和现状［J］.科学学译文集，北京：科学出版社，1981：321

有整体背景或打上整体烙印。这些有机特性不与任何物质成分相关，只产生于系统所含的相互作用，具有反还原性，是系统的内在复杂性。

人作为最复杂的系统，也最为典型地具备这种有机性。

三、相互作用产生新事物

《道德经》曰："道生一，一生二，二生三，三生万物。"道即是无，乃宇宙演化运行之规律。一即是有，为一元之气。一元之气生于无，即为道生一；二为阴阳，由气一分为二，分化而来，如清阳薄弥为天，浊阴凝集为地，均为元气动而生阳、静而生阴化生而来；三乃阴阳二气相互作用、交感和合之象，为世间万物化生的基础。恰如天阳之下降，地阴之上升，阴阳交感，和合为阴阳对立统一体，是谓二生三；有了阴阳相互作用的对立统一体，才能化生万事万物，是谓"三生万物"。若无阴阳之间的相互作用的存在，就会导致"孤阳不生""独阴不长"及"阴阳离决、精气乃绝"，宇宙中万事万物就随之灭亡。可见，相互作用是新事物产生的根源。

四、系统质生于相互作用

系统质不是要素质的累加和，而是由相互作用引发的质变和层次跃迁。系统的非加和性不在于要素众多，而在于相互作用。"造物主并非只会做加法"，因此要从相互作用才能理解系统的非加和性，才能理解系统质的产生和特性。一般系统论的联系性原理揭示出："为了理解一个整体或系统，不仅需要了解其各个部分，而且同样还要了解它们之间的关系。"[1] 要素之间的相互作用形成整体性，产生系统质，只有从相互作用才能理解系统质，找到调理系统质的道路。

第二节　从实体中心论到关系实在论

一、实体与实体中心论

1. 实体

"实体"在欧统哲学和科学中是一个核心性范畴，两千多年来长期支配着西方的思想。

从古希腊的原子论到 17、18 世纪的机械唯物主义，都把"物质"理解为"实体"，世界的物质性就在于事物和世界是由这样的"实体"组合而成的。

西方古代的"实体"概念比较抽象，是指构成宇宙的永恒之砖，它本身不变，由它构成宇宙和万物。在原子论者那里是"原子"，在元素论者那里是"元素"。

近代西方机械唯物论把这种实体理解为"原子"，并弄清了原子的半径、质量等具体参数。

---

① 贝塔朗菲.普通系统论的历史和现状［J］.科学学译文集，北京：科学出版社，1980：314

现代科学否定了原子的不可分割性，否定了作为世界本原的"实体"的存在，否定了能够与"物质"画等号的"实体"的存在。发现和证明了在原子之下还有更小的物质实体，物质的存在形态除了实体形态，还有非实体形态，提出了"实物"和"场"两个基本概念。

现代科学抛弃了西方传统的"实体"概念，建立起现代科学的"实物"概念，发现和证明了，实物不过是宇宙中物质存在的基本形态之一，既不是唯一的形态，更不是终极的形态。实物的基本特征是，它是间断的、分立的形态，由具有静止质量的分子、原子组成，其质量、能量等定域在一定体积内，有可测半径，呈团粒形分立状态；它所占据的空间不能同时为另一个实物粒子所占有；具有静止质量。如原子、分子、细胞、人体、地球、太阳等。

实物的突出特点是呈团粒形分立状态，其质量、能量定域在一定空间范围内，该空间不能同时为另一个实物所占据，也常被称为实物粒子或实体。实物是一种广泛的客观存在，在现实系统中，有些是由实物性要素形成的，如原子、分子、细胞、器官、地球、太阳等。

2. 实体论

实体论是关于"实体"的理论，它在回答什么是实体的前提下，阐明实体的本质、意义。其思想有两个突出特点。

一是实体原则。认为实体是构成宇宙的永恒之砖，它不生不灭，不增不减，万物由它组成，最后又复归于它，是世界过程绝对同一的起点和终点，它是一切变化过程和可变性质的不变的承担者。这种砖块就是原子。

二是客观原则。认为实体不依赖于任何别的存在而存在，而其他一切别的存在都依赖于它而存在；它本身具有第一性质，即广延、质量、位移等，以它为基质构成的事物出现第二性质，如颜色、气味、冷热等。因此，实体及其第一性质是由它构成的各种事物及其第二性质的本原、本质。

3. 实体中心论

亚里士多德是实体论的早期代表，他在《形而上学》一书中系统地阐述了实体论，认为实体固定不变，是其他东西的主体、基础、原因、本质，先于其他东西而独立存在，是第一性质的承担者，由它组成的事物形成第二性质，它是万物的本原，"万物所从出而又复归于它"。要认识事物的本质、根源，就必须把第二性质还原为第一性质，把事物还原为实体，认识和掌握了实体及其第一性质，也就得到了最终的说明。

原子作为一种实体性物质形态是完全真实的，在当时的条件下也确实是不能再分的，于是，从科学界到哲学界把原子理解为物质实体，称它是构成物质世界的"宇宙之砖"，在物质观上把物质与实体、原子等同起来，在方法论上把实体、原子理解为一切事物的本原，要求把一切事物的本质、根源都归结为特定的实体，形成实体中心论。

这种思想的特点是：

第一，把"物质"理解为构成宇宙的最小砖块，它本身是永恒不变的具有第一性质的"实体"，它就是原子。研究和阐明事物的物质性，就是研究和阐明事物是由哪些实体（原子）构成的。

第二，"实体"是一切事物的唯一的、终极的主体、基础、原因、本原，除此之外不存在任何别的主体、基础、原因、本原。以它为本原构成万物，以其第一性质为基础构成第二性质。因此，研究和阐明事物的本质或根源，就只能把事物分解、还原到构成它的实体，认识了实体及其第一性质，也就找到了事物的本质、根源，就能做出最终的解释。

用英国科学家波普尔的话来说，这种思想的实质是："想把一切还原为用本质和实体作的终极解释，既不能够也不需要做进一步解释的一种解释。"[①]

实体中心论对世界的本原、本质的理解，对于因果关系特别是终极原因的理解，是不合事实的，把这种观点运用于科学研究，只能从一定层次和一定环节上做出局部性的因果解释，作为一种因果解释的基本原理却是错误的，现代科学对它的否定，彻底地揭露了其局限性。

正如科学家们已经指出的：

"机械论世界观把物质粒子活动当作最高实在，它在崇尚物质技术的文明中表现出来，终于给我们的时代带来巨大的灾难。"[②]

二、关系与关系实在论

对人的有机性的理解，不仅要正面地承认关系和关系失调为病的客观存在，更要深入地研究和阐明"实体"和"关系"究竟哪一个是更基本的？要根据现代科学提供的事实，进一步研究和认识各种"实体"不过是特定关系的产物，"关系"比"实体"更基本。因此，要把注意的中心从"实体"深入到实体背后的"关系"。

实体中心论并非必然地全盘否定关系的存在，只是认为，关系是关系者的关系，关系要由关系者来产生和承担，实体是关系者，实体是关系的产生者和承担者，是关系的本原，掌握了实体也就掌握了关系的基础、本原、原因，也就从根源上掌握了关系。

但是，只要引入发生学观点，只要把实体的发生和发展过程考虑在内，就会发现，实体不是本原，也是产生出来的，不过是关系的产物，是关系的体现者。

根据现代科学提供的事实，从宇宙物质演化的整个图景来看，实体是关系的产物。且不说我们今天所看到的世界有实体性一面，也有非实体性一面；仅就世界的实体性一面而言，从总星系、太阳系到分子、原子等，在结构上分为无数层次，层次之间的差异就是关系，或者说是不同的关系构成了不同的层次，任何一个层次上的实体，都是一种特定关系的产物。因此，关系是比实体更基本的存在。

举例如下。

原子——曾被设想为宇宙之砖，是由原子核与电子以特定相互关系组合而成的，没有核与电子的特定关系，就没有原子。原子之所以区别于核和电子，就在于那种特定关

---

① 波普尔.科学还原与整个科学在本质上的不完全性［J］.科学与哲学，1982（5）：68-71

② 贝塔朗菲.一般系统论［M］.北京：清华大学出版社，1987：45

系的存在。

分子——同样如此，如水分子（H_2O）之所以是水分子而不是 H 原子和 O 原子，是由 H 原子与 O 原子之间形成特定的化学关系决定的。

生命——物质基础是蛋白质和核酸，但蛋白质和核酸都不是生命，只有在这两类生物大分子之间建立起特定的耦联关系，才在整体水平上表现出自我更新、自我复制、自我调节的生命现象，新兴的超循环理论正在研究这种关系是怎样建立起来的，等等。

实体中心论的思想基础是原子论，对世界的理解是组合式的，原子是最小的"宇宙之砖"，是最原始的关系者，一切关系都是以原子为基础建立起来的。但是，现代科学却证明，宇宙是通过分化发生和形成的，世界在本质上不是组合式的，而是分化式的，分化形成关系，关系者是关系的体现者，关系者有多种多样，有实体性的，也有非实体性的，实体只是其中之一。

例如，宇宙的原始火球密度无限高、温度无限高，暴胀的极早期发生的相变和对称破缺，分化出了最早的关系，如时间与空间的关系、正反粒子间的关系，能量转化为热辐射和粒子，形成了能量与热辐射、能量与粒子的关系，以及热辐射与粒子的关系、不同粒子之间的关系等。在后来的演化中，在新的特定条件下，质子与电子建立特定关系形成原子，原子与原子建立特定关系形成分子，等等。

从宇宙起源和演化的全部背景来看，宇宙的本原是一种混沌的整体，在分化中由隐到显地分化出关系，显到一定程度形成关系的体现者，即关系者，在特定条件下才形成实体形态的关系者，因此，关系比实体更基础、更普遍，实体不过是关系的产物和体现者之一。

根据现代科学的最新成就，科学界和哲学界明确地提出，科学思想需要从"实体中心论"（或"实体本体论"）转向"关系实在论"（或"关系中心论"）。正如现代科学革命的号手普利高津所说：

"今天我们终于可以说，我们的兴趣正从'实体'转变到'关系'，转变到'信息'，转变到'时间'上。"[①]

20 世纪中期以来，哲学界明确地提出了"关系实在论"，强调"关系"比"实体"更基本。

"简单地说，关系实在论，是主张关系即实在，实在即关系，关系先于关系者，关系者和关系可随透视方式而相互转化的一种哲学观点和理论。"[②]

"关系实在论，作为一种窄义的理论，通过以下五个论题来展开：①关系是实在的；②实在是关系的；③关系在一定意义上先于关系者；④关系者是关系谓语的名词化；⑤关系者和关系可随关系算子的限定而相互转换。显然，这是一种肯定关系的实在性，以关系的实在来取代绝对的实体，又以阐明实在之关系依赖性来消解对'实在'的

① 湛垦华，等.普利高津与耗散结构理论［M］.西安：陕西科学技术出版社，1982：204
② 罗嘉昌.从物质实体到关系实在［M］.北京：中国社会科学出版社，1996：8

任何绝对化解释的思想进路。"①

"关系"与"关系者"不是孤立的，往往多种关系交叉在一起，形成"关系网"；而一个"关系者"往往是多种关系的交叉点，成为关系网上的"钮结"；往往一种关系联系于多个"钮结"，或一个"钮结"联系于多种关系。因此，"关系"或"关系网"的变化必然引起"钮结"的变化，而"钮结"的变化必然有"关系"或"关系网"变化的背景，同时可引起"关系"或"关系网"的新变化。

现代科学对人类思想的一项重大贡献，就是证明了被西方推崇了几千年的以"原子"为代表的"实体"不是世界和事物的本原，"关系"比那种实体更基本，科学研究应当把"关系"放在它应有的地位，科学思想开始从"实体中心论"转向"关系实在论"。

第三节　健康与疾病中的实体与关系

一、实体中心论对健康与疾病的认识

实体中心论既是一种哲学思想，也是一种科学思想，它在欧洲长期占统治地位，必然地渗透、应用到医学领域，西方医学在发展中不可避免地受到它的深刻影响。

生命是物质的高级运动形式，人的每一个体都把物质运动的质量、能量定域在一定的空间范围之内，形成人体，每一个人体都是一个物质实体。在人体内部，又分化出多种更小的实体，如器官、组织、细胞、分子等。

实体是人体的一种真实的客观存在，这些实体的正常与否在医学上称之为健康与疾病，所发生的病变，可称为"实体病"或"实体性疾病""器质性疾病"。这种病变的特点是：发生在特定的实体上，具有明确的定位性；病变实体在形态上发生异常，临床诊断可有病理解剖的根据；病变实体的结构和物质成分往往发生改变，出现生理、生化的异常，临床诊断可有病理生理的根据。人的实体病是一种真实的、广泛的客观存在，在人类疾病中占着突出的地位，认识和控制它是医学的主要任务之一。

在西方实体中心论的影响下，西方医学很自然地把注意的中心放在了人的实体病上，近代以来400年的发展，实际上走上了实体中心论的道路。

我们看到的突出特点有以下几点。

第一，以解剖学为基础，把注意的中心放在人的形态结构上。

解剖学是研究人的实体结构的，注重解剖研究是西医的传统，特别是从维萨里以来，成功地走上了以解剖为基础研究疾病的道路，把注意的中心放在解剖实体上，认识了一大批实体性疾病。虽然也注意到了功能性病变，但把它理解为实体性病变的表现或产物。

第二，把疾病定位在体内各层次的实体上。

① 罗嘉昌.从物质实体到关系实在［M］.北京：中国社会科学出版社，1996：8

沿着解剖学开辟的道路，逐步地认识了发生在各层次解剖单元上的实体性疾病，建立起器官病理学、组织病理学、细胞病理学、分子病理学等，对病变的认识，侧重于实体的形态改变、组织结构的改变，强调其局部定位性。

第三，从更微小的物质实体来解释病因。

关于病因、病机的原理，一方面，受原子论关于原子没有内在矛盾、没有内部原因的观点和牛顿力学的外力作用原理的影响，轻视病变的内因，注重和强调外因作用；另一方面，对于外因的认识，又受实体中心论的影响，忽视非实体性因素，注重和强调实体性因素，把注意的中心放在具有特异性致病作用的物质实体（粒子、成分）上，病因学认识了寄生虫、细菌、病毒、有害化学物质等实体性致病因素，病理学掌握了病变过程的一系列实物要素性改变，确定了多种可资诊断的特异性理化指标。

第四，从物质实体寻找治疗作用。

认为疾病是由致病性实体引起的机体的实体要素的病理改变，存在着"伤害与被伤害""刺激作用与受体"等"一对一"的特异性关系，因此，治疗的基本途径是找到某种实体要素，去特异性地对抗（杀伤）致病的实体要素。

1909年艾利希发现"606"，1922年弗莱明发现溶菌酶，1928年他又发现青霉素，此后陆续找到了多种具有治病作用的物质实体（各种"素"），因它们具有特异性疗效而被誉称为"带枪的士兵""魔弹"，建立起包括磺胺类、抗生素类、维生素类、激素类等的化学药物体系，发展了以特定的实体要素对抗致病性实体要素的特异治疗原理。

综上，实体性病变、实体性病因是一种真实的客观存在，医学必须研究和控制它，西方医学在这个领域做出了具有划时代意义的贡献，一大批实体性病变和实体性病因被认识，提出了明确的治疗原理和方法，取得了巨大的成功，其理论成就和实践经验在今后将继续发挥作用。但是，在注意实体性病变和实体性病因的时候，忽视或否认非实体性疾病和非实体性病因、病机，把关系病排斥于视野之外，走上"唯实体是论"的实体中心论，却是片面的，有害的。医学实践的发展，特别是第二次世界大战后，人类疾病谱的改变，疾病的复杂性日益显示出来，远远超出了实物中心论的视野，这种思想给医学所带来的局限已经深刻地暴露出来。这主要表现在以下几方面。

第一，对病种的认识局限于实物性疾病，忽视了非实物性疾病。在现代疾病谱中，所占比重越来越大的是各种"失调"性疾病，其本质比局部器质性改变要深刻得多。目前医学面临的各种难题，在很大程度上是由这种实物中心论思路的局限造成的。

第二，对病因病机的认识局限于实物性因素和机制，忽视了非实物性因素和机制。有许多病因、病机不是实物性的，只是某些相互关系的异常，例如机体内在关系的失调、微生态系统失调、心理失调、生活方式失调等，都不是实物性致病因素。

第三，虽然在实物上发生了器质性改变的疾病能够明确诊断，但许多疾病尚没有发展到器质性病变，或没有典型的器质性病变，或查不到实物性的致病因子，有时是纯功能性的异常，如已有越来越多的疾病以"紊乱"命名，众多的"综合征"也难以找到实物性的病变根据，往往难以确诊，难以确定治疗方案，甚至出现误诊、误治。

第四，在实物中心论指导下的特异治疗原理，不是依靠和调动机体本身的相互作用机制去消除病因、纠正病理，而是靠寻找特定的实物粒子去特异性地消除病因、纠正病理，不可能找到与复杂的病变一一对应的治疗性实物粒子，因此不但对非实物性病变没有好办法，就是对实物性病变往往也没有理想的办法。

二、关系实在论对健康与疾病的认识

关系实在论认为在人体结构的各个层次上，都存在着"关系网"和"网上钮结"。例如，人是社会之网的网上钮结，器官是解剖系统之网的网上钮结，细胞是器官、组织之网的网上钮结，基因是染色体之网的网上钮结等。神经系统、循环系统、消化系统、内分泌系统、免疫系统等都是"关系网"，各自都包含着特有的相互作用关系及器官、组织、细胞等"钮结"；"神经－内分泌－免疫网络"是高于解剖系统又低于人的整体的一种亚整体网络，这种亚整体网络不止这一个，其关系和钮结更加复杂。

从病因学来看，细菌、病毒、寄生虫等实体性病原因素都不孤立，同样是关系网上的钮结。病原微生物学突出了病原菌及其致病作用，但人体微生态学证明，细菌不是孤立的，它从属于微生态系统，是这个系统之网的网上钮结，其生存、发展、感染致病，都受着微生态系统这个网络的制约。病毒不能独立生存，必须进入细胞，借细胞之网而生存、繁殖、致病，实际上成为细胞之网的网上钮结，因此，调节和控制细胞环境是控制病毒致病的基础。

从"关系网"与"网上钮结"的关系，来认识实体性致病因素及其背后的关系网的地位和作用，可分以下三个层次来研究和掌握。

第一，要正视和注意作为网上钮结的实体性致病因素。有机性原理强调相互作用关系并不忽视或否定实体性致病因素的作用，因为它是关系网上的钮结，往往是关系变化的集中表现或焦点，容易显现，也容易发现，应当作为首先认识和掌握的对象。

第二，要看到实体性致病因素背后的关系网。没有孤立的不从属于任何关系网的实体性病致病因素，钮结的变化是关系网变化的表现或产物，在考察和调节实体性病因的时候，需要向其背后深究，认识和控制其从属的关系网及其失调，这是病因研究和疾病防治向纵深发展的一个方向。

第三，网络是立体的，钮结系于不同的层级。人的复杂性之一是相互作用关系的多样性、交叉性、动态性，网络多而又相互作用、相互交叉，形成一个立体动态体系，内部分为若干层次和分支，各层次又有分支和交叉。这样，在所有关系的交叉点上都有其钮结，钮结分布于不同的层级，不但系于主干或分支等不同网络，而且系于上下左右的多向关系。同时，网络的状态、钮结的地位和作用，都因内外条件的变化而随时发生着变化。因此，无论是考察和调节网络还是网上钮结，都要注意其立体、交叉、动态的性质和特点。

第四，要从实际出发认识和处理关系网与钮结的复杂情况。有些情况下实体性致病因素的作用突出或特异，其背后的关系网的作用不十分强烈或可忽略不计；有些情况下关系失调是主导性致病作用，实体性致病因素的作用不明显；有些情况下实体性致病因素作用明显，但其背后的关系网失调的作用更基本（如细菌感染）；应当根据实际情况分别酌情处理，不能用某个固定不变的简单公式"一刀切"。

第四节　关系失调为病

相互作用是一种组织机制，它形成结构和功能，产生整体性和系统质。在生命系统中，相互作用关系是系统的基础或本质，其正常与否，决定着生命的系统质正常与否。同时，相互作用形成关系网，把系统内诸要素组织于关系网中，没有孤立的要素，要素是关系网的网上钮结，其功能和状态是关系网的性质和状态的产物或表现。

一、中医独有的病机学

在人的健康与疾病中，相互作用机制正常与否处于枢机地位，相互作用关系失调是根本的病变机制（病机）。以关系失调为核心的病机概念和病机学说为中医所独创，它揭示并掌握了相互作用关系失调为病的规律。关系失调"失"的是"调"，即偏离相互关系的最佳态。失调可有不同性质、不同程度、不同层次，引发不同病变，其变化规律在《黄帝内经》中有总结："亢则害，承乃制，制则生化，外列盛衰，害则败乱，生化大病。"对于这种病机所引起的病变，中医总结了防治的基本原理——"调其不调"，有代表性的是针对三大病机（正不胜邪、阴阳失调、气机失常）而来的三大治则（扶正祛邪、燮理阴阳、调理气机）。

复杂性科学的研究证明，相互作用是产生复杂性的机制。相互作用不但形成非加和，而且形成非线性、非平衡、模糊性、随机性、质的飞跃等，各种复杂性在人的健康与疾病中到处存在，中医的理论和实践大量地如实地认识和驾驭了它。所有这些，都是不可还原、反还原的，只要进行还原，就必须制断相互作用关系，破坏由相互作用所产生的整体性、复杂性，因而这些特性和规律被西医的还原思维永远地排于视野外。中医如实认识人的复杂性，发现人的生命是个关系网，病变的本质是关系（网）失调为病。病机是关系失调，包括阴阳失调、气机失常、正不胜邪等。因此，诊病要审察什么关系发生了什么样的失调（谨守病机）；治疗要针对失调的关系进行调理。"调者，调其不调之谓也"，调理的是失调的关系。

二、病机是生命中矛盾关系失调

在人所处的复杂的关系网中，中医学注意到了两个基本方面：一是人与外环境的矛盾关系；二是人自身的矛盾关系。

关于人与环境的矛盾关系，特别值得注意的有三大理论。

一是"天人相应"。在人与其母系统的关系上，提出了"天人相应"理论，认为人是宇宙（即广义的"天"）分化的产物，因而其生命活动的基本特性和规律是与"天"

一致的，并受着"天"的制约。

二是"五运六气"。该理论对"天"的变化作了规律性概括，为人们适应"天"的变化、御病祛病提供了依据和方法。

三是"正邪交争"。对于人与母系统的关系的正常与否，提出了"正邪交争"理论，把人能与之相应的环境变化称为"正气"，把人与之不相适应的环境变化称为"邪气"，概括为风、寒、暑、湿、燥、火六淫，人与环境的关系"失和"是发病的主要机制之一。

关于人自身的矛盾关系，特别值得注意的有五大关系。

形神关系——在人的整体水平上，提出了形神相关论，研究了人的心神与形体之间的相互关系，认为形为神之舍，神为形之帅，神变可引起形变，形变亦可引起神变；分析了魂、魄、意、志、思、虑、智诸神与形体之间的相互关系，以及这些相互关系失和引起病变的规律；总结了喜、怒、忧、思、悲、恐、惊七情与五脏六腑的相互关系，以及这些相互关系失和致病的规律。

气血津液关系——对于人的基本生理活动，从气、血、津液的相互作用关系来把握，认为气为血之帅，血为气之母，气病及血，血病及气，气与血之间相互关系失和，是发病的基本机制之一。

阴阳关系——对于人身之气的认识，从阴气和阳气两个方面的相互关系来把握，阴阳和则健，不和则病。

五脏关系——在机体内在关系上，提出了五脏学说，认为心、肝、脾、肺、肾五脏之间存在着生、克、乘、侮的相互作用关系，在正常情况下保持着整体稳定，在失和的情况下，会发生病变，并且一脏有病会传及他脏也病。五脏各有其功能，主司全身气血运化。

气的升、降、出、入关系——气的升、降、出、入这4种运动过程之间相互作用，形成一个整体，一有失调也会引起病变。故称"四者之有，而贵常守，失常则灾害至"。

中医学把人所处的各种矛盾关系的"失调"视为发病的最基本的病因、病机，以临床实践为基础，对矛盾关系"失调"的各个方面、各种性质、各种程度进行了较为全面的研究，提出了系统的理论。中医理论所反映的人的生理、病理过程中的这些矛盾关系，都是真实的客观存在，因而，在临床上应用有效。这种理论和方法在世界上被称为"不和的模式"，如美国学者凯普特查克所说："中医学的不和的形式在为理解中国人的'没有织工织就的网'的话提供一种方法的意义上是真实的和正确的。"[①]

人的疾病不仅有实体性的，在许多情况下，特别是一些复杂的病变，往往是非实体性病变，与某些关系网的异常有关，是关系病。

所谓关系病，是指人体关系网的某种失调而成的疾病。人体内部多种多样相互作用形成极其复杂的关系网，这个关系网的某一个方面、某一个层次的失常，或者某一种或

① 凯普特查克.中国医学的奇迹［J］.医学与哲学，1984（3）：49-51

几种关系失常，不仅是基本的病因、病机所在，而且常常就是病位、病体所在，形成特定的关系病。它和实体病一样，也是人类疾病的一种普遍形式。

例如，人的循环系统由心脏和血管组成，但其功能受着一个关系网的制约。就血压而言，不是由心脏、血管这两个实体要素本身自己独立地决定着，至少受着相关的九套反馈回路的制约，这九套反馈回路形成一个相互作用的关系网，其中一套反馈回路失调，就会引起关系网的异常，引起血压变化，不克服关系网上的失调，孤立地从心脏或血管着手就难以控制血压。

再如，女性的经带病，不是子宫、卵巢孤立的实体性病变，现已知，子宫内膜的变化受卵巢的周期性变化的控制，而卵巢又受脑腺垂体所分泌的促性腺激素的控制，脑腺垂体激素的释放又是在大脑皮质的控制下通过丘脑下部所分泌的激素实现的；同时，卵巢的激素又反作用于丘脑下部和垂体。因此，大脑皮质、丘脑下部、垂体前叶和卵巢之间相互作用的协调关系，是形成女性性周期的基础，这个关系网的失调，是经带病的基本病因、病机。

中医所论的相当多的"证"大都属于这类关系病，西医的现代研究也开始注意到关系病的现实存在。近几十年来有越来越多的疾病用"紊乱""综合征"命名，从"平衡""稳定""适应"等方面进行研究。

有的学者已经明确提出，体液与细胞、细胞与细胞、组织与组织、器官与器官、系统与系统之间的相互关系，是疾病发生发展的根本病理所在。[①]

近年提出的神经内分泌免疫网络学说（NEI）指出，神经、内分泌、免疫三大系统在自身保持平衡协调的同时，完成对内环境稳态及循环、呼吸、消化、泌尿、造血、生殖等系统的调节整合，其基础就是一张关系网，对这张关系网的调节日益引起重视。

关系病的主要特点有以下几点。

第一，关系病的本质是关系失调，发生在人的关系之网的不同层次或不同方面的相互关系上，可有人的整体水平的失调，也可以有器官、组织、细胞、分子等水平的失调。

第二，关系病的"失调阈"很宽，可以是非常微小的失调，没有什么临床表现；可以是比较重的失调，呈现出临床症状，表现为功能性病变；可以是严重的失调，引起器质性改变，发展为实体病，形成关系病与实体病并存的局面。

第三，关系病的临床表现主要是功能性异常，常被称为功能性疾病，有特定的体征、症状、证候，但难以作出以病理解剖为根据的局部定位诊断。

第四，关系病可引起某些生理指标的异常，这对诊断有一定参考价值；但是，由于一项指标往往受多种相互作用影响，或一种相互作用同时影响多项指标，因而，这类指标的特异性不强，一般需要综合考虑。

---

① 匡调元.中医病理研究［M］.上海：上海科学技术出版社，1980：20

三、调理是理正失调的关系

病机的本质是生命运动中矛盾关系失调，因而针对病机的治疗，就是调理失调的矛盾关系，而这种调理是基于对生命运动的矛盾关系的深刻理解，以及对其运动规律的正确认识。以三大病机为例，对于正邪、阴阳、气机都有专门的研究和学说，认识了其运动变化的基本特性，掌握了其关系失调致病的规律，也就找到了进行调理的途径。治疗的本质是调理病机，而调理病机的本质则是调理正邪、阴阳、气机的矛盾关系，使其从失调回到和调。

从阴阳矛盾来说，认识了阴阳的互根互用、对立制约的基本规律，以及由其而来的阴病及阳、阳病及阴、阴病治阳、阳病治阴等关系。研究发现，阴阳失调的主要病机有阴盛阳衰、阳盛阴衰、阴阳俱衰、阴阳互损、阴阳两感、阴阳亡失、阴阳交亏、阴阳格拒、阴阳离决等。针对这些复杂失调，调理阴阳的治则不是针对单一方面的填平补齐，而是"谨察阴阳所在而调之，以平为期"。对于阴阳的偏盛偏衰，有泻阳、补阳、抑阴、滋阴等治法，更有回阳摄阴、滋阴潜阳、升水降火、引火归原等法。这些治法的作用点，有的是单一方面，或阴或阳，但效应点是阴与阳的关系；有的是作用于两方面，其效应点更是阴与阳的关系；有的是调阴治阳或调阳治阴，其效应点同样是阴与阳的关系。总之，针对病机的复杂情况，治法的作用点也复杂，但其目标和效应点都是阴与阳的关系，促其回到阴平阳秘。故中医称治疗为"调理"，"夫所谓调者，调其不调之谓也"，"平气之道，平其不平之谓也"。[①]

根据阴阳的对立制约规律，调理阴与阳的关系还有更深的机制，如王冰注《内经》所讲："壮水之主，以制阳光；益火之源，以消阴翳。"这种治法不是直接对偏盛偏衰的阴和阳进行调理，而是调水之主、火之源，以制阳光和消阴。根据阴阳互根互用关系，中医还有"阴中求阳　阳中求阴"的治疗原则。这些是调理阴阳关系的纵深机制的法则。王应震总结称："见痰休治痰，见血休治血，无汗不发汗，有热莫攻热，喘生休耗气，精遗不涩泄，明得个中趣，方是医中杰。行医不识气，治法从何据，堪笑道中人，未到知音处。"[②] 此论精辟地道出了病机调理的真谛。

四、从病原微生物学到微生态学

20世纪50年代以来，医学家们开始认识到，人生活在微生物海洋中，人体内存在着庞大的微生态系统，抗菌治疗不可避免地干扰正常微生物群并引起菌群失调。1977年德国的露西博士创立了微生态学（Microecology），又一次从根本上改变了人们的认识。

微生态学的研究证实，人体内的微生态系统有着复杂的相互关系，又与人的生命活动有着复杂的相互关系，每一种微生物都处于这些复杂关系之中，在正常情况下是一种

① 张介宾.类经［M］.北京：人民卫生出版社，1982：327
② 张介宾.类经［M］.北京：人民卫生出版社，1982：323

共生态，只有当这些复杂关系的某些方面或环节失常时，微生态系统发生失调，才表现为微生物的致病性作用。微生态学要求把微生物放到微生态的关系网中，从关系网的失调来认识和解释其致病性和致病作用，从对整个微生态的维护和调整，来考虑对由病原微生物引起的疾病的防治。

微生态学的建立和发展，使医学家们对微生物的致病作用、感染的本质、防治战略开始进行全新的思考，思想正在从实体中心论转向系统中心论。

人体微生态系统的主体是微生物，同时包括人体及其生命活动的相关内容。目前已知的微生物有细菌、衣原体、支原体、立克次体、螺旋体、放线菌、真菌、病毒等类，每一类又分为若干种。

人体的皮肤及与外界相通的部位都是微生物的寄居地，据测定，一个健康的成年人自身的细胞约有 10 万亿（10^{13}）个，而所带各种微生物约有 100 万亿（10^{14}）个，是人体细胞总数的 10 倍，其总重达 1200 多克，分布在肠道、皮肤、口腔、肺脏、阴道、鼻腔、眼睛等处。[①]

人体微生态系统十分庞大、复杂，包含着若干个层次，每个层次在生态结构和功能上具有相对独立性，主要层次有：

微生态子系统——以解剖系统、器官为单位的微生态层次；

微生态区——以亚器官结构为单位的微生态层次，一般由一个相对独立的微生物群落形成；

微生态位——由特定微生物种群占统治地位的微生态部位，每一微生态位的特定的物理、化学、生物学特性形成特定的定植条件，只适宜于某种特定微生物在此定植生存，其他微生物不能在此生存。

1. 微生态平衡

人体微生态系统作为一个对立统一体，包含着 3 种基本矛盾：微生物与人体之间的相互作用，各种微生物之间的相互作用，外生态环境与人体、微生物的相互作用。

各种微生物之间及它们与人体、外环境之间的相互适应、相互协调状态，称为微生态平衡。

这种状态是在自然条件下自我形成的，在受干扰的情况下可以通过自我调节再度重建。微生态平衡是微生态系统的健康状态，是人体健康的微生态基础。

体内微生物以人的生命活动的特定物质内容为定植条件，适合定植条件的微生物能够生存，不适合定植条件的微生物不能生存；人体不同部位的物质条件不同，成为不同的定植条件，适合不同的微生物定植，形成不同的微生态区和微生态位。

人的正常生命活动使定植于人体各部位的微生物的种类、数量、区域分布、比例搭配、相互作用形成正常的体系和秩序，并在动态变化中保持着稳定，微生物的种群之间是共生关系，微生物与人体之间也是共生关系。

---

① 范志明.老年微生态学［M］.北京：国际文化出版公司，1993：9

在微生态平衡的情况下，微生态系统的各个层次都具有"自净"机制，原籍菌具有生态优势，它在寄居地形成一层生物膜，起着占位性保护作用，与人体免疫系统配合，产生一种特殊的生物和生化环境，抗御和排除外袭菌，成为一道御邪的生物屏障。

2. 微生态失调

人体在受到某种异常影响（如生活环境突变、不当的药物、手术、外伤、情绪激动等）时，可使微生态平衡受到干扰和破坏，出现微生态失调。

微生态失调是微生物与人体、微生物与微生物、微生物与外环境之间相互关系的异常化，此时微生物发生定性的、定量的或定位的改变，微生态系统的生物屏障作用被削弱，外籍菌或环境菌入侵、定植、繁殖，微生物的一些作用由生理性转变为病理性，形成微生物致病的机制，这首先是一种结果，它又作为二次原因引起新的病变。

微生态失调及其病理作用的表现主要有以下几种：

一是菌群失调，即微生态系统中各种微生物在数量上的比例失调，特别是原籍菌的数量和密度下降，外籍菌和环境菌的数量和密度升高。

二是菌群易位，即菌群从固有的生态区或生态位向别的生态区或生态位的转移，引起微生物种群之间的斗争，改变了微生态区和微生态位的微生物作用性质。

三是外籍菌入侵，在微生态失调的情况下，机体的定植抗力受到干扰或破坏，对外袭菌的抵抗力下降，使外袭菌能够入侵定植并引起感染。

四是血行感染，由菌群易位到血液中形成菌血症，菌群经血转移到其他部位，可引起严重感染，再由感染部位重新进入血行，引起更严重的感染，形成脓毒败血症。

3. 感染的本质是微生态失调

微生态失调是由微生物引起人体发病的根本原因，其表现形式主要是感染。

从微生态学来看，没有对任何宿主都能绝对致病的微生物，微生物作为病原体是相对的，感染不过是一种微生态学现象，其本质是微生态失调。

对病原微生物的认识是实体中心论的一个重要成果，而微生态学的研究却证明了，微生物作为一种"实体"，究竟与人共生，还是使人致病，归根到底取决于它所处的关系的性质和状态。

微生物的致病作用不过是一种结果，是它所处的各种关系失调造成的，感染的本质是微生态失调。这深刻地显示了相互作用是真正的终极原因。

4. 微生态调理

微生态学的建立和发展，在防治学上也开辟了新的天地。微生态学提供了新的防治原理从病原菌所引起的感染性疾病的防治来讲，开辟了全新的途径。

一是通过养生保健，优化体内微生态系统的结构和功能，使其保持正常状态，从基础上防止发生微生物感染。

二是在发生感染的情况下，利用和调节体内微生物之间的生克关系，通过其自净机制来消除。

三是通过调整和优化机体的生化状态，消除某些部位使致病菌定植的条件，令其无立足之地，以消除感染。

微生态学为研制新的治疗手段开辟了道路。

一是对人体微生态系统进行优化调节的手段，如中医传统的养生术、新兴的微生态调节剂等。

二是对体内微生物种群之间的生克关系进行调节以纠正失调恢复平衡的手段，现已研制出两类，一类是优势种群制剂，如双歧杆菌、乳酸杆菌及以它们为主体的复合菌类制剂，用以增强正常微生物的定植条件，恢复和保持正常菌群的优势，抑制外籍菌和环境菌；另一类是促优势种群生长制剂，常用的是耗氧量大且定植力强的菌种（如需氧芽胞杆菌），以大量耗氧来抑制需氧菌的定植而促进专性厌氧菌的定植，还可利用优势种群生长促进物质（如乳果糖）来促进双歧杆菌等优势种群的生长，以恢复和保持微生态的平衡。

三是调节机体的生化环境的手段，通过改善或恢复微生物的定植条件，防止或清除病原菌的定植，以纠正细菌感染，如中药、针灸对感染性疾病的防治作用等。

微生态学提出了如何自觉地运用微生态系统的特有功能为防治疾病、增进健康服务的问题。而中医的许多防治方法，如中药、针灸、气功、食疗等的取效机制，有许多不解之谜，可望从这里找到答案。

以中药为例，其给药途径是由口服经过消化道的，这实际上介入了微生态系统，是通过微生态系统的一定作用而发生疗效的。中药有多种类型的双向调节作用，临床药效与药理实验往往不一致，用西药药理也难以解释，都在一定程度上关系到药物与微生态系统的相互作用，以及由这种相互作用所产生的二次、三次效应。实验研究发现，多数清热解毒药物体外虽能抑菌，但有效浓度要很高，而在体内很难达到这样的高浓度；有的药物体外抑菌作用不明显，在体内可转化成抑菌物质（如板蓝根、大青叶的靛棕、吲哚苷转化为尿蓝母）；同一种药物对不同病原体或同一病原体的不同时期，治疗效果有很大的差别。

肠道下部的微生物依靠自己的分解酶来分解苷类等物质产生糖为己所用，同时把苷类物质所含的活性物质分解出来发挥药效，各类中药含有大量的苷类物质，人体的酶不能分解它们，不能为人体直接吸收利用，只有经过肠道微生物的分解，这些苷类物质的药效作用才能发挥。如大黄、番泻叶所含番泻苷，芦荟所含芦荟苷，口服后几乎都不被吸收，也不被胃酸和消化酶所分解，而是在消化道下部经肠道微生物分解酶的作用，才产生出真正的泻下活性成分。而且，不同的菌种有不同的分解酶和不同的分解对象，有的菌种有选择地分解番泻苷，有的菌种有选择地分解芦荟苷。动物实验发现，由于大鼠肠道菌群与人不同，芦荟苷通常对大鼠或无菌大鼠无效；若使无菌大鼠单一感染人的代谢菌，则芦荟苷会引起其剧烈腹泻。其他如甘草苷、黄芩苷、芍药苷等的研究也都有类似结果。

这些情况说明，肠道微生态系统的作用是中药取效的重要环节，中药取效过程介入并运用了肠道微生态系统的功能。因此，掌握和利用人体微生态系统的特有功能，不仅是揭开中药取效机制的重大环节，而且为采取新的防治战略打开了道路。

　　综上，微生态学为克服抗菌药物的副效应，重新设计抗菌治疗的方法开辟了新的途径。微生态制剂则是根据微生态学的治疗原理兴起的新药，把病原菌的致病作用放到整个微生态系统来认识和对待，从孤立地强调抗菌转向对整个微生态系统的调理，从强调抗菌药的特异性作用转向如何调节和利用微生态系统的各种相互作用关系达到防治的目的，是用正常微生物成员或促进物质制成的活的微生物制剂，它遵循微生态系统的运动规律，有目的地利用微生物的生物拮抗、代谢、免疫等作用来调节微生态系统，以恢复和保持微生态平衡。

【思考题】

　　1. 什么是有机性原理？
　　2. 简述实体中心论的特点。
　　3. 什么是关系病？关系病的特点有哪些？
　　4. 实体中心论在医学研究中的局限性有哪些？

第八章　功能性原理 ▷▷▷▷

扫一扫，看课件

【导　读】

【教学目的与要求】

掌握：功能性原理的定义、功能子系统的特点。

理解：结构的含义、分类，结构与功能之间的关系，功能 A 与功能 B 的含义与应用。

了解：功能病理研究。

【重点名词】 功能性原理　结构　功能　功能病理　功能 A　功能 B

第一节　中医系统论的功能性原理

一、功能性原理

功能性原理是中医系统论的第五原理，揭示和总结人的结构与功能的复杂特性。该原理表述为：人的生命是物质、能量、信息运化系统，运化功能是根本属性，它形成并调控结构，人的病变在本质上首先是功能性的。

二、还原论医学注重器质性病变

人的疾病既有功能性的，也有器质性的，两者之间必然有其客观的内在关系，但是，中医"辨证"与西医"辨病"却各有侧重，在一些代表性的观点上，几乎处于"各执一端"的状态。

西医在还原论、实体中心论、结构主义的影响下，认为实体是本原的，实体性结构的异常是病变的基础，这种异常又引起其机能的异常，因此，把注意的中心放在人的实体性病变上，病理研究以解剖为基础，强调疾病在本质上是器质性的，并从器质性异常来说明功能性病变，认为功能的异常是器质性病变的产物。代表性的观点有以下几点。

第一，认为多数已知疾病均属器质性疾病。

1979 年版和 1989 年新版的《辞海》都权威性地阐明了这种观点。

对"器质性疾病"的解释是："指组织结构上有病理变化的疾病，与功能性疾病相对而言。多数已知的疾病均属器质性疾病。"①

第二，认为功能性疾病根于器质性病变。

《辞海》对"功能性疾病"的解释是："亦称'官能性疾病'。与器质性疾病相对而言。一般指在临床上表现出某一疾病所特有的症状，但运用目前的检查技术还查不出任何器官组织结构上的变化。这类疾病大多与精神因素有关。医学科学进一步发展，可能找到这类疾病在组织结构上的变化。"②

第三，认为功能性疾病将完全归结为器质性改变。

尽管已经发现许多功能性疾病查不到器质性改变的根据，暴露出上述观点的困难，但有的学者仍然强调：

"目前所谓的功能性疾病，在医学科学发展的明天，都会查找到真正的器质性变化之处。'功能性'疾病的名称，总有一天会从我们的医学科学中完全消失。"③

这些观点集中地反映了西医学对于功能性疾病与器质性疾病相互关系的基本理解，反映了西医病理学的主要倾向和特点。

三、中医学注重功能性病变

中医病理学的思想倾向和主要特点，与西医学的上述观点几乎完全相反。

1. 中医的功能病理学

中医的病理学是以功能为基础的功能病理学，这与西医以解剖为基础的病理学有着重大差别。

中医的功能病理学在《内经》时代就已成形，其理论以气化学说为基础，从气的运化机制来说明人体功能的正常与否，从气形转化来说明形态结构的发生和维持，把认识疾病的基点放在气化过程的正常与否，提出的阴阳失调、气机失常、正邪交争三大病机，构成认识功能病理的基本框架。《伤寒论》及其以后，功能病理学进一步发展，"证"概念走向成熟，建立起辨证论治体系，对功能病理的认识更加深入。

中医和西医在病理学上的这种原则性区别，许多国外的学者往往看得更清楚，如美国科学家卡普拉指出：

"中国的关于身体的概念始终以功能为主，并且着重考虑各部分之间的关系，而不是其精确的结构。"④

2. 功能病理以气化学说为基础

中医对功能病理认识以气化学说为基础，从气的运化机制来说明人体功能的正常与否，从气形转化来说明形态结构的发生和维持。

《素问·举痛论》曰："百病生于气也。"

气是生命的物质运动，气的运化是人的基本生命功能，气化功能的失常是最普遍、

① 辞海编辑委员会.辞海［M］.上海：上海辞书出版社，1989：1975
② 辞海编辑委员会.辞海［M］.上海：上海辞书出版社，1989：1346
③ 杨振华.谈"功能性"疾病［J］.医学与哲学，1985（2）：37-39
④ 弗里乔夫·卡普拉.转折点［M］.成都：四川科学技术出版社，1988：305

最基本的病机、病理，气机失常首先表现为一般的功能异常，发展到一定程度可引起脏腑、经络、阴阳、气血的功能异常，呈现为不同程度的疾病态，气机失调是"病本所生"的根基。

所谓"气始而生化，气散而有形，气布而蓄育，气终而象变"，"始动而生化，流散而有形，布化而成结，终极而万象皆变"，明确地把形态的生、结、育、变过程，理解为气的始、流、布、终的表现或结果，把结构理解为气化的"过程流"。

把认识疾病的基点放在气化过程的正常与否，提出的阴阳失调、气机失常、正邪交争三大病机，体现出中医功能病理学的主要特点。

3. 从气行失序来认识形质失宜

中医学在元气论思想的影响下，把人的生命活动理解为一种气化过程，气化过程形成并维持着人的结构，气化过程是解剖形态的发生学基础，气化过程异常是器质性病变的发生学基础。认为人的病变首先是功能性的异常，在一定条件下可发展为器质性病变，但在另外的条件下，可不发展为器质性病变而呈现为"纯功能性"病变，有临床表现但查不到器质性改变的根据。

在功能性疾病与器质性疾病的关系上，把器质性疾病的发生学机制考虑在内，强调功能异常是器质性疾病的基础。

强调："大凡形质之失宜，莫不由气行之失序。"[①]

认为气的运化失常可有不同程度，初可为虚、为乱，继可为郁、为滞、为陷、为逆，甚可为瘀、为阻、为痹、为结，发展为器质性病变。

4. 辨证论治体系是功能病理的基本内容

辨证论治的注意中心放在人的功能性疾病上，各种"证"是对人的功能性疾病的全面反映。

它首先注意的是人的生命过程在功能上的异常——不管它是否发展到了器质性改变，在此基础上注意所发生的器质性病变，以及由器质性病变引起的机能异常。

无论是否发展到器质性病变，其治疗的基本原理和途径都是功能性调理。

中医的辨证论治体系构成了功能病理学的基本内容，八纲、六经、脏腑、经络、气血津液、三焦等不同辨证方法，所辨的都是功能性病变。由于人的功能异常可发生在多个层次，每个层次又可发生在多个方面，每个方面的异常又可有多种不同的性质，每种性质的异常又可有不同的程度，因此，临床诊治必须进行具体的分析、鉴别，这些不同的辨证方法，就是从功能异常的不同层次、方面，来判明发生了什么性质、什么程度的病变。

四、人的结构与功能的复杂性难题

上述中西两医对疾病的不同理解，集中于对于器质性病变与功能性病变的关系上，反映了中医之"证"与西医之"病"的差异的内在本质。"辨证与辨病相结合"的困难，

---

① 石寿棠.医原［M］.南京：江苏科学技术出版社，1983：16

实际上就是这两种病理观点之间的"格拒"。它向我们提出了一些亟须探讨和回答的问题：

第一，疾病究竟发生在哪里？只有发生了器质性改变才算疾病吗？在器质性改变之前、之外，有没有非器质性疾病？

第二，疾病在本质上首先是器质性的，还是功能性的？是器质性病变引起功能的异常，还是功能的异常引起器质性病变？或者说，是结构的病变引起功能的异常，还是功能的异常引起结构的病变？

第三，人的结构是否都具有解剖形态？有没有非解剖形态的结构？在解剖视野之外，有没有尚未被认识的结构和结构性病变？

第四，人的一切功能异常都是由器质性改变引起的吗？有没有不是由器质性病变引起的，或不能归结为器质性病变的"纯功能性"疾病？

第五，是结构产生和决定功能，还是功能产生和决定结构？人的结构有没有发生学过程，它是怎样建立和维持的？器质性病变都是由外来的特异致病因素引起的吗，它有没有内在的发生学过程？

中医和西医虽然都没有就这些问题从正面作出理论的回答，但是，在其学术思想和具体知识中，却各自表现出明显的倾向性，显示出两种倾向性的深刻差异。要实现"辨证"与"辨病"的结合，促进中西医在病理学领域走向统一，就必须深入地对这些问题进行必要的探讨，其关键是器质性病变与功能性病变的内在关系，其实质是人的结构与功能的关系。

结构性病变与功能性病变的关系问题，也是整个病理学研究尚未解决好的一个问题。人类疾病谱的改变，当代大病、难病所面临的病理难题，实际上已经越来越多地遇到了"非解剖"或"超解剖学"的病理现象，迫切需要加深对人的结构的认识，加深对结构与功能关系的认识，现代科学关于结构与功能的新理论已经为这个方向的突破奠定了必要的基础。

第二节　解剖结构与非解剖结构

关于人的结构与功能关系的理解，值得注意的一个突出问题，是对"结构"的理解存在模糊甚至错误。

在近代经典科学和实体中心论的影响下，医学界一般沿用西方传统的结构概念及结构与功能关系的理解，把"结构"主要理解为"形态结构"或"解剖结构""解剖形态"，结构与功能的关系主要是"形态结构与机能活动"的关系，认为"结构产生并决定机能，机能反作用于结构"。

但是，现代科学的发展证明，事情并不那样简单，发现了更为深刻的复杂现象和规律，对于"结构"及"结构与功能的关系"提出了全新的认识，这些新认识更符合人的结构与功能关系的复杂情况。中西医结合研究要在"辨证"与"辨病"相统一上有所前进和突破，就要接受和掌握现代科学的新理论，更深入地研究和理解人的结构与功能的复杂关系。

一、结构

关于结构的定义曾有多种，需要掌握现代科学和哲学的最新认识和定义。20 世纪 80 年代以来，现代科学和哲学关于结构的最新定义有：

"系统的诸要素所固有的相对稳定的组织方式或联结方式。"[1]

"保证客体自身完整性和同一性的各种稳定联系的总和。"[2]

"指物质系统内部诸要素的秩序，是诸要素相互联系和相互作用的方式。"[3]

"结构是系统中各种联系和关系的总和。这些关系可以是数量关系（数量结构），也可以是空间关系（空间结构），还可以是时间关系（时间结构），而更重要的则是相互制约关系（相互作用结构）。"[4]

这些定义的共同之点是，所谓结构，是指系统的组织形式，是系统内诸要素之间相互联系和相互作用的方式，它使分散的要素统一起来成为一个整体。对于结构的理解需要注意以下几个要点。

1. 结构的本质是相互作用关系

结构是由要素之间及要素与系统之间的相互作用关系所形成，没有相互作用关系就没有组织和结构。例如，电子与原子核相互作用形成原子的结构，原子与原子相互作用形成分子的结构等，这些结构的本质都是相互作用关系。相互作用关系发生差错，结构就发生差错；相互作用关系消失，结构也就瓦解。

2. 结构具有多样性

由于参与相互作用的要素有实体性的也有非实体性的，具有多样性；相互作用的关系有空间的、时间的、功能的等，也具有多样性，因此，形成的结构也是多样的。既有"硬邦邦"的实体性的、解剖形态的结构，也有"软绵绵"的非实体性的、非解剖形态的结构；有空间型的结构，也有时间型、功能型的结构。解剖结构是医学最为熟悉的，除了人的解剖形态，其他的如积木、机器、房屋、山体、地球等也都有解剖形态。不具有解剖形态的结构更加多样，例如，由数量关系形成的数学结构（如各种数学公式、方程组、数学模型等）；由时间关系形成的时间结构（如昼夜、四季、乐章、化学钟、生物钟等）；由功能关系形成的功能结构（如人体内的各种功能轴、方剂的组方配伍、语言的语法结构、思维的逻辑结构、人员的分工结构、社会的经济结构、世界的政治或军事格局等）；以功能为基础形成的"功能—时间—空间"结构（如树木的年轮、场上球队的攻防阵势、激光等耗散结构等）。

3. 一个系统可以同时包含多种不同结构

有的系统只有单一结构，有的系统较复杂，往往同时包含多种结构，既有空间的、

① 中国大百科全书.哲学 I［M］.北京：中国大百科全书出版社，1987：358
② 普罗霍罗夫.苏联百科词典［M］.北京：中国大百科全书出版社，1986：612
③ 查汝强.自然辩证法百科全书［M］.北京：中国大百科学全书出版社，1994：249
④ 国家教委社科司.自然辩证法概论［M］.北京：高等教育出版社，1991：28

时间的，又有功能的及以功能为基础的"功能—时间—空间"结构。人是世界上最复杂的系统，其结构也最为多样和复杂，在整体上是以功能为基础的"功能—时间—空间"结构，同时又包含着较典型的时间结构（如生物钟）、空间结构（如解剖形态）、功能结构（如各种"功能轴"）等。

二、人有非解剖结构

解剖结构是人的基本结构之一，它以空间特征为主，生命活动的物质和能量稳定地积聚在有限的空间范围，形成实体形态，具有独立的占位性，在空间上不能相互重叠，可用防腐手段保存下来，因而可在解剖台上看到。

非解剖结构是不具有解剖形态的结构，它存在于解剖学视野之外，无法用解剖学的方法来研究。正如贝塔朗菲所说：

"除了像用电子显微镜、光学显微镜及普通显微镜观察到可见的形态学组织之外，还有不可见的其他组织。这些不可见组织来自反应和传输速率决定的过程的相互作用，并保护自己免受环境的干扰。"[①]

贝塔朗菲所说"可见"与"不可见"，是以显微镜的视野为界的，解剖结构是可见的，非解剖结构是不可见的，医学需要显微镜，但不能受显微镜视野的局限。关于人的非解剖结构，目前已经认识到的类型有以下几种。

1. 时间结构

人类和人的个体是在宇宙的时间背景中产生的，每个人都自己的"内部时间"，形成自身特有的时间结构。时间结构外在表现为日常生活的生物钟现象，其内在本质是人的生命运动中由时间要素、时间节律、时间顺序、时间的不可逆性等形成的结构。时间结构的失调或紊乱，会发生时间型疾病，如时差反应、月经周期紊乱、内分泌节奏紊乱等。新兴的时间医学开始研究人的生理、病理中的时间内容、时间结构及时间结构异常为病，已经取得一些重要进展。

2. 功能结构

参与这种结构的要素可以是实体粒子，也可以是功能项，这种结构只存在于功能活动的过程中，是"活"的，一旦功能活动停止，结构就不复存在。例如，人体血液循环的动力学结构，由食管、胃、肝、肠等的功能相互配合形成的消化功能结构，下丘脑－垂体－肾上腺（甲状腺、性腺）内分泌轴，神经－内分泌－免疫网络，以及中医所认识的六经、五藏、经络等，都是功能结构。

3. 以功能为基础的"功能－时间－空间"结构

一般来说，生命系统都具有这种结构，其特点是：①这种结构以不同的功能项之间的相互作用形成功能性结构，功能活动在时间进程中的连续、节奏、周期等形成时间性结构，·功能活动在长、宽、高三维方向的展开形成空间性结构。②这种结构是功能结构、时间结构、空间结构的统一体，"三位一体"不可分割。虽然从一定角度可以观测

---

① 贝塔朗菲.一般系统论［M］.北京：清华大学出版社，1987：138

其中的一种结构形式，但不可能把其中的任何一种结构形式从这个统一体中单独分离出来。③这种结构是以特定的功能为基础建立和维持的，没有离开功能的独立的时间结构、空间结构，功能过程一旦停止，功能结构消失，其时间、空间结构也就瓦解。

例如，交响乐团的演奏是以不同乐器、不同演奏家的不同功能的相互作用为基础，形成乐队的演奏功能结构，又按乐章的旋律演奏出特定的时间结构和在空气中振动的空间结构，人们所感受到的，是以功能为基础的"功能－时间－空间"结构的音响效果。人的生命过程就是一种复杂、高级的生命交响乐，由数以万计的分子、细胞、组织、器官及人的整体参与，交响的曲目繁多，有呼吸、循环、代谢、免疫、内分泌等，形成的"功能—时间—空间"结构庞大而复杂，层次多，交叉多，网络多，目前认识的"神经—内分泌—免疫网络"不过刚刚掀开其面纱的一角。

三、复杂的功能子系统

1. 非实体系统的存在

系统科学强调，对于"系统"的理解，要从根本上冲破机械论把系统仅仅理解为"硬邦邦"的实体性结构的观点，充分地认识和理解"软"系统的客观存在，这种系统是由非实体性的"软"要素组成的，其结构和"组分"是"软"（不具有实体形态）的。如数学系统、符号系统、逻辑系统、时间系统等。正如贝塔朗菲所说：

"系统学者们一致认为'系统'的概念并不局限于物质实体，也可以应用到任何由相互作用的'组分'组成的'整体'。"①

非实体系统的突出特点是不具有解剖学特征。它可以是一个独立的系统，也可以是母系统中的一个子系统，这种子系统具有相对独立性，但不能用解剖的方法把它从母系统中分割出来单独研究，因而也称其为"概念性单元"。

人体是一个开放的复杂巨系统，其内部包含的子系统多而复杂，有实体性的，也有非实体性。现有研究资料证明，功能子系统就是人的一种非实体性子系统，这是一种较典型的以功能为基础的"功能－时间－空间"结构。

2. 人体功能子系统

所谓功能子系统，是指人体内由若干功能项相互作用形成的具有特定功能的子系统。

它作为人体内的一个子系统，具有相对独立的整体性功能，在人的生命活动中具有特定的地位和作用。

但是，它又不是一个独立的实体或解剖单元，不能用解剖的方法把它从人体中分割出来或"抽取"出来，只能在其活动过程中，从概念上把它作为一个独立单元来对待，在系统论中把它称为"概念性单元"。

这种子系统所包含的要素几乎全部是功能性的，每一个要素往往只是一个功能项，各功能项相互作用形成子系统的结构，结构当然也是功能性的。

参与功能子系统的功能项可有多种来源，可以是另外功能子系统的整体功能或功能

---

① 贝塔朗菲.一般系统论［M］.北京：清华大学出版社，1987：99

项，也可以是解剖单元的多项功能之一，因此，功能子系统往往与解剖单元之间有着相关或交叉关系，但是不与任何一个解剖单元在结构和功能上单独地完全地重叠。

3. 功能子系统的特点

功能子系统与解剖子系统有着重大差别，其特点主要是：

第一，它是由相互作用的功能项联系起来形成的结构，是以功能为基础的"功能—时间—空间"结构，虽然具有一定的时间、空间特征，但功能性是其本质特征，带有"纯功能性"的特点，功能过程一停止，结构即消散，其时间、空间形态也随之消失，在尸体上永远找不到它。

第二，形成这种结构的要素是功能项，不是解剖实体，其结构不具有解剖形态那样的特征，即不在特定的空间范围稳定地积聚物质能量，不具有独立占位性，所占据的空间不具有不可入性，在功能上、时间上、空间上都可以与其他功能子系统或解剖子系统相交叉；虽然在功能上是一个独立的单元，但不是一个独立的解剖实体，用解剖学的观点和方法无法研究和认识它。

第三，功能子系统所包含的功能要素往往是某个解剖单元的多项功能中的一项，多个解剖单元各以其多种功能项中的一项参与同一个功能子系统，一个解剖单元的多项功能可以分别参与多个功能子系统。例如，设解剖单元 X 有功能项 a、b、c、d，解剖单元 Y 有功能项 f、g、h、i、j、k，解剖单元 Z 有功能项 m、n、o、p、q、r、s；那么，功能子系统甲可能由功能项 a、c、h、p 组成，即甲 {Xa, Xc, Yh, Zp}；功能子系统乙可能由功能项 b、g、i、o、p、s 组成，即乙 {Xb, Yg, Yi, Zo, Zp, Zs}；功能子系统丙可能由功能项 a、d、f、g、k、r、s 组成，即丙 {Xa, Xd, Yf, Yg, Yk, Zr, Zs}，等等。

第四，它在整体上形成特定的独立功能，这种功能是整体性的，是该子系统的系统质，它既不是系统内各功能项的代数和，具有"整体不等于部分之和"的性质；也不同于相关的任何一个解剖单元的功能，或相关的各解剖单元的功能之和。因此，既不能把它分解为某些单项功能来说明，也不能把它分解或归结为某一或某些解剖单元的功能来说明。

4. 功能子系统的多样性

功能子系统无论在功能内容上还是在结构形式上，都具有多样性，这是人的复杂性的一个重要方面。

其基本特点可用图 8-1 表示。

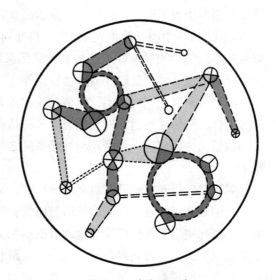

图 8-1 功能子系统

四、经络和五藏的非解剖特性

1.经络的非解剖特性

目前关于经络实质研究的难点在于经络的结构。问题不在于经络有没有结构，而在于把经络的结构设想为什么。

根据经典理论、临床实践和现代研究的事实，经络肯定有其结构，但是，它既不是已知的解剖结构，也不是未知的解剖结构，而是"超解剖"的功能性结构。

（1）经络结构不是已知的解剖结构：为弄清经络的物质基础和形态结构，已经采用解剖学、组织学等多种方法，在尸体和动物身上进行层次解剖、断面解剖，寻找穴位、经络线路的物质基础和形态结构；同时，采用生理的、生化的、病理的、生物物理的等知识和方法，对穴位感受、循经感传、针刺效应、针刺麻醉等经络作用的机制进行研究，取得了大量可靠的经得住重复的事实。

结果是，没有找到经络的独特的物质基础，经络与多个已知解剖结构相关，但既不是这些解剖结构的总和，也不与其中任一解剖结构单独重合。

显示，在已知的解剖形态中找不到经络的独特结构。

第一，对穴位的物质基础的研究证实，在已知解剖形态中没有发现作为经络穴位的特殊结构。

"用现代解剖学、组织学及化学示踪等先进方法，均未在穴区、穴间、经络循行部位以及经间地区找到任何作为经络穴位的特殊结构。"[①]

第二，经络与神经系统关系最为密切，但确非就是神经系统。

在形态学上，经络的循行路线与外周神经一致，十四经大都与神经节段支配相吻合，经络与中枢神经的关系已开始揭示出来，有人提出关于循经感传本质的中枢兴奋扩散观点（"感在中枢，传也在中枢"）和外周动因激发观点（"传在体表，感在中枢"），以及关于经络本质的躯体内脏植物性联系系统假说、大脑皮质—内脏—经络相关假说、二重反射假说、轴索反射接力联动假说等。

但是，研究也同时证实，经络无论在形态上还是在功能上，都只与神经系统的某些部分吻合，经络并不包括神经系统的全部结构与功能，从神经系统也不能对经络的结构与功能做出全部解释，经络还与神经系统之外的结构相联系，经络是系于又超于神经系统的。

第三，经络与多种已知解剖系统相关，又不与任何一种解剖系统单独重合。

在神经系统之外，已证实经络与血管、淋巴、内分泌及肌肉、皮肤等结构都有密切关系，由此提出了神经体液综合调节机制相关假说、经络—皮层—内脏相关假说、第三平衡系统假说、分肉间隙假说、经络电通路假说、经络波导假说等。

这些研究说明，经络与已知的多个解剖系统相关，又不与任何一个解剖系统单独重合，从任何一个已知解剖系统，或这些相关解剖系统的相加和，都不能完整地说明经络

---

① 季钟朴.现代中医生理学基础［M］.北京：学苑出版社，1991：390

的结构与功能。

（2）经络结构也不是未知的解剖结构：已知的解剖形态中没有经络的独特结构，那么，它是不是一种未知的解剖结构？迄今为止，在已知解剖结构之外寻找经络的独特解剖结构的各种探索，都取得了 0 结果，事实已经显示，经络的结构也不可能是未知的解剖结构。

第一，经络的物质基础在已知的解剖结构中已得到重要的或基本的说明，经络的结构不可能与这些解剖结构无关而纯属此外的另一种解剖结构。

目前对经络物质基础的研究已从器官、组织深入到细胞乃至亚细胞水平，发现了承担经络功能的一系列基本的物质基础。

如：针感的形态学基础并非某一特定的结构，而是各类感受器、神经干或支、游离神经末梢、血管壁上的神经装置等；针灸作用的外周传入途径可能系支配相关穴位的躯体感觉神经，肯定了 II、III 类神经纤维在传导信息中起着重要作用；各级中枢都不同程度地参与了针刺信息的整合调制过程；针灸作用的传出途径主要为植物神经或神经—体液，可能还包括 APUD 系统。[①]

这些物质内容都属于已知的解剖结构。设想经络的结构既要包括这些物质内容，而又是存在于这些已知解剖结构之外的另一种解剖结构，显然是不合逻辑的。

第二，经络的根本功能与神经、血管系统直接相关，它不可能属于这两大系统之外的另一解剖结构。

经典理论讲得明白：

"夫十二经脉者，内属于腑脏，外络于肢节。"（《素问·平人气象论》）

"决死生，处百病，调虚实。"（《灵枢·海论》）

"经脉者，行气血，通阴阳，以荣于身者也。"（《难经·二十三难》）

现有研究已经证实，在人的解剖结构中，能够联络脏腑与肢节、行气血、通阴阳、决死生、处百病的，最主要是神经、血管系统；在这两个系统之外再有对生命起这种根本决定作用的另一种解剖结构，显然是不可能的；如果真是有的话，医学发展到今天仍不能发现，同样也是不可能的。

第三，经络活动的许多机制分别属于或联系于多种已知解剖结构的已知功能，不可能找到具有这些已知功能而又不属于这些已知解剖结构的另外一种解剖结构。

经络活动除与神经、血管系统有密切关系外，还与淋巴、内分泌、体液、肌肉、皮肤等解剖系统密切相关，直至大脑皮层。

如关于低阻抗、隐性感传、高声特性的研究证实，与 4 种已知的解剖结构相关，"即经脉线上角质层的厚度、神经结构和肥大细胞的相对集中及肌层中结缔组织结构的存在。"[②]

既然经络的许多功能、活动机制分别就是多种已知解剖结构的部分机能或与其相

---

① 国家中医药管理局. 建国 40 年中医药科技成就 ［M］. 北京：中医古籍出版社，1989：524

② 祝总骧，郝金凯. 针灸经络生物物理学 ［M］. 北京：北京出版社，1989：453

关，又设想它是这些已知解剖结构之外的另一种解剖结构，显然是不现实的。

第四，经络的许多重要特性，超出了一般解剖结构的特征。

经络的客观存在具有普遍性，但经络现象在人群中表现的个体差异性却十分强烈，远远地超出已知各种解剖结构的个体差异性。

我国 20 多个省市对 6 万人的普查，循经感传的阳性率仅约 20%。[1]

其他不同的样本用相同的方法调查的结果基本一致，敏感型占 1.3%，较敏感型占 1.8%，稍敏感型占 15.2%，合计为 18.3%，不敏感型占 81.7%。[2]

经络的特性和功能，有明显的基态与激态之分，循经感传有隐性感传和显性感传之分，针灸效应的个体差异甚大，通过主观意念调整或他人心理调节产生的效应差异更大。

循经感传有单经走行与泛经走行两种形式，具有感觉性反射的性质，有基本循经又机动循行及"趋病循行""趋头循行""引徙循行"等特性。[3]

一个稳定的解剖结构的特性和功能的存在和表现，竟有如此悬殊的差异，显然也是不可能的。

第五，国内外为寻找经络的独特解剖结构的各种努力，没有取得任何结果。

整个医学对人体的解剖学、组织学研究已经相当发达，以此为基础对经络的解剖形态的研究迄今为止均未得到任何成果。

虽然不能说关于人体的解剖形态研究已到尽头，但是，经络系统这样庞大，功能如此基本，既有宏观内容又有微观内容，如果有其独立的解剖结构的话，是不可能不被发现的。

"长期以来，一些学者一直寄希望于在神经血管之外，能找到经络独特的形态学基础，结果是一无所获。"[4]

"要想发现特殊的经络形态结构，迄今均告失败。"[5]

事实使我们不得不承认，经络既不是已知的解剖结构，也不是未知的解剖结构，经络结构是超解剖学的。经络结构之鱼，尚游于解剖之网以外。

关于"未知结构的未知功能"的设想，必须到解剖视野之外去寻找。

（3）经络结构是功能性的

①中医的经络学说不是解剖理论：中医对经络的认识不是从人体解剖中发现的，而是以临床实践为基础，对经络的临床表现的无数次重复的事实进行反复的认识和总结的结果。

虽然把十四经脉在体表的行走路线具体地描绘了出来，但从未对经络的全部结构作解剖学说明。

① 孙国杰，等.当代中外针灸［M］.武汉：湖北科学技术出版社，1990：98
② 祝总骧，等.针灸经络生物物理学［M］.北京：北京出版社，1989：158
③ 刘澄中.中国经络现象研究的现状与前瞻［J］.医学与哲学，1996（6）：292-294
④ 季钟朴.现代中医生理学基础［M］.北京：学苑出版社，1991：434
⑤ 胡翔龙，等.中医经络现代研究［M］.北京：人民卫生出版社，1990：256

对经络的认识是在没有弄清神经、血管等解剖系统的情况下形成的，关于"脉""经脉""经络"的概括，实际上并未把经络与神经、血管系统从解剖形态上明确地区分开来。

因此，把经络设想为一种独特的解剖结构，不但与人体实际不符，而且与中医经典理论不符。

②矛盾的观点反映出现象的本质：根据目前已经掌握的事实资料，实际上可以总结出关于经络结构的基本认识。

各种不同的研究已经提出一些被认为是相互矛盾的观点，有代表性的如：

"经络是以神经系统为主要基础，包括血管、淋巴系统等已知结构的人体功能调节系统"；

"经络是独立于神经血管和淋巴系统等已知结构之外（但又与之密切相关）的另一个机能调节系统"；

"经络可能是既包括已知结构，也包括未知结构的综合功能调节系统"。[①]

其实仔细推敲会发现，这3种观点有着深刻的内在统一性，把它抽出来即是：

"经络是人体的综合性功能调节系统；经络的结构以神经、血管、淋巴等已知解剖结构为基础（或与其密切相关），但又不就是这些解剖结构；经络的结构是独立于已知的解剖结构之外的另一种未知结构；这另一种未知结构已肯定不是解剖结构。"

在这里，经络结构的基本特征实际上已经描绘出来，如果补充上一句："这种结构是功能性的"，或"经络是功能性结构"，问题就说破了。

③经络是人体自我调节功能子系统：从现代科学提供的关于结构的新理论来考虑，完全可以认定，经络的结构是功能性的，或者说是以功能为基础的"功能—时间—空间"结构，是系于、高于、统于已知解剖结构的相关功能之上的人体功能调节系统，是一种人体自我调节功能子系统。其特点是：

第一，经络的结构在本质上是功能性的，是一种功能子系统，由相关解剖系统的相关功能项相互作用组织而成，作为一种"过程流"而存在和发挥作用，功能一停止，结构即消失，在解剖台上不可见。

第二，经络结构在整体水平上具有作为经络系统特有的属性、功能、行为，即经络的系统质，它虽系于若干相关解剖结构的众多相关功能项，但既不同于各相关功能项，也不等于各相关功能项的相加和，具有"整体不等于部分之和"的性质。

第三，经络在功能上与已知解剖结构的功能相交叉，但它只涉及相关解剖结构的部分相关功能项，并不包括其全部功能；经络系统的一些特有功能，特别是其整体水平上的整体性功能，并不由已知解剖结构直接负载，无法从已知解剖结构直接说明。

第四，经络的功能结构有其时间形态。一方面是结构形成的发生过程，它不是胚胎时期某种功能结构的简单的遗留，而是由胚胎的自我调节功能分化、特化而发展成的功能子系统；

---

① 胡翔龙，等.中医经络现代研究［M］.北京：人民卫生出版社，1990：249

另一方面是经络功能日常活动的时间形态，如速度、节奏、周期及不可逆性等。

第五，经络的功能结构有其空间形态。即经络功能活动的长、宽、高三维坐标，它在空间上与已知的解剖形态相交叉，但并不完全重合，更不独立地在特定的空间范围稳定地积聚物质能量，不形成实体结构形态，因而不具有解剖特性。

第六，经络的功能结构具有网状形态。其结构包括若干层次和分支，最基础的是由少数功能项形成的一些简单的"功能轴"，由若干"功能轴"再形成较大的"系"，由此再向上形成"经""络"，最后形成整个经络系统。其中各个"轴""系""经""络"的功能内容、结构形态各具不同的特征。

总之，经络的功能性结构的基本特性与解剖结构有着原则性的差别，需要从新的视角来研究和理解。上述讨论当然还是理论性的，经络的功能性结构的具体形态和具体特点，在未来的研究中会从各个方面作出具体阐明。

2. 五藏的非解剖特性

（1）中医对五脏的解剖学和非解剖学两种认识：根据中医学的理论和实践，根据中西医结合研究和中医现代研究所提供的最新事实，人们可以清楚地看到，中医所论之心、肝、脾、肺、肾，实际上包含着两种不同的认识，应当明确地将其区分开来。

第一，解剖学的认识。从解剖学的角度，认识了人体的解剖器官"五脏"，即心脏（heart）、肝脏（liver）、脾脏（spleen）、肺脏（lung）、肾脏（kidney），这种认识与西医学是完全一致的。早在《难经》中就有明确的记述，谓"心重十二两，中有七孔三毛"，"肝重二斤四两，左三叶，右四叶"，"脾重二斤三两，扁广三寸，长五寸"，"肺重三斤三两，六叶两耳"，"肾有两枚，重一斤一两"，对于"五脏"的这种解剖学认识，绝不亚于大体同时代欧洲的盖仑。

第二，超解剖的认识。从藏象学说的角度，认识了解剖学的"五脏"之外的5个功能子系统，即心藏、肝藏、脾藏、肺藏、肾藏这"五藏"。这五"藏"各有自己特定的生理、病理特征和内容，与同名的解剖学"五脏"有明确的区别，是中医学有别于西医学的一项重要内容，其突出特点在于它的超解剖性，是中医学对医学科学的一项重要贡献。

（2）把"五藏"与"五脏"明确地区别开来：现有的中西医结合研究往往从解剖学的观点来理解"五藏"，因而常常遇到困难。

应当把"五藏"与"五脏"明确地区别开来，以科学事实为依据，着重于研究、阐明"五藏"是超解剖的功能子系统。

解剖学"五脏"的结构和功能已经比较清楚，而超解剖的"五藏"的内容远远超出于那"五脏"，差不多每一"藏"都涉及或包含着多个器官的多项功能，形成一个相对独立的功能单位，但又不是独立的解剖学单元，是相当典型的功能子系统。

（3）肾藏功能子系统：肾藏的研究显示，肾藏的虚实变化与肾器官有一定关系，但不是主要的，其主体性内容是与神经、内分泌、免疫系统相关。

已证明，"肾阳虚的主要发病环节是下丘脑（或更高中枢）的功能紊乱"，涉及下丘脑—垂体—肾上腺皮质轴、下丘脑—垂体—甲状腺轴、下丘脑—垂体—性腺轴的不同环节、不同程度的功能紊乱。"肾阴虚是以下丘脑—植物神经功能失调为主，同时也有体液改变；肾阳虚是以下丘脑—内分泌功能减退为主，同时也有植物神经功能的改变……肾虚时免疫功能的改变是随着植物神经和内分泌功能的变化而变化的。"[①]（图8-2）

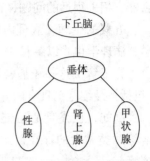

图8-2　肾藏功能子系统模型

有人已提出："肾脏是具有功能性结构的功能子系统。"[②]

（4）脾藏功能子系统：脾藏的研究显示，其功能与解剖学上的脾器官相去甚远，而是与自主（植物）神经系统、消化系统密切相关，并与免疫、蛋白质代谢、内分泌等有一定关系，是包括了消化系统的主要功能，并涉及自主神经、内分泌、免疫、血液、代谢、肌肉等多方面功能的综合功能单位。[③]

大量事实说明，脾与胃肠道内分泌功能、迷走神经功能有密切关系。"有人提出把胃、肠、胰内分泌系统（简称G-E-P系统）加上迷走神经，来代表中医的脾的功能，并认为G-E-P系统是APUD系统外周分布的重要组成部分，而下丘脑—垂体的神经内分泌细胞是APUD系统在中枢神经系统的重要组成部分。

正因为如此，G-E-P系统与下丘脑—垂体、内分泌功能的关系，可能是中医脾肾关系的物质基础，两者共同参与调节和控制机体的动态平衡。"[④]

有的学者已明确指出："中医脾是人体内将食物潜在能量转化为人体可利用能量并将其提供给人体各部分的一个包括多器官系统的综合功能单位，像现代药代动力学中的'房室'（compartment）一样，是一种现代系统论中的'概念单元'，又不能从系统整体中分割开来研究，而只能在研究者的概念中把它当作一个'单元'或'统一体'来研究。"[⑤]

（5）肝藏功能子系统：关于肝藏，多年研究的结果证明，"中医的肝确是一个难以理解的脏器，与西医的肝脏功能差异很大。"[④]

根据已有研究资料，有人已明确提出："肝藏是人体内调节物质流动和分布的功能系统，其生理解剖基础是人体平滑肌系统。以平滑肌为结构主体的动静脉血管是肝藏贮藏血液和疏泄血液的物质基础；疏泄所具有的疏通、发泄全身气、血、津液使其畅达宣泄的作用就具体体现在人体各种平滑肌的收缩与舒张过程中。"[⑥]

（6）五藏是超解剖的功能子系统：对于心藏和肺藏的研究，同样遇到了与解剖学同

① 沈自尹.中医理论现代研究［M］.南京：江苏科学技术出版社，1988：20-21
② 马淑然.肾脏是人体功能子系统［J］.山东中医学院学报，1992（1）：11-13
③ 国家中医药管理局.建国40年中医药科技成就［M］.北京：中医古籍出版社，1989：39-40
④ 沈自尹.中医理论现代研究［M］.南京：江苏科学技术出版社，1988：22
⑤ 侯灿.对中医基础理论科研的几点意见［M］.临床荟萃，1994：77
⑥ 田进文，石巧荣，韩君.论肝藏的生理解剖基础是人体平滑肌系统［J］.山东中医药大学学报，1997（1）：7

名器官相去很远的问题，正在提出一些与上述情况类似的研究资料和认识结论。

五藏的生理、病理内容不但与同名的解剖器官不同，而且从解剖学和现有的生理学、病理学也难以解释。

为了解决这一矛盾，不少人寄希望于对解剖器官新功能的再认识，发现有些内脏（包括神经细胞）具有内分泌功能。

例如，已发现心脏能分泌 10 多种生物活性肽，已肯定了脑-肠肽、肾素、心纳素等肽类激素的存在，认识了 APUD 系统、胃肠内分泌系统（G-E-P 系统）的作用，等等。

这些新发现可更深入地了解各器官之间的功能联系，但靠这条道路无法把"五藏"与"五脏"统一起来，也难以回答五藏是什么结构、什么形态的问题。

现代科学的功能子系统概念为理解这种存在方式提供了新的理论。大量事实说明，可以明确地把五藏理解为人身的 5 种功能子系统。

实际上，有的学者已经提出了类似的观点："中医脏象学说的各个脏腑，实际上都是以'综合功能'为基础，辅以某些解剖结构而组合成的'系统层次'。"[1]

医学的发展正在揭示，功能子系统在人身上是一种相当普遍而深刻的存在。就中医学已有的认识来看，除了五藏之外，经络、六经、三焦、命门、营、卫等，都带有人体功能子系统的性质。

第三节　人的结构是"过程流"

人的结构不像还原论医学讲得那么简单，结构是解剖形态，功能是解剖结构产生和负载的机能。实际上，生命的结构与功能是一回事，功能是过程的秩序，结构是部分的秩序。贝塔朗菲讲："归根结底，结构（即部分的秩序）和功能（过程的秩序）完全是一回事：在物理世界中物质分解为能量的活动，而在生物世界里结构就是过程流的表现。"[2]

一、结构都有发生机制和过程

20 世纪以来现代科学的主攻方向，是事物、世界、宇宙的起源、演化，使人类一改牛顿时代把事物和世界理解为"既定的"那种观点，清楚地看到，一切现实的存在都有发生过程，"自然界不是存在着，而是生成着并消逝着。"

同时，出现了关于结构是如何发生的专门学科——耗散结构理论，它是关于"结构发生"的理论，从热力学角度揭示了耗散结构的发生学机制，人体是一种典型的耗散结构，我们将在下一章专门讨论；还有协同学、超循环理论等，都是研究系统如何形成结构、如何从无序走向有序的，为认识结构的发生机制和过程提供了科学的理论和方法。

---

① 季钟朴.现代中医生理学基础［M］.北京：学苑出版社，1991：233

② 贝塔朗菲.一般系统论［M］.北京：清华大学出版社，1987：25

现代科学证明了，一切事物的结构都是产生出来的，又是被维持或改变着的，它不是既定的，各有自己的历史，各有自己内在的发生过程，各由特定的内在动力和机制维持着和改变着。外部条件是必要的，但归根到底要通过其内在的组织过程发挥作用。

起源、演化的观点，发生学的观点，是现代科学提供给医学的最重要的理论思想之一。

结构的发生过程，实际上就是结构形成的功能基础。任何结构都是由一定的功能过程建立起来的，又是由一定的功能过程维持着的，这种功能过程的正常与否，既决定着结构建立得如何，又决定着结构形成之后维持得如何。

例如，电视机有特定的结构才有接收信号表达音像的特定功能，但它是由工厂的工人生产和组装起来的，工人的技能、操作工艺及整个流水线上生产功能的正常，是形成电视机结构的前提和基础，哪道工序不正常或各工序之间的功能配合不正常，生产出来的电视机的结构就会有问题。

在这里，首先是产生着结构的功能产生出结构，然后才是结构产生出并负载着其特定功能。

1. 生命结构的发生学前提

生命的结构同样如此。生命的本质在于生命运动，不在于解剖形态。

现代科学已经证明，生命的物质基础是蛋白质和核酸，但蛋白质和核酸本身并不是生命；只有蛋白质与核酸相互作用形成统一体，在其整体水平上呈现出自我更新、自我复制、自我调节的功能，才是生命。

自我更新、自我复制、自我调节是生命运动，是生命的本质。没有这种运动，任何解剖形态都不具有生命。

生命的结构是这三种过程流的表现，这三种过程流之间，以及每一过程流的各项活动内容、各个活动环节之间，其相互作用的功能联系、前后相继的时间联系、同时并存的空间联系，形成或表现为生命的结构，即以功能为基础的"功能—时间—空间"结构。解剖形态不过是这种结构的一个侧面，生命功能一旦停止，过程流结束，结构也随之瓦解，解剖结构形态也随着消失。

正如黑格尔所指出的：

"形态作为活着的东西，实质上就是过程。"[①]

对此，贝塔朗菲有一段很好的说明：

"生命有机体是有层次结构的开放系统。在某一层次看起来持久不变的结构，实际上是靠低一层次的组分的不断交换来维持的。因此，多细胞有机体是在细胞交换并依靠细胞交换来维持自身；而细胞则是在细胞器的交换中维持自身；细胞器又是在它赖以组成的化学分子的交换中维持自身。相应的组分愈小则其更新速率愈快，这可说是一条普遍规律。这就很好地解释了为什么生命有机体在赫拉克利特河流中，并依靠赫拉克利特

---

① 黑格尔.自然哲学［M］.北京：商务印书馆，1980：525

河流维持自身。"①

2. 从发生学角度理解人的结构

人作为最高级的生命，无论其功能和结构多么复杂，都不能改变生命的这种根本性质。人的解剖形态同样有其发生过程，同样是"过程流"。

胚胎学、组织学研究了人体解剖形态的发生、发育、成长过程，及解剖形态形成之后的自我更新过程，这些过程都要靠物质、能量的同化、异化的功能活动来实现，靠自我调节的功能来调节控制。

解剖形态的正常与否，首先取决于自我更新、自我复制、自我调节等功能的正常与否。人的生命运动比解剖形态更基本，人的健康与否，在本质上首先是这种生命运动的正常与否。失去生命运动，解剖形态变成尸体，很快就瓦解。完美的解剖标本与正常人的差别，不在解剖形态上的差异，而在有没有生命运动。

无论对于中医学的现代研究来讲，还是对于整个医学的发展来讲，需要全面地引入发生学概念。

——要把发生学观点引入对解剖形态的研究，如实地认识解剖形态发生、发展、病变的发生学基础。

——要把发生学观点引入生理学、病理学、病因学，研究和揭示器质性病变的内在发生学机制和过程。

——要以发生学观点为基础，把胚胎学、组织学、解剖学、生理学、病理学、病因学的观点前后一贯地统一起来，克服把解剖形态理解为既定的东西的观点，如实把它理解为"生成着并消逝着"的活的东西，把解剖形态的正常态和病变态都理解为这种活的"过程流"的不同"态"，从"过程流"来理解器质性病变的本质及其与功能性病变的关系。

二、区分"功能 A"与"功能 B"

1. 有必要提出"功能 A""功能 B"两个概念

有人说，可以承认解剖结构有发生学机制，但是，这种发生学机制和功能过程是凭空而来的么？它仍然有物质基础，或以特定的结构为基础。因此，归根结底还是结构决定功能。

还有人说，既有功能决定结构的关系，也有结构决定功能的关系，两者是辩证的，正如鸡和蛋的关系，争论究竟是鸡生蛋还是蛋生鸡是无意义的。

这种观点混淆了一些重要的原则界限，在理论上是混乱甚至是错误的。

为了说明这些问题，有必要提出"功能 A""功能 B"这两个概念。②

2. 何谓"功能 A""功能 B"

这种划分是从结构与功能的关系上，把功能对于结构的不同逻辑关系分为两种，把

---

① 贝塔朗菲.一般系统论［M］.北京：清华大学出版社，1987：150

② 祝世讷.深化"证"的研究，发展功能病理学［J］.山东中医药大学学报，1997（2）：88-90

产生结构的功能与被结构产生的功能区分开来。

所谓功能 A，是指建立和维持结构的功能，这是结构的前提和基础，没有这种功能，结构就无从建立，建立了也不能维持。

所谓功能 B，是指已建立起来的结构所产生和负载的功能，在医学上也称为机能，它是结构的派生物，没有特定的结构，就没有这种特定的功能（机能）。

从前述电视机的例子来说，生产工人的技能和操作过程是"功能 A"，它产生出电视机的结构；电视机的结构形成之后，具有了接收信号表达图像和音响的功能，这是"功能 B"。在这里，工人的技能和操作过程当然有其物质基础或结构基础，但是，它绝不是由电视机的结构产生和决定的；电视机负载着接收信号表达图像和音响的功能，但电视机的结构并不是由这种功能产生出来的。无论怎样"辩证"，也不能把这里的"功能 A"与"功能 B"相混淆。

3. 从鸡与蛋的关系类比

不能抽象地谈结构与功能的关系，需要具体化。

从鸡和蛋的关系来讲，且不说生物进化史已经证明，是先有蛋后有鸡（鸡是从卵生动物中逐步分化出来的），就今天面临的任何鸡和蛋的关系而言，只要具体化，就一定能够明白无误地分清谁产生谁，其关系是不可倒置的。

设鸡甲生蛋 A，蛋 A 生鸡乙，鸡乙生蛋 B，蛋 B 生鸡丙，鸡丙生蛋 C……，

其关系是"鸡甲——蛋 A ——鸡乙——蛋 B ——鸡丙——蛋 C……"。

在这里，是鸡甲生了蛋 A，而不是蛋 A 生了鸡甲；是蛋 A 生了鸡乙，鸡乙生了蛋 B，而不是鸡乙生了蛋 A，或蛋 B 生了鸡乙，等等。

在"蛋 A—鸡乙—蛋 B"的关系中，当然不能把蛋 A 与蛋 B 划上等号，不能因为强调"蛋 A 也是鸡生的"而认为"蛋 A 就是鸡乙生的"，或因强调"鸡都是蛋生的"而误以为"鸡甲是由蛋 A 生的"。

在病变的情况下，蛋 B 的病可以是由鸡乙异常所致，但蛋 A 的病绝不是由鸡乙异常所致；鸡乙的病变可能由蛋 A 的异常所致，但绝不是由蛋 B 异常所致。

4. 从"功能 A"认识器质性病变的内在发生学过程

器质性病变与功能性病变的关系，与鸡和蛋的关系在逻辑上是一致的。

提出"功能 A"与"功能 B"这两个概念的目的，是为了把产生结构的功能与由结构产生的功能区别开来。

在病理学上，就是要把引起器质性病变的内在的功能异常，与由器质性病变所引起的功能异常明确地区别开来。

区分"功能 A"与"功能 B"，关键在于认识和肯定"功能 A"的客观存在，及其对于器质性病变的基础性地位和作用。

研究和理解解剖形态的发生学机制，必须落脚于对"功能 A"的认识。人体的任何解剖形态，都是由特定的功能过程建立和维持的，这种功能过程的正常与否，是该解剖形态正常与否的前提和基础，许多器质性病变，正是由于内在的功能过程的异常所致，或在一定条件下被外因所乘而致。

5. "功能 A" "功能 B" 划分的相对性

"功能 A"与"功能 B"的划分是相对的。和"鸡与蛋"的关系是一种无限延长的连续序列一样，结构与功能的关系也是一种连续序列，其基本关系可表示为一个简化模式：

"功能 1 ——→ 结构甲 ——→ 功能 2 ——→ 结构乙 ——→ 功能 3 ——→ 结构丙 ——→ 功能 4 ——→ 结构丁……"

当然实际情况要比这复杂得多，例如，"功能 1"可参与"结构甲"等多种结构的建立和维持，"结构甲"可产生和维持"功能 2"等多项功能，"功能 2"等多项功能又可参与更多种结构的形成和维持，等等，出现越来越复杂的分叉、交叉、网络。

在结构与功能的现实的发生和演化序列中，每一层次或环节上的功能都是在一定的基础产生出来的，它又成为形成新的结构的基础；新的结构又产生出新的功能，去参与下一个层次或环节上的结构的建立和维持。

"功能 A"与"功能 B"相区别的相对性，在于这种划分只是分清功能对于结构的逻辑关系，即对于某一特定结构来讲，是产生结构的功能还是被结构产生的功能。

不论在结构与功能关系序列的什么层次上，也不论功能的具体性质和内容，只要功能处于产生和维持结构的地位，就把它称为"功能 A"；只要功能处于被结构产生和决定的地位，就把它称为"功能 B"，除此之外没有其他特异性的分类标准。

反过来也一样，可以把产生和决定功能的结构称为"结构 A"，把被功能产生和决定着的结构称为"结构 B"，用以表达结构与功能之间的发生与被发生的逻辑关系。

以上述简化模式的关系为例，以结构为坐标来考察，对于"结构甲"来说，功能 1 是"功能 A"，功能 2 是"功能 B"；对于"结构乙"来说，功能 2 是"功能 A"，功能 3 是"功能 B"；对于"结构丙"来说，功能 3 是"功能 A"，功能 4 是"功能 B"，等等。

如果以功能为坐标来考察，对于"功能 2"来说，"结构甲"是"结构 A"，"结构乙"是"结构 B"；对于"功能 3"来说，"结构乙"是"结构 A"，"结构丙"是"结构 B"，等等。

6. "功能 A" 的发生学问题

"功能 A"不是凭空产生的，它有自己的发生学过程和基础。

需要指出的是：

第一，它不是由它所建立和维持着的那一结构所产生的，而是另有基础；由它所建立和维持的那一结构对它可能有反作用，但反作用就是反作用，不是发生学的基础决定作用。

第二，"功能 A"在多数情况下不是单项功能，而往往是多种功能、多项功能的集合或交叉，其中每一种功能或每一项功能一般都各有自己的发生学基础，有的可能发生于较小的结构单元（如细胞或分子），有的可能发生于较大的结构单元（如器官、功能子系统，乃至高层次母系统）。或者说，"功能 A"是由多种结构（功能型的、时间型的、空间型的等等）所负载的多种功能当中的某些功能项共同组成的"功能网"，甚至具有"功能子系统"的某些特性，在一般情况下，要把"功能 A"归结为某一结构（特别是解剖单元）所独立负载的功能是不现实的。

7. 人的结构与功能的基本关系

人的"结构与功能"的关系和"鸡与蛋"的关系并不完全相同，这主要是，鸡与蛋之间一般只存在"生"与"被生"的单向决定关系，基本不存在"被生者"对"生者"的反作用。

在人的结构与功能关系中，还存在着不同程度的反作用，即"功能 A"产生和决定结构，结构反作用于"功能 A"；结构产生和决定"功能 B"，"功能 B"反作用于结构。

其基本关系可表示如下（图 8-3）：

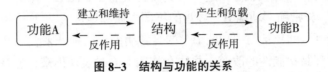

图 8-3　结构与功能的关系

中医和西医对于"功能 A—结构—功能 B"基本关系的理解存在着明显的差异。

西医学注重的是"结构—功能 B"关系，强调功能性疾病是由器质性疾病引起的，不太注重"功能 A"在器质性病变中的地位和作用。本章第一节所引述的西医学关于器质性疾病与功能性疾病关系的那三种论断，集中反映了这种倾向。

中医注重的是"功能 A—结构"的关系，强调"大凡形质之失宜，莫不由气行之失序"，侧重于功能 A 的调理，从阴阳失调、气机失常、正不胜邪等功能性异常来认识和调理疾病，构成辨证论治的主体。各种"证"虽然也常常包括着一定的"功能 B"异常，但不注重查清其与器质性病变的特异关系，而是把"功能 A"与"功能 B"统一起来对待。

按照人的实际情况和每种疾病的具体情况，全面地理解和处理结构与功能的这种关系，是理解中医之"证"与西医之"病"的联系与差别，促进"辨证"与"辨病"相统一，进而促进中医与西医在病理学上相统一的一个重要理论前提。

三、"功能 A"异常导致结构异常

1. "功能 A"异常是器质性病变的内在根据

人的生命活动从生理状态向病理状态的转化，在本质上是一种功能过程。

器质性改变是怎样发生的？只要考虑发生学机制，就不能不承认，器质性病变不过是"功能 A"的异常发展到一定阶段的表现或结果。

尽管外来致病因素的作用不可忽视，但"功能 A"的异常是器质性病变的内在根据，内因与外因的关系在这里不能颠倒。

除了硬性外伤以外，一般情况下，外来因素如果不干扰或破坏"功能 A"的能力和状态，就不可能造成解剖形态的器质性病变。外来因素在哪里引起病变，哪里必定有"功能 A"的异常部位和环节。可以认为，哪里有器质性病变，哪里就首先有"功能 A"

的异常。

有一些器质性改变并不是由外来的特异性因素引起的，而是一种生理性变化所致，这纯是由"功能A"的变化引起的。

因此，器质性病变不过是"功能A"的异常得不到有效的控制，或进一步恶化，或被外因所乘的一种结果。

无论在时间上还是在逻辑上，"功能A"的异常比起结构性改变来，都处于"首先"的地位。

在日常情况下，"功能A"的异常是经常的、广泛的、基本的、深刻的，它大量表现为"纯功能"性异常，在一定条件下可以恶化为结构性病变，结构性病变又作为"二次原因"，再产生出"二次结果"，造成其负载的机能（功能B）异常。

2."功能A"异常和"功能B"异常的不同性质和地位

要把"功能A"的异常与"功能B"的异常明确地区别开来。

这两者虽然都是功能性的改变，往往在临床上同时表现出来，但是，在包含着器质性病变的同一个病变过程中，其性质和地位却非常不同。

"功能B"的异常通常称为机能异常或"官能性疾病"，一般是由特定的器质性病变引起的，因而原则上可从器质性病变找到根据。

而"功能A"的异常却是引起该器质性病变的，不是由该器质性病变引起的，因而原则上不能从该器质性病变找到根据。

人的结构形式是复杂多样的，由"功能A"引起的结构性病变也是复杂多样的。可以有时间结构的改变、空间结构的改变、功能性结构的改变，可以有以功能为基础的"功能—时间—空间"结构的改变，也可以有解剖结构的改变。以解剖形态的改变为主要特征的器质性病变，只不过是人的结构性病变的一种。

无论对于哪一种结构性病变来说，"功能A"的异常都是其主要的背景和基础。

3. 功能性病变与器质性病变的关系

就功能性病变与器质性病变的关系来说，其基本的逻辑关系可简要地表述如下（图8-4）：

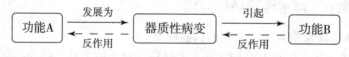

图8-4　功能性病变与品质性病变的关系

从疾病发生、发展的时间、空间全局来看，功能性病变比起器质性病变来具有更基本的性质。

因为，人的以自我更新、自我复制、自我调节为核心的基本生命活动实际上呈现为一种亚稳态，围绕着"健康轴"在一个"正常范围"内运动着。

——由于内外条件的变化，其功能活动经常地会发生动荡，在许多情况下有些功能会不定型地偏离到"正常范围"的边缘内外波动，进入"未病态"或"亚病态"；

——亚病态得不到及时的良性调节，进一步恶化，会发展为功能性异常、功能关系（关系网）紊乱、功能子系统异常、人的系统质异常等功能性病变，在临床上表现出特有的证候；

——同时，这类功能性异常又从"功能A"的地位去影响有关的结构，引发结构性病变，其中就包括器质性病变；

——结构上的病变则进而引起所负载的机能的异常；

——结构性病变及其机能异常会反作用于原发的功能异常、功能关系紊乱、功能子系统异常、人的系统质异常等，进一步促进这些病变的恶化，形成恶性循环。

目前的临床诊治已越来越多地提出了如何认识和调控"功能A"的问题。

例如，骨质疏松的发生过程，血管硬化的发生过程，冠心病和中风先兆的慢性积累过程，糖尿病的形成从糖耐量低减到化学性改变再到血管、神经损害的发展过程，等等。

不少人提出了器质性病变的"量变积累"问题；有的把中医的"治未病"与"治已病"统一起来，提出了"病因积累学说"；有的把"治"与"防"统一起来，在心脑血管疾病的防治中提出了"预适应"概念和方法。

四、"证"首先是"功能A"失常

"证"的病理内容并非必然地排除器质性病变，但在本质上是功能性的，几乎包括了亚病、"功能A"异常、熵病、功能关系紊乱、功能子系统异常、人的系统质异常，以及器质性病变及由此引起的功能B异常，比较全面深刻地反映了功能性病变的内容，及其与器质性病变的关系。

从现代科学特别是人体科学的最新理论来看，各种"证"分别从不同的角度或层次具体地反映着病人的功能异常的病机（病因、病位、病性、病势），每一"证"都有具体的特征，形成一种特定的"态"，表现出特定的"候"。可以说，"证"是各具特征的功能疾病态。

一方面，各种"证"有着共同的本质特征，即所反映病变的功能性。尽管辨证论治体系十分庞大，所辨的各种"证"分类相当复杂，但各种"证"都有其共性，那就是从功能的角度来反映和概括病变本质的。

另一方面，每一"证"又是各具特征的，都是特定的功能发生的特定的异常所呈现的特定的"疾病态"，都有其特定的病变内容和表现形式，具有相对独立性，因而可以辨别开来，分别予以考察、调理，这是不同"证"的不同个性，即每一具体的"证"作为疾病态的特异性。"证"的这种特异性主要表现在，每一"证"所反映的功能性病变的病机不同，即病因、病位、病性、病势都是各具特征的。

例如，阴虚与阳虚、肾阴虚与肾阳虚、心阴虚与心阳虚、心气虚与心血虚、肝血虚与肝气郁、肝气郁与肝气逆等，都是功能性病变，但又是各具特征的。太阳表虚证与太阳表实证都是太阳病，但又是各具特征的，前者表现为发热、汗出、恶风、头痛、鼻鸣干呕、舌苔薄白、脉浮缓，后者表现为发热恶寒、头痛身疼、无汗而喘、腰疼、骨节痛疼、胸满、舌苔薄白润、脉浮紧，等等。

这些不同的"证"在病机（病因、病位、病性、病势）及临床表现上各不相同，各自形成特定的功能疾病态。因此，新的研究要从人的功能角度，把"证"如实地作为人的功能异常的特定"态"来研究。

第四节　发展功能病理研究

一、疾病在本质上首先是功能性的

这里所讲"在本质上"，是从人的病变的全局，从发病的基本规律而言，不是指在每一具体情况下。所谓"首先是"，是从发生学的观点看病变的全过程，相对于器质性病变而言，功能性病变处于首先的地位。

功能性原理的基本思想是强调，人的病变在本质上首先是功能性的，功能性病变比器质性病变具有更广泛、更深刻、更基本的性质，器质性病变只是人的多种病变中的一大类，是功能 A 异常发展到特定阶段或被外因所乘的产物或表现。

目前，在功能性病变与器质性病变关系上面临的各种困难，在很大程度上是由于受解剖学有局限造成的。按照解剖学的观点来理解人的结构，及结构与机能的关系，从结构解释功能，忽视甚至无视结构内在的发生学过程；按照病理解剖的观点来理解人的病变本质，及器质性病变与功能异常的关系，从器质性病变解释功能性病变，忽视甚至无视器质性病变的功能异常基础，其结果，必然是忽视甚至无视器质性病变之外的功能性病变的客观存在，对功能性病变缺乏必要的深入的研究，因而不能全面深入地认识功能性病变与器质性病变的辩证关系。

因此，要克服这种困难，必须冲破解剖学的局限，走向解剖学之外、之后，从更广阔的视野来认识功能性病变与器质性病变的关系。器质性病变是一种真实的客观存在，把它"化解"为功能性病变是不应该的。非器质性病变、功能性病变同样是真实的客观存在，把它归结为器质性病变也是不应该的。如何把这些不同性质、不同类别的疾病统一到一种更为宽广的认识视野之内？如何把西医以器质性病变为主的病理学与中医以功能性病变为主的病理学统一起来，发展为更加完备的新的病理学？这是摆在中西医工作者面前的重要任务。

二、向"器质性病变之前"推进

1. 研究器质性病变的发生学过程

必须肯定器质性病变的客观存在及其重要地位。

但是，人体发病绝不是从此才开始的，它不过是病变过程发展到一定阶段的一种特定表现或结果。

要把视野推进到"器质性病变之前"，研究器质性病变的前驱性改变，研究其形成和发展的内在发生学机制和过程，即"功能 A"的改变和对器质性病变的作用。

2. 要研究"功能 A"异常的具体内容

每一种器质性病变都会有其特定的"功能 A"基础，一般不会是单一的某功能项，往往包括着多种、多项功能，且分别起着不同的作用，应当力求分别认识清楚，以便找到具体的调节控制目标。

3. 要研究"功能 A"怎样引起器质性病变

"功能 A"异常对器质性病变的作用具有不同的程度，有时可能"功能 A"仅发生一般的异常，不足以引起器质性病变，处于较单纯的功能性异常状态。

有时"功能 A"异常到影响组织结构的状态，进入器质性病变的发生期，但还没有成形，没有引起"功能 B"异常，深入检查可发现病变，但没有典型的临床表现。

有时引起较重的器质性病变，可有明确的病理解剖或病理生理的改变，进一步引起"功能 B"异常，产生典型的临床表现。

4. 要研究"功能 A"与外来因素对器质性病变的作用关系

器质性病变有时可能是较单纯的"功能 A"异常所致；有时可能是"功能 A"异常又被外因所乘，可以以"功能 A"异常为主，也可以以外因作用为主；有时可能"功能 A"的异常本身就与某些外因的作用直接相关。

5. 要研究"功能 A"异常的基础和机制

"功能 A"及其异常都不是凭空产生的，在每一具体情况下，都应当注意弄清其发生学基础和机制，以便为调节和控制"功能 A"的异常开辟道路。

由于"功能 A"不是单一的某项功能，一般是一个功能集合或一个功能网，参与这个"集合"或"网"的每一项功能往往是另外的某种结构的"功能 B"，因此，它们的异常往往与那种结构的状态直接或间接地联系着，具体情况往往相当复杂，应当尽可能地逐步弄清，尽可能地为认识和调控"功能 A"的异常开辟道路，不应当因为其复杂而否定这种背景和基础的作用。

三、向"器质性病变之外"开拓

1. 非器质性病变更加普遍

除了需要注意器质性病变的发生学过程之外，还应注意"器质性病变之外"的多种病变过程。

这里很重要的一个问题是：什么是疾病？

是不是只有发生了或发展到器质性改变才算疾病？非器质性病变，"亚病态"，在"亚病态"与器质性病变之间的大面积的"过渡带"发生的各种异常，是不是病变过程，在不在病理学的视野范围之内？在不在防治范围之内？

中西医对这个问题的认识是不同的，临床处置也不同。

中医学是把"防"和"治"统到一起的，是把"治未病"与"治已病"统到一起的，要求医家从指导养生到治未病再到治已病一以贯之地统筹看待和处理，不论发生在哪个环节上和什么程度的异常或病变，也不论是单纯的功能异常还是包含着某些器质性异常或已发展到器质性病变，都在其注意的视野之内，都要积极地进行适当的调理，使其恢复正常。许多情况下只是一般的功能异常，病人有不适，临床只有不典型的表现，但也有法有方进行调理，有些病变被专称为"调理病"。

这种把病变从潜到显、从渐到甚统一起来对待的观点和方法，更符合人的病变发展的实际情况，更符合广大群众处于不同病变阶段的复杂就诊情况的需要，也更符合新的医学模式的要求。

非器质性病变实际上比器质性病变更为广泛和普遍，更具有常见性和多发性。

2. 非器质性病变的主要内容

非器质性病变是多样的，除了通常所说的"机能异常"或"官能性疾病"之外，还有许多重要情况需要作更深入、更具体的研究和理解。

（1）人的系统质异常：系统质是人的整体性属性、功能、行为，"人病"首先是人的系统质异常，影响它的因素有4个方面：一是人与环境的关系失调；二是整体与体内各部分的关系失调；三是体内各部分之间关系失调；四是体内实体的或非实体的要素发生病变。

系统质病变的具体情况往往多样复杂，但一般不与某一器质性病变特异性地直接对应。

（2）功能子系统的功能异常：功能子系统是人的一种功能性结构，无论其异常只是一般的功能性的，还是发展为结构性的，实际上都是功能性病变，都不具有器质性病变的特征。

我们前边讨论到的那些功能子系统，都可以出现异常，表现为特定的自觉症状或临床指征。在目前已知的大量综合征中，实际上就包含着许多功能子系统病变的情况。

（3）相互关系或关系网异常：实体性要素或非实体性要素之间的关系，各种功能项之间的关系，各种过程流的前后环节之间的关系，较为定型的和不太定型的"关系网"，都可因内外条件的波动而发生异常，可有一过性的，也可有持续性的。

这种病变在广大人群中经常和广泛地发生着，有些不经调理可自行恢复正常，有些不经调理难以恢复正常，或者长期处于失调状态，或者进一步恶化为器质性病变。

中医所论的"失调"实际上包含着相当多的这类情况，西医以"紊乱"命名的疾病相当多的也属于这种情况。

（4）时间型结构的异常：人的"内部时间"形成每一个个体特定的生命节律，在分子、细胞、组织、器官、系统、人的整体等层次上，各自形成自己的特定的时间序，各层次之间的相互作用也形成特定的时间序，无论每一层次内部还是各层次之间，时间序的失调也形成特定的病变。

目前时间医学的研究开始掌握这方面的病变规律。

（5）"亚病态"或"未病态"：按现有病理概念它还不算正式的病变过程，但人们越来越认为，它是不可忽视的。

它是所有病变的前驱期，从这个时期开始进行调理，比起等其发展恶化为器质性病变再来治疗，要有效得多，经济得多，也科学得多。

医学家们一直强调"防重于治"，要"早防早治"，这不仅是防治学的问题，同样是病理学的问题。

"亚病态"或"未病态"应当作为病理学的重要内容。

（6）解剖形态所负载的机能异常并非完全是由器质性病变引起的：因为，影响某一解剖单元的机能的，不只是其解剖形态是否正常，还有与其他解剖单元之间在功能上的相互作用，及所受上一级系统（或环境）在功能上的调节控制，因而，不发生器质性改变，其机能照样可以异常，往往带有纯功能性改变的特征，所以"运用目前的检查技术还查不出任何器官组织结构上的变化"。

现已知的各种官能症、综合征中，有不少属于这种情况。

（7）心理性病变：不能简单地把心理性病变仅仅归结为心理生理学发生的问题。

医学心理学和心理医学的研究日益认识到心理性病变的多样性和复杂性，它可以是"纯心理"的，也可以发展为有生理生化改变的，也可以参与器质性病变的形成和发展过程。

其他，还有一些更为复杂的非器质性病变。如近十多年提出的"熵病"，是机体内外能量交换异常或障碍，也是一种非器质性病变。

四、全面认识功能性与结构性病变

1. 对人的多种病变要有统一的认识

病理学的研究对象应当是整个"人"的病变，而不应当仅限于器质性病变，需要以"人"为坐标，对人所发生的结构的与功能的、器质性的与非器质性的等各种不同性质的病变，以及每种病变的发生学过程和在各个不同演变阶段上的不同特征，既分清其差别，又揭示其联系，从整体上形成一种统一的认识。

根据目前已有的研究资料，这种认识的基本框架可简要地用图 8-5 表示。

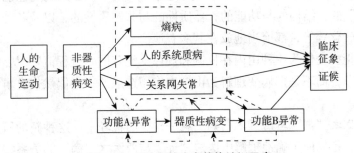

图 8-5　人的多种病变整体认识示意

在这个示意图里，强调了几个重要因素。

第一，为了便于说明，把功能关系紊乱、功能子系统异常、人的系统质异常等统称为非器质性病变，表明它是独立于器质性病变之外的另一类病变。

第二，在相互关系上，以实线表示正向作用，以虚线表示反作用。

第三，在非器质性疾病与"功能 A"之间，不只是相互影响关系，而是具有直通关系，即非器质性病变在有些情况下其本身就具有"功能 A"的地位和作用，在更多的情况下具有参与或转化为"功能A"的作用。

中医病理与西医病理在视野上的差异，在这个图示中可以较为清楚地看出来。

2. 中医病理研究的特色和不足

中医对病的研究以临床为基础，临床上有什么疾病就注意和诊治什么疾病，其视野的焦点是临床证候，不是人的解剖形态和器质性改变；其视界从未病到已病，从非器质性疾病到器质性疾病，从"功能A"异常到"功能B"异常，较为广泛地反映了临床所见疾病的各个方面。

其不足在于没能向微观深入，以揭示这些病变过程的具体机制和相互关系的各种细节。

3. 西医病理研究的特色和不足

西医病理学的研究是以解剖学为基础，以生理生化知识为支柱的，其视野的焦点是解剖形态的器质性病变和物质成分的改变，以器质性病变为中心展开对疾病的认识，从"结构决定功能，功能反作用于结构"的观点来解释器质性病变与功能性病变的关系；其视界主要集中于器质性病变和由其引起的"功能B"异常，以及可从这种关系解释的一些病变。

虽然已遇到大量的非器质性病变和"功能A"异常，也力图按器质性病变与"功能B"异常的关系来解释，但是仍暴露出其理论上的困难和治疗上的局限。

4. 以功能为基础发展新的病理研究

（1）扩大病理研究的视界：新的病理研究的视野应当更加完备，视野的焦点应当放在功能性病变与器质性病变的相互关系上，或者再向前推，放到功能性异常上，把结构性、器质性病变理解为功能异常发展到一定阶段的产物或表现。

视界应当以人的正常生命活动为"起点"，以病变的各种临床表现为"终点"，把"起点"与"终点"之间发生的各种异常变化都收入眼中，亚病的与已病的，"功能A"的与"功能B"的，结构的与功能的，器质性的与非器质性的，以及各种异常变化之间的相互作用和转化等等，都恰当地放在其应有地位。

要如实地把病变作为一种由内在机制和规律支配着的"过程流"，从病变的"全程"进行考察和调节，而不是把病变理解为由外来作用造成的一种偶然伤害事件，孤立地去处理一次事件。

（2）把中医之"证"与西医之"病"统一到新的视野中：这种新的研究所要解决的一个重大问题，是如何正确地理解中医之"证"与西医之"病"的关系，如何把两者统一到新的视野中？

中医"辨证"与西医"辨病"之间的差别，除了前边几章所讲的系统质病与要素病的差别、关系性病变与实体性病变的差别以外，更深刻的是功能性病变与器质性病变的差别。

实践已经证明，"辨证"与"辨病"的统一，绝不可能在中医和西医现有的病理观点和病理知识的基础上直接实现，也绝不可能把中医之"证"与西医之"病"一一对应地"结合"起来。

　　需要发展新的研究，全面地揭示人的功能性病变与器质性病变的各种复杂情况，揭示功能性病变与器质性病变的复杂关系，形成一种更加完备的疾病图景。在那里，"证"有自己独立的特性和位置，"病"有自己独立的特性和位置，"证"与"病"的差异客观地显示出来，"证"与"病"的各种联系也揭示出来。

　　这种新研究的理论成果必然建立起新病理学，把"证"的特定性、"病"的特定性、"证"与"病"之间的差异、"证"与"病"之间的联系，以及对于"证"和"病"之外的许多新认识，等等，都统一到一种新的病理理论体系中。

【思考题】

　　1. 什么是功能性原理？

　　2. 什么是结构？常见的分类有哪些？

　　3. 什么是功能子系统？功能子系统有哪些特点？

　　4. 从功能性原理的视角，谈谈您对"大凡形质之失宜，莫不由气行之失序"的理解。

第九章　有序性原理 ▷▷▷▷

扫一扫，看课件

【导　读】

【教学目的与要求】
掌握：有序性原理的定义、耗散结构的定义与特点。
理解：人的有序稳定的内涵、熵病的定义与分类。
了解：耗散结构的熵变化。
【重点名词】 有序性原理　耗散结构　熵　熵增加　有序稳定

第一节　中医系统论的有序性原理

一、有序性原理

有序性原理是中医系统论的第六原理，揭示和总结有序是人的深度复杂特性。该原理表述为：人的健康不仅是稳定，更是有序，是有序稳定；疾病不仅是失稳，更是失序、失序而失稳。

二、有序是生命的深度复杂性

有序性问题的提出，使我们看到，一个系统的状态，人的生命是否健康，不仅仅有是否平衡、是否稳定的问题，还有什么性质的平衡、什么性质的稳定的问题。具体来说，是无序性的平衡、稳定，还是有序性的平衡、稳定？

现有的研究已经证明，热力学上熵极大的平衡态是无序的，人的生命所保持的稳定态是有序的，是有序稳定。

同时也发现，有序稳定的"有序性"也是由特定条件建立和保持着的，随着条件的波动它也会发生变化，即系统的有序性的变化，可从有序性低走向有序性高，也可从有序性高走向有序性低。

这样，有序性的变化和状态，成为人的生命的质量，即健康水平的更深刻的内在本质。因此，研究人的有序性，是深入理解人的健康与疾病的内在本质的一个新方向。

1. 生命热力学的有序问题
生命和人体作为开放的热力学系统，对其本质特性的认识需要注意几个层次：

第一，它的非平衡的稳定性。它在物质、能量的代谢中不走向熵极大的热力学平衡，而是在非平衡的条件下保持着稳定状态。

第二，它的非平衡稳态的保持机制与一般的热力学系统不同，即其"有机性"。

从现代科学的观点来看，生命的有机性主要在于其自组织性、有序性，即通过自组织过程走向有序，并在特定有序度上保持稳定的特性。

生命和人体不同于一般热力学系统的突出特点在于，从环境输入的物质、能量通过同化过程要转化为机体本身，分子的复制、细胞的分裂乃至整个机体的全部组织的建立和更新，以及必要的自由能的贮存，是一个把非生命的物质、能量组织为生命机体的过程。在这个过程中，不仅仅是物质、能量在形态上发生着改变，更重要的是在有序化程度上发生了改变，组织的过程就是有序化或提高有序度的过程。

生命和人体在维持生命活动的过程中要做功，通过异化过程"燃烧自己"，能量要耗散，组织成分要更新，细胞要老化死亡，要把代谢产生的废物排出体外，但机体并不通过这一过程把自己燃烧掉，不通过这一过程把自己拉向熵极大的热力学平衡（除非进入太平间状态）。

贝塔朗菲指出：

"生命有机体在其组分连续不断的更替中维持自己；新陈代谢是生命系统的一个基本特征。按照它本来面目说来，我们有一部由燃料组成的机器，不断消耗它自身，然而又维持它自身。这样的机器，在今天的技术上是不存在的。换句话说，一个有机体的类机器的结构，对于生命的有序过程来讲不能说是终极原因，因为机器本身要在有序的过程流中才能维持。因此，本初秩序一定存在于过程自身之中。"[①]

生命是靠非生命的物质、能量来建立和维持的，生命的物质、能量与非生命的物质、能量有什么区别？物质、能量从非生命形式向生命形式的转化发生了什么？最早的非生命物质、能量怎样转化为生命机体的？生命在物质、能量的输入、转化、输出过程中怎样建设和保持自己的？生命怎样对抗热力学第二定律不走向平衡态而是保持一种高级组织状态的？系统科学特别是其中的系统自组织理论，正在研究这些问题并给出了重要的回答，最值得注意的是系统论的有序性原理和耗散结构理论的成就。

2. 从有序的不同水平区分了稳定的不同性质

把稳定与有序统一起来，大大推进了对稳定的内在本质的认识，推进了对人的健康与疾病的理解，即不仅要考虑是否稳定，更要考虑是否有序。

从有序的不同水平区分了稳定的不同性质。系统的熵或信息是变化的，其有序性是变化的，可以在不同的有序水平上形成稳定态，虽然都是稳定的，但其内在的质却是不同的，不同有序水平的稳定有质的差别，不能混淆。

例如，砂粒、大山、细菌、多细胞、低等生物、人，等等，都可以是稳定的，但其稳定的内在本质却差别很大。

特别需要注意的是，要把有序稳定与无序稳定明确地区别开来。过去有人曾经用

---

① 贝塔朗菲. 一般系统论［M］. 北京：清华大学出版社，1987：132

"稳定"来定义健康，但发现有许多稳定态并不健康（如聋、哑、盲、人瘤共生等都可达到某种稳定态），而有些稳定的打破并非不健康（如妇女怀孕、胚胎发育、儿童成长等），就是因为在稳定的背后还有更深刻的有序问题，有序度的改变是影响人的健康与疾病的更为深刻的内在规定性，这就为研究和理解人的更深层次的生理、病理机制打开了道路。

3. 系统的进化阐明了有序稳定是最佳状态

进化的本质是有序度的提高，生、长、壮、老、已是有序性变化的抛物线轨迹，每一种自然系统，生物的每一个物种和个体，其进化、生长过程，都是从无序走向有序，从有序度低走向有序度高，达到该系统或物种能够达到的最高水平，并在那里稳定下来，形成有序稳定，是它们各自的目标值，或称为健康态。

不同的系统，不同的物种，不同的个体，其稳定的有序水平不同，目标值不同，特定的系统（个体）按其目标值达到并保持其特定的有序度，即达到和稳定在特定的有序度上，就是该系统的最佳状态。

人的健康同样是达到和稳定在特定的有序度上，是保持特定有序度的一种稳定，与人的这种特定有序度相对应的目标值，生理学已发现了许多常数，往往用这些常数来界定健康。

因此，非健康态或疾病不仅仅是"失稳"，更是"失序"，中医所讲的各种"失调"，各种以"紊乱"命名的疾病，都是对于有序度下降为病的认识。

4. 从有序性的变化看健康与非健康的转化

首先，健康不是任意的平衡或稳定，是按目标值达到并保持在特定的有序度上，是在特定有序度水平上的有序稳定。这种稳定可以"失稳"，但只要有序度不下降，就仍在健康（正常）范围，有序度的下降才是对健康的偏离。

其次，有序度的改变必然引起"失稳"，但由于有序度的改变有两种不同的方向，因此"失稳"也有两种不同的性质。

一种是有序度的提高，打破原有的稳定，那是进化、生长，是健康的表现；

二是有序度降低，也打破原有的稳定，那是退化、衰亡，是偏离健康或发生病变的表现。分清有序度改变的不同方向，也就可以分清人体稳定态的打破究竟是健康还是病变的表现。

三、不能用"平衡"定义健康

在医学史上曾有不少医学家主张用"平衡"定义健康，在理论和实践上都没有行得通。迄今为止，建立的"平衡"概念已有多种，在哲学、自然科学、社会科学等各个领域，都有自己特有的"平衡"概念，每一个概念都有其特定的具体含义，用以描述各个学科领域特定的平衡现象，虽然可以借用其中的某些平衡概念来描述人体中的某些现象，但是，至今还没有建立起专门的可以从整体上描述人的健康的"平衡"概念。这是因为，人的生命过程是复杂的，健康的具体内容是复杂的，其中有些内容是平衡的，有些内容则是不平衡的、打破平衡的、或远离平衡的，有些内容则是不能用是否平衡来界定的。因此，虽然可以在健康状态中找到不少可以用"平衡"来描述的现象，但要从整体上把健康定义为"平衡"却是困难的。

1. 哲学的"平衡"范畴不能定义健康

"平衡"首先是一个哲学范畴，是从矛盾和运动的角度作的高度抽象和最一般的规定。有代表性的定义有以下两种：

一种是恩格斯从运动和静止的角度来定义的：

"平衡是和运动分不开的"，"相对静止即平衡"。[①]

"绝对的静止、无条件的平衡是不存在的。个别的运动趋向于平衡，总的运动又破坏平衡。因此，出现静止和平衡，这是有限的运动结果……。"[②]

恩格斯的这些论断，是从运动的角度来把"相对静止"理解为"平衡"，也就是说，"平衡"与"相对静止"基本上是同义的。唯物辩证法认为，运动是绝对的，静止是相对的，在一定条件下形成相对静止，又由绝对的运动打破它以推动事物的发展。物质的运动有多种形式，机械的、物理的、化学的、生命的，等等，所谓"生命在于运动"，既强调了生命的本质是运动，也强调了健康的本质在于运动。如果用"平衡""相对静止"来定义健康，那就等于说，只有"相对静止"才是健康的，绝对运动是不健康的，这在理论上显然是不能成立的。作为解剖标本的尸体是"相对静止"和"平衡"的，但不是健康。

另一种是毛泽东从矛盾的角度来定义的，他说：

"所谓平衡，就是矛盾的暂时的相对的统一。"[③]

从毛泽东的这一定义来看，"平衡"是与"矛盾的统一"同义的。对立统一规律指出，矛盾是对立面的统一，矛盾的斗争性是无条件的、绝对的，是推动矛盾转化的内在动力；矛盾的统一性是有条件的、相对的，是以斗争性为基础的。矛盾在一定条件下表现出统一性，在另外的条件下又被斗争性所打破，实现矛盾的转化，即事物的发展，这是"生命"所在。人的生命和健康包含着多种矛盾关系，每一种矛盾都是在斗争性与统一性的矛盾运动中转化，实现生命的运动和发展，如果用"平衡"即"矛盾的暂时的相对的统一"来定义健康，那么，矛盾的绝对的斗争性就是不健康的，由斗争性打破统一性推动矛盾转化就是不健康的，这在理论上也是不能成立的。

从哲学的观点来看，人的健康是绝对运动与相对静止的统一体，是矛盾的斗争性与统一性的统一体。在这种统一体中，的确存在着"运动的相对静止"和"矛盾的相对统一"的状态，但是，这种状态不能与健康直接画等号。因为，第一，这种状态不是健康态的唯一内容，还有"绝对运动"和"矛盾的斗争性"同时存在着。第二，这种状态是"标"不是"本"，在其背后还有更深刻的本质，"相对静止"是"绝对运动"在特定条件下的表现，归根到底是"有限运动的结果"；"矛盾的相对统一"同样是"矛盾的斗争性"在特定条件下的一种结果。因此，对健康的定义，必须首先把"绝对运动""矛盾

① 恩格斯.自然辩证法［M］.北京：人民出版社，1984：145

② 恩格斯.反杜林论［M］.北京：人民出版社，1970：59

③ 毛泽东选集·第五卷［M］.北京：人民出版社，1977：375

的斗争性"包括在内，离开这种规定性，孤立地从"相对静止""矛盾的统一"来定义，在理论上必然难以成立。

许多人引用恩格斯的下面一段话来论证"健康是平衡"："物体相对静止的可能性，暂时的平衡状态的可能性，是物质分化的本质条件，因而也是生命的本质条件。"① 把这句话放到其前后文的整体中来看，恩格斯是在论述平衡是运动的相对静止时，从天体的运动与相对静止、太阳的运动与相对静止、地球的运动与相对静止，一直论述到生命的运动与相对静止，所讲的是相对静止和平衡状态的"可能性"是物质分化的"本质条件"，也是生命的"本质条件"。在这里，相对静止和平衡状态的"可能性"不就是"平衡状态"，生命的"本质条件"更不能与"健康"相混淆，所讲的是"相对静止（平衡）的'可能性'是生命的'本质条件'"，而不是"相对静止（平衡）是生命（或健康）的本质"，绝不能由此导出"平衡是健康"或"健康是平衡"的结论。

医学家们经常以事实来证明"健康未必平衡"，"平衡未必健康"。常见的例子如，分子的解链复制要打破平衡，细胞的分裂要打破平衡，精子与卵子的受精要打破平衡，母亲怀孕要打破平衡，胎儿的发育要打破平衡，儿童的成长要打破平衡，有些疾病的治疗和痊愈要打破原有的平衡，等等。而许多疾病状态可以建立各种不同的平衡，如失聪平衡态、人瘤共生态、阴阳两虚态，等等。

2. 自然科学的"平衡"概念不能定义健康

哲学的"平衡"范畴是高度抽象的，现实存在的平衡现象是具体的，自然科学的各个学科研究了自然界的各种平衡现象，建立了各种具体的"平衡"概念。

物理学研究了力学、热学、光学、声学、电磁学等领域的平衡现象，提出了"力系的平衡""稳定平衡""不稳定平衡""随遇平衡""相平衡""多相平衡""热平衡""热动平衡""动态平衡"等概念，分别有其特定的具体的科学定义。例如，"力系的平衡"是指"几个力同时作用于一个物体，而物体运动状态不发生任何改变的情况"（如拔河、三脚架等）；"稳定平衡"是指"静止物体受到微小扰动后能自动恢复原位置的平衡状态"（如不倒翁）。人的生命过程包含着非常复杂的物理运动内容，在这些具体的物理运动中会找到一些上述的平衡现象，但是，用上述任何一种具体的"平衡"概念都难从整体上定义人的健康。

不少人把物理学的"动态平衡"概念引入中西医结合研究中，经常用来讨论"阴阳的动态平衡"，然而，这个概念在物理学中早已有其明确定义，是指："物质系统在达到宏观热动平衡时相应的微观运动状态。"如，在密闭容器内水和它的蒸气的平衡。许多人只是从类比的角度笼统地认为阴与阳之间的关系有点类似"动态平衡"，但无论如何都不能从物理学的"动态平衡"来说明阴平阳秘是阴阳之间的"动态平衡"，因为，人体和阴阳是开放系统，阴阳"达到宏观热动平衡"就意味着死亡。

化学研究了各种化学运动中的平衡现象，提出了"化学平衡""均相平衡""多相平衡""相平衡"等概念，也都有其严格的定义。对于化学现象中的溶解平衡、电离平衡、

① 恩格斯.自然辩证法［M］.北京：人民出版社，1984：145

氧化还原平衡、水解平衡、络合物平衡等，各项化学理论都作了具体的研究和说明，德国物理化学家奥斯特瓦尔德（1853—1932）因研究化学平衡的成就于 1909 年荣获诺贝尔奖。人的生命过程包含着复杂的化学运动，各项化学运动在一定条件下各自会出现某些具体的化学平衡现象，但是，用其中的任何一种单项的化学"平衡"概念都难从整体上定义人的健康。

有些人把"化学平衡"概念引入中西医结合研究中，用以讨论"阴阳平衡"，但是，其意义却是不吻合的。化学上关于"化学平衡"的定义是："在可逆反应中，当正向和逆向的反应速度相等时，两个相反的化学作用就达到了动态的平衡"。虽然从一定意义上可以把阴与阳之间的关系类比为可逆化学反应中的"正向反应和逆向反应"，"阴平阳秘"态包含着"正向反应和逆向反应速度相等"的内容，但是，"阴平阳秘"绝不仅仅就是这些。不仅仅是"反应速度"是否相等，还有"速度"在什么水平上"相等"，阴阳两虚的"反应速度"同样是可以相等的；不仅仅是"反应速度"，还有"反应机制"，阴与阳的互制互化是达到"阴平阳秘"的前提或机制，阴阳失调的本质是这种机制的失调，但在化学平衡的反应过程中，反应物和生成物之间并不存在这样的关系，等等。"化学平衡"概念仅仅能非常表面地从"反应速度相等"上来说明"阴平阳秘"状态的某种特点，无法说明其更深刻的本质。

总之，人的生命运动既包含着机械的、物理的运动，也包含着化学的、生物的、思维的运动，可能从不同的学科角度，分别地来研究和说明人的生命过程所包含的机械的、物理的或化学的等平衡现象，但是，试图用物理学的或化学的某一专业性"平衡"概念，从整体上定义人的健康，无论从逻辑上还是具体内容上，都是行不通的。

3. 生理学的"平衡"概念不能定义健康

生理学研究了人的许多平衡现象和机制，提出了生理学的"平衡"概念。主要涉及两方面的内容：一是机体与环境的平衡；二是机体内部生理活动的平衡。对于机体内部生理活动的平衡，研究得更为深入具体，建立起"对偶平衡""拮抗平衡"，以及"水电平衡""酸碱平衡""血糖平衡"等概念，用以描述心脏跳动、一呼一吸、膈肌升降、胃肠蠕动、水电、酸碱、血糖等的矛盾关系，及抗原与抗体的对抗、特异病原与特异病理的对应、抗菌药与病原微生物的对应等矛盾运动所呈现的平衡状态。研究证明，这些"平衡"与健康密切相关，而疾病与这些"平衡"的"失衡"密切相关，形成了纠正"失衡"的平衡疗法。

但是，生理学和整个医学的进一步研究却发现：

第一，在这类"平衡"现象中，每一种"平衡"都只是人的生理过程的某一功能项的特定状态，能够用"平衡"来定义或描述的功能项毕竟只是一部分，还有许多功能项不能用"平衡"来定义或描述。因此，要用生理上任何一种具体的"平衡"定义健康都是不可能的，而要从整体上把健康定义为"平衡"，更不可能揭示出其确切的内涵。

第二，"平衡"概念有很大局限性，它本身不表征是什么水平或什么指标值上的平衡，因而不能直接界定"健康"，必须补充以特定的"正常值"才能界定健康。许多"平衡"所以与健康相对应，关键不在是否"平衡"，而在于其"平衡"保持在"正常值"上。例如，脉搏、血压、酸碱、血糖等等，健康与否都要由是否符合"正常值"来判定，只有保持在"正常值"上的"平衡"才是健康的，高于或低于"正常值"的"平衡"并不健康。这是因为，"平衡"概念只反映矛盾（或变量，如血压的收缩压与舒张压）双方在比值（或变化速率）上的等价（或等比）关系，不反映参与"比"的"值"有多大，由于变量的变化从极大到极小有无限多个梯度，因而其比值的"平衡"可以建立在无限多个梯度上，究竟在哪一个数值上的"平衡"才是"健康"的，它本身无从界定，只能用表征健康的"正常值"才能界定，因此，真正能定义健康的不是"平衡"，而是"正常值"。

第三，健康包含着大量非平衡现象和机制，甚至可以说，生命在本质上是非平衡的。从医学已知的情况来看，例如人的生命全过程的抛物线轨迹是生长与衰亡的不平衡，整体生化反应的不平衡，离子浓度的不平衡（激态），物质、能量、信息运动的不平衡，等等，都是重要的非平衡现象。

第四，健康还包含着大量不能用"平衡"概念来讨论的内容。这主要是建立和保持健康状态的内在动力、活动机制等，例如现代科学所揭示的有序化的机制、各种自组织和自调节机制，等等。

总之，用"平衡"概念来定义健康之所以困难，一方面是由于"平衡"概念本身的局限，它无法包容人的健康的复杂而深刻的内涵；另一方面是由于人的健康本身既包含着某些平衡现象，又包含着许多不平衡现象和不能用平衡来描述的现象，而就人的生命和健康的本质来讲，是非平衡的。明确地认识人的生命和健康的非平衡本质，是 20 世纪中叶以来现代科学的重要进展。

4. 现代科学对生命的非平衡本质的认识

前面所讨论的物理的、化学的、生理学的各种"平衡"，大都与热力学有关。人是一个实实在在的热力学系统，它必然地遵循着热力学规律。19 世纪以来，热力学有了突飞猛进的发展，创立了非平衡态热力学，推动生命科学和医学从理论上划清了两个重要的界限：一是划清了孤立系统与开放系统的界限，证明生命作为开放系统，有着与孤立系统非常不同的特性；二是划清了平衡与非平衡的界限，证明生命在本质上是非平衡的，非平衡是有序之源，健康的本质是有序稳定。这样，不但从根本上揭示了用"平衡"定义健康所以困难的根源，而且为理解健康的深层本质提供了新的理论。

在热力学上，对"平衡"揭示得最为深刻的是克劳修斯（1822—1888）提出的著名的热力学第二定律。该定律是关于有限空间和时间内一切和热运动有关的物理、化学过程的发展具有不可逆性这样一个事实的经验总结。其最有影响的表述方式是：在孤立系统内实际发生的过程，总使整个系统的熵的数值增大。也称为熵增加原理。

熵是物理学描述物质系统的一个状态函数，它表示该状态可能出现的程度。在热力学上，是用以说明热学过程不可逆性的一个比较抽象的物理量，表征该系统分子运动的无序化程度，及运动转化已经完成的程度。

从能量运动转化的角度来讲，熵是表征系统内能量变化的一个状态函数，用以描述能量运动从高级向低级的转化已经完成的程度。熵增加对应着能量从高级向低级的转化所完成的程度，负熵增加对应着能量从低级向高级转化所完成的程度。热力学第二定律揭示了孤立系统内实际发生的过程总是不可逆地趋于熵增加，最后走向热力学平衡。

从分子运动的角度来讲，熵增加对应着分子运动的混乱程度增加，有序度下降；负熵增加对应着分子运动的混乱程度降低，有序度提高。热力学第二定律揭示了在孤立系统中实际发生的过程，总是不可逆地走向无序化。

例如，在自然条件下，把一杯热水放在桌子上，它的热会自动地向周围扩散，直到水温与周围环境完全一致，不会有相反的过程。把一滴墨水滴入这杯清水中，墨水分子会自由地分散开来；再把这一杯水倒入一盆清水中，墨水分子还会进一步分散开，不会重新聚集起来。

热力学第二定律揭示了，在孤立系统内的实际过程总是不可逆地走向熵极大，最后达到平衡状态；或者说，总是不可逆地趋向于最大概率分布，趋向于最无序状态。在热力学上，熵极大是与平衡、无序相对应的。

20世纪以来，现代科学特别是系统科学的最新研究证明，热力学第二定律统治着孤立系统的热力学运动，而对于开放系统来说，虽然并不违背热力学第二定律，但并不唯一地遵循这一条定律，呈现出不同于孤立系统的特性。

按照系统与环境进行物质、能量交换的程度，通常把系统分为3类：开放系统——与环境有物质、能量交换，如人体、城市等；封闭系统——与环境有能量交换，没有物质交换，如电视机、地球等；孤立系统——与环境没有物质、能量交换，如晶体、铁磁体等。（有的文献把封闭系统和孤立系统统称为封闭系统）

研究证明，孤立系统遵循热力学第二定律，不可逆地走向熵极大，达到平衡态。系统的平衡态是不随时间而改变的，但它的本质是最大熵和最小自由能。一个平衡的孤立系统不需要吸收能量来维持，也不能从它得到能量，它没有做功的本领，那是一种"死"态。例如，一个封闭的水库含有大量的位能，但它不能驱动一台发动机；化学上的平衡态也没有做功的本领。

但是，一个系统要能够做功，就必须处于不平衡状态，必须不断地从外部输入物质和能量，并把输入的物质和能量转变为功，对外作输出，同时又要保持稳定——即使物质、能量的输入、转化、输出保持一个稳定的"流"，又使系统保持宏观的稳定状态。这种稳定态也是不随时间的延续而改变的，但是，它却不是平衡态。这种能做功的稳定态只存在于开放系统中，它必须离开熵极大的平衡态，其本质是非平衡或远离平衡的。生命正是这种能够做功的开放系统的非平衡的稳定态的典型代表。

"连续做功的本领不可能存在于一个有尽快达到平衡的趋势的封闭系统中，而只可能存在于一个开放系统中。有机体表面上的'平衡'不是那种不能做功的真平衡；相反，它是动态的假平衡，它同真平衡保持一个恒定的距离，这样它就有能力做功，但另一方面，它要求不断输入能量以维持它同真平衡态的距离。"[①]

一个开放系统一旦进入平衡态，就是与环境的物质、能量交换的结束，内部物质、

---

① 贝塔朗菲.一般系统论［M］.北京：清华大学出版社，1987：117

能量转化的结束，做功能力的结束，也就是"死"态的到来。凡是有"生命"的，能够做功的，就必须是有物质、能量的交换和转化的，就必须是不平衡或远离平衡的。一切生命现象，其新陈代谢过程，在热力学上都是不平衡的，一旦走向平衡，新陈代谢就结束。人更是这样。

"虽然在有机体中可能有一些系统处于平衡态，但是这样的有机体并不能看作一个平衡态系统。"①

"在化学平衡和新陈代谢的有机体之间存在着根本的差别。有机体不是一个对外界封闭并且总是包含着同一组分的静态系统，它是一个准稳态的开放系统，不断从外界环境输入物质又不断向外界环境输出物质，其组分的物质和能量不断改变但其质量关系保持恒定。"②

"我们不能给复杂的有机过程下'平衡态'这样的定义，而且不难看出，这样一种概念原则上是不适宜的。因为，除了某些单个的过程以外，有生命的系统不是处于真平衡态的封闭系统，而是处于稳态的开放系统。"③

"生命系统任何时候都不是平衡的，它靠自己的自由能进行不断的工作来打破平衡。"④

总之，哲学、现代科学和医学的最新理论和实践证明，人的生命中既包含着某些平衡现象，也包含着大量非平衡现象，而在本质上是不平衡的。健康不能用"平衡"来定义，健康是人体开放系统保持的一种特定的稳态，这种特定稳态有其更深刻的本质，即有序。

四、稳定、有序、有序稳定

按现代科学的定义，"稳定"是指系统的状态不随时间的延续而改变的特征；"稳态"或"稳定态"是指系统的不随时间的延续而改变的状态。

从宏观状态上来看，系统的"稳定态"与"平衡态"有相似性，都是"运动的相对静止"。但是，从其建立和维持的机制上来看，"稳定态"却是相当复杂的，存在着不同性质的"稳定态"，大体来说，特别需要区分两大类：有序稳定与无序稳定。

现代科学的重要成就之一，就是对系统的有序稳定的认识，发现这种"稳定态"不但原则上区别于"平衡态"，而且比一般的"稳定态"要深刻得多。发现有序稳定的本质不在于稳定，而在于有序。系统的有序化机制是其"生命"的本质所在，在特定有序度上的稳定才是健康的本质。

因此，要深入理解人的健康的本质，不但要超越"平衡"概念，认识"稳定"；而且要超越一般的"稳定"概念，研究和掌握人的有序稳定的机制和规律。

系统论的有序性原理阐明了系统有序化机制和规律，指出：有序性是系统的内在质

① 贝塔朗菲.一般系统论［M］.北京：清华大学出版社，1987：113
② 贝塔朗菲.一般系统论［M］.北京：清华大学出版社，1987：113
③ 贝塔朗菲.一般系统论［M］.北京：清华大学出版社，1987：123
④ 克雷洛夫.系统方法的基本原理适合于研究复杂客体［J］.自然科学哲学问题，1985（3）：21

的规定性，有序与无序的变化决定着系统的进化与退化，有序稳定是系统的最佳状态。

系统论的研究证明，系统的动态变化有两个方向，一是进化，即提高系统的组织性、有序度；二是退化，即降低系统的组织性、有序度。系统在一定条件下可以保持稳定，即系统的状态不随时间的延续而改变，但稳定状态可以建立在不同的组织水平或有序化水平上，可区分为有序稳定和无序稳定两大类。

生命是一种自组织系统，有进化性变化，也有退化性变化，其稳定同样可以建立在不同的有序化水平上，只有有序稳定才是健康态，建立和保持这种有序稳定的机制和规律才是生命的内在本质。

贝塔朗菲指出：

"根据热力学第二定律，物理过程一般趋势是增大熵，即增大可几性，减小有序的状态。生命系统把自身维持在高有序和不可几状态，甚至可能朝着增强分化和组织性的方向演化，有机体的发育和演化就是这样。道理已经由普利高津的扩展了的熵函数给出了。"[1]

系统论的联系性原理揭示了系统的有机性的基本机制——相互作用，有序性原理则进一步揭示了，对于系统的整体状态来说，并不是任何相互作用都是积极的，提出了两个重要认识：

第一，相互作用既有量的规定性，也有质的规定性，不同质的相互作用对系统整体的作用效应不同，有的起建设性积极作用，有的起破坏性消极作用，是相互作用的性质不同，造成了系统的不同稳定状态。

第二，相互作用的质的规定性是有序与无序，即系统的组织化程度，有序性的提高即系统的组织程度提高，对应着系统的进化；有序性的降低即系统的组织程度降低，对应着系统的退化。

例如，"三皮匠"和"三和尚"两个系统，从系统内相互作用的多少和强弱来看，"三和尚"系统并不比"三皮匠"系统少和弱，但"三皮匠"系统所以形成"赛过一个诸葛亮"的特性和状态，在于其有序化程度高，而"三和尚"系统所以形成"没有水吃"的特性和状态，在于其有序化程度低。

因此，对于系统的整体特性和状态的考察，不仅要看其是否稳定，还要看其稳定的性质和水平，即有序还是无序。对于人的生命状态是否健康的考察，同样如此。

第二节　生命是耗散结构

一、耗散结构

1. 何为耗散结构

耗散结构理论是由比利时物理学家普利高津于 1969 年创立的，于 1977 年荣获诺贝

① 贝塔朗菲.一般系统论［M］.北京：清华大学出版社，1987：134

尔奖。该理论从物理学的热力学领域，揭示了物质系统熵变化的复杂规律，证明了在不违背热力学第二定律的前提下，系统可以出现负熵增加机制，使系统总的熵变化趋于熵减少，即增加有序性，实现系统从无序向有序的进化，第一次从物理学上对系统的进化与退化作了统一的解释。这为理解生命的本质、健康的本质，提供了最新的理论支柱。

耗散结构理论的研究首先把开放系统与孤立系统严格地区别开来，证明了一个开放系统在不同的条件下，可以有 3 种不同的存在方式：一是热力学平衡态，经过流动消除了温度和浓度的差别，熵增加到较大值；二是近似平衡态，与平衡态只有一点微小的差别，系统内的温度和浓度保持微小的差异，保持近似平衡；三是有序稳态，系统远离热力学平衡，有强烈的物质、能量转换，有负熵产生，是靠强制力建立和保持的有序化稳定，把它称作"耗散结构"。[①]

耗散结构理论着重研究了上述的第 3 种情况，发现，开放系统不仅遵循热力学第二定律不可逆地熵增加，而且在一定条件下，还有另外的熵变化机制，可以出现负熵增加，使系统的总的熵产生趋于减少，实现系统的有序化，找到了出现负熵增加的特定条件和机制。普利高津指出：

"只有在系统保持'远离平衡'和在系统的不同元素之间存在着'非线性'的机制的条件下，耗散结构才可能出现。"[②]

耗散结构理论指出，一个远离平衡的开放系统（力学的、物理的、化学的、生物的，乃至社会的、经济的系统），通过不断地与外界交换物质和能量，在外界条件达到一定阈值时，可能从原有的混沌无序的混乱状态，转变为一种在时间上、空间上或功能上的有序状态，这种在远离平衡情况下所形成的新的有序结构，普利高津把它命名为"耗散结构"。耗散结构理论就是研究耗散结构的性质，以及它的形成、稳定和演变的规律的科学。

耗散结构的形成需要非常严格的条件，最基本的条件有三点。

第一，开放系统。耗散结构只产生于开放系统中，它与环境有物质、能量的交换，这是形成耗散过程和负熵机制的重要前提。封闭系统与环境只有能量交换而没有物质交换，孤立系统与环境没有物质、能量交换，都不能形成耗散结构。

第二，远离热力学平衡。即系统与环境之间、系统内各局域之间，在热力学条件上极不平衡。热力学上的非平衡是形成物质、能量交换和耗散过程的前提。在热力学平衡条件下，没有物质和能量的交换；在非平衡的条件下，有一定的物质和能量交换；在远离热力学平衡的条件下，物质和能量的交换十分强烈。只有在远离热力学平衡的条件下，系统内外和系统内部各局域之间才有强烈的物质、能量交换，才具有形成耗散结构的基础。

第三，系统内存在非线性相互作用。线性关系与非线性关系在性质上有原则区别甚至截然相反。所谓线性关系，是指用线性方程来表达的相互关系，其特点有三。

① 普利高津.复杂性的进化和自然界的定律［M］.西安：陕西科学技术出版社，1982：156
② 普利高津.复杂性的进化和自然界的定律［M］.西安：陕西科学技术出版社，1982：156

一是叠加性，即几个因素作用的相加和就是这些作用的总作用。

二是均匀性，即作用因素在作用过程中不发生变化，在输入和输出之间保持不变的比例因子。

三是对称性，即作用的方向是可逆的，可以反演、倒易而其属性不变。所谓非线性关系，是指用非线性方程来表达的相互关系，其特点也有三。一是非叠加性，即作用于同一对象的几个因素之间还有相互作用，其作用的总结果不等于各因素单独作用的累加和，也不能用各因素单独作用的累加和来解释，具有整体不等于部分之和的特性；二是不均匀性，即作用因素在作用过程中自身发生变化，在输入和输出之间不存在保持不变的比例因子；三是不对称性，即作用在时间、方向上是不可逆的，不可反演、倒易，作用一去不回。例如，"吃进的是草，挤出的是奶"；精子与卵子相互作用发生受精过程并由此形成胚胎发育为人体。在系统内存在非线性相互作用的情况下，系统内的物质、能量交换具有非叠加性、不均匀性、不可逆性，呈现为特有的耗散机制和过程。

在上述 3 个条件下，开放系统远离热力学平衡，系统与环境有强烈的物质、能量交换，系统内具有非线性相互作用，系统能够从环境输入高能态的物质能量，向环境输出低能态的物质和能量，使系统内呈现负熵增加过程，提高有序度，打破原有的稳定结构，在高有序度上建立起新结构，并能保持稳定。这种耗散结构是通过耗散物质和能量来提高有序度和形成有序稳定结构的，一旦物质、能量的耗散过程失常或停止，高有序度不能保持，结构就失稳或瓦解。

激光是较典型的耗散结构。一个气体激光器，当输送给原子系统的能量没有达到特定阈值时，每个活性原子都独立地无规则地发射光子，整个光场系统呈无序状态，发出的是普通光。当泵浦能量增强到特定临界阈值时，激光器的活性原子向同一方向发射光子，呈现宏观极化，发射出单色性、方向性、相干性极好的激光，整个光场系统呈现非平衡的有序化结构。

著名的贝纳德花纹也是一种典型的耗散结构。从下面给一杯液体加温，液体会形成一种温度梯度，在温度梯度较小时，热在液体中通过传导传递，液体保持静止。当温度梯度达到一特定临界值时，液体开始宏观运动，出现无数个六角形对流元胞，形成有序化元胞结构，即贝纳德花纹。

2. 耗散结构的熵变化

耗散结构的有序化、稳定化，是通过系统的物质、能量耗散过程建立和维持的，其内在本质是系统的熵变化。

耗散结构理论的研究发现，一个系统在符合上述 3 个条件的情况下，其熵变化（记为 dS）实际上包含着两项：一项是遵循热力学第二定律发生的不可逆的熵增加，永远是正值，记为 diS；另一项是系统与环境交换物质和能量所交换的熵，形成系统内外交换的熵流，可以是正值，也可以是负值，记为 deS。这样，系统总的熵变化可表示为：dS=diS+deS。

耗散结构理论揭示了，系统在与环境的物质、能量交换中，可以从环境"吃"进高能态的物质、能量，排出低能态的物质、能量，使系统与环境的熵交换（deS）呈负值，即从环境"吃"进负熵。在系统的这种熵变化中，特别有意义的是以下 3 种情况：

第一，当 deS 为负值，而其绝对值大于 diS 时，即 dS=diS+deS ＜ 0，两项之和为负值，系统的总熵变化呈负增加，其有序度上升，走向有序化。

第二，当 deS 为负值，而其绝对值与 diS 相等时，即 dS=diS+deS=0，系统的总熵变化为 0，两项之和为 0，其有序度不变，宏观上呈现稳定。

第三，当系统的熵变化在上述第一种情况下达到某一程度而转化为第二种情况时，系统就在高有序度上稳定下来，呈现为有序稳定。

耗散结构理论深刻地揭示了上述这 3 种情况的真实性，揭示了其机制和规律，科学地证明了，系统通过物质、能量的耗散可以出现负熵增加过程，不但能抵消热力学第二定律所揭示的熵的恒增加，而且能使系统的整个熵变化呈负增加，使系统从无序走向有序，从有序度低走向有序度高，建立起有序化的稳定结构，耗散结构就是在这种条件下产生的。

3. 耗散结构的主要特点

耗散结构是一种结构，但完全不同于机械结构、平衡结构，它除了有特定的空间形态和时间形态外，还有许多更为重要的非常特别的性质，其特点最为突出的有以下几项。

第一，有序化的稳定结构。

有序化的稳定是耗散结构的首要特点。这种结构是稳定的，但不是一般的稳定，而是建立在高有序度上的稳定。这需要两个条件：一是系统的负熵增加（deS）达到必要的速率和水平，以抵消不可逆的熵增加（diS），使系统在总体上呈现负熵增加，把系统的有序度提高到特定的水平；二是系统在达到高有序水平时，其总熵变化（dS）既不增加也不减少，这就要求负熵增加（deS）在必要的高速率与高水平上保持稳定，以稳定地抵消不可逆的熵增加（diS），使系统的有序度不随时间的延续而改变，系统保持稳定。因此，负熵增加的机制和过程是耗散结构的内在本质。

第二，耗散物质和能量的结构。

"耗散导致有序"是耗散结构理论的一条重要原理。"平衡结构不进行任何能量或物质的交换就能维持。""反之，'耗散结构'只有通过与外界交换能量（在某些情况也交换物质）才能维持。"[①] 按照热力学第二定律，无论孤立系统还是开放系统，都存在着不可逆的熵增加，因此，一个系统要形成负熵增加，升高其有序度，没有别的办法，只能从环境"吃"进负熵，以剥夺环境的有序度来增加系统的有序度。系统从环境"吃"进负熵的过程，是通过与环境交换物质和能量实现的，即从环境"吃"进高有序度的物质、能量，通过非线性相互作用进行转换，增加系统有序性，把转换后的低有序度的物质和能量排到系统外，系统通过这种耗散机制提高有序度，故称为耗散导致有序。没有特定水平的物质、能量的耗散，就不能建立和维持耗散结构。

---

① 普利高津. 结构、耗散和生命 // 湛垦华. 普利高津与耗散结构理论 [M]. 西安：陕西科学技术出版社，1982：22

第三，非平衡的结构。

"非平衡是有序之源"是耗散结构理论的重要观点。"非平衡可成为有序之源实际上是作者早在 1945 年通过最小熵产生原理已经提出过的一种观念"，"有序的产生总是在远离平衡的条件下（超出具有通常热力学行为的状态稳定区域）才可能出现，并具有特殊的非线性运动规律。"① 不同的系统在不同的热力学条件下，可以形成性质非常不同的稳定结构。孤立系统在热力学第二定律的支配下，不可逆地趋向熵极大，走向热力学平衡，对应着无序化。这种结构是平衡结构，系统内外没有物质、能量交换，一旦失去平衡，就与环境发生物质、能量交换，结构就会瓦解。耗散结构的形成则不同，它必须有负熵产生，这只有在远离热力学平衡的条件下才可能，只有远离热力学平衡，系统与环境之间才有足够强的物质、能量交换，才能在系统与环境之间产生足够强的熵流，使系统内有足够强的负熵产生，推动系统走向高有序化并保持稳定。非平衡是耗散结构形成的前提，一旦热力学条件趋于平衡，系统的物质、能量耗散过程趋于停止，系统的负熵产生就趋于停止，有序度就降低，原有的有序稳定结构也就瓦解。

第四，功能性结构。

耗散结构是一种典型的功能性结构，是靠物质、能量耗散过程建立和维持的一种"活"结构。耗散结构具有空间的、时间的等多种特征，但结构的基础或本质的是物质和能量的耗散功能过程，是以功能为基础形成的"功能—时间—空间"结构。这里所说的功能，是指系统的物质、能量耗散过程和以此为基础的熵的变化过程。这种物质、能量耗散过程和熵变化过程本身，既表现出结构的时间特征，也表现出结构的空间特征，从整体上呈现出耗散结构的那种特定结构特征。物质、能量的耗散和熵的变化这种功能过程一旦停止，耗散结构就瓦解，结构的特定时间形态、空间形态也都不复存在。

二、生命是典型的耗散结构

18 世纪的"机器医学模式"强调人是机器，20 世纪以来医学家们越来越注意到人不是机器。人怎样不是机器，为什么不是机器，有许多问题有待深入地探讨清楚。根据现代科学已经提供的知识，人的非机器特性最少需要注意以下几点：发生起点不同，机器的发生起点是分散存在的零部件，人的发生起点是混沌未分的受精卵；形成机制不同，机器是由外部力量组装起来的"他组织"系统，人的机体是通过自我复制、自我更新、自我调节组织起来的"自组织"系统；调节方式不同，机器靠外部指令接受被动调节，人是靠机体固有的调节能力进行自主性调节；代谢作用不同，机器的机体本身不能进行物质和能量代谢，人的机体是靠耗散物质能量建立和维持的，"在无机体的情况下，物料交换破坏了它们，而在有机体的情况下，物料交换是它们必要的存在条件"；② 结构与功能的关系不同，机器的是由人制造的实体性结构并产生出特定的机能，人体是由生命活动自己建立的以功能为基础的"功能—时间—空间"结构；稳定的性质不同，机器

① 普利高津.时间、不可逆性和结构 // 湛垦华.普利高津与耗散结构理论［M］.西安：陕西科学技术出版社，1982：89

② 恩格斯.自然辩证法［M］.北京：人民出版社，1984：284

的机体的稳定是一种热力学平衡态，人的机体的稳定是远离热力学平衡的有序稳态；有序性不同，机器的机体是孤立系统，遵循热力学第二定律不可逆地熵增加走向无序化，人的机体是开放系统，遵循耗散结构规律"以负熵为食"，建立和保持有序性，等等。[①]

耗散结构理论为我们阐明了，人不同于机器的最为深刻和本质的特征是，人是耗散结构，而机器不是耗散结构。

机器不是耗散结构，它远离着耗散结构的 3 个基本条件：①它是封闭系统，不是开放系统，机体不能与环境有物质、能量交换，否则就瓦解；②它是平衡系统，必须保持热力学的平衡条件，不然，机体内部和机体外部就不平衡，就发生物质、能量的交换，交换的结果是机体的瓦解；③不存在非线性相互作用，不能把从环境输入的物质、能量转化组织为机体自身，没有负熵产生，不能自己升高有序度。

人则根本不同，虽然人的结构在某些空间形态和作用方式上类似机器，但人却是典型的耗散结构，耗散结构的那 3 个基本条件，在人这里表现得尤为严格。第一，人体是开放系统，与环境有物质、能量、信息交换，一旦这些交换失常或停止，人的机体就失常或瓦解；第二，人体是远离热力学平衡的，无论在机体内部各局域之间，还是在机体与外环境之间，都是非常不平衡的，因此才有强烈的物质、能量交换；第三，人体存在着极其大量、复杂的非线性相互作用，把从环境输入的物质、能量进行多方面、多层次的转化，形成负熵产生过程，一方面建设自身，升高和保持机体的有序度；另方面储备自由能，为生命活动提供有效能量。

人作为典型的耗散结构，充分地体现着耗散结构的基本特征。

第一，人的机体的稳定是高有序度上的稳定。

在分子水平、细胞水平、器官水平、整体水平上，其组织程度、有序化程度之高，是迄今世界上唯一能见到的，人的生命所具有的稳定性，是建立在这种高有序水平上的。虽然孤立地从稳定性上来看，人与机器有某些相似之处，但是，在稳定的有序度上，却有着天壤之别。因此，对于人来说，健康与否的深层本质不是稳定与否，而是有序度，有序度的下降是更深刻的病变。

第二，人的机体的有序稳定是靠耗散物质、能量建立和维持的。

机器是人工制造的，遵循热力学第二定律，只有熵增加，没有负熵产生，不可逆地走向无序化、老化。而人体却是自己发育成长的，是靠从环境不断地输入物质、能量，靠机体内的耗散机制造成负熵产生过程，以提高机体的有序度，并在高有序度上保持住稳定。人体当然也遵循热力学第二定律，有着不可逆的熵增加，但它同时有负熵产生，以负熵产生来抵消熵的恒增加，一旦负熵产生降低或停止，人体就会发病或死亡。因此，对于人来说，物质、能量的耗散机制和过程的正常与否，负熵产生的机制和过程正常与否，是健康与疾病的更深刻的本质所在。

第三，人的机体的有序稳定在热力学上是非平衡的。

① 祝世讷.人不是机器——纪念拉美特利《人是机器》发表 250 周年［J］.医学与哲学，1997（11）：612

机器的机体必须保持热力学平衡，但人的机体却不行，必须远离热力学平衡，只有如此，才能保证系统内外有足够的物质、能量交换，才能保证机体对物质、能量的耗散，才能保证有足够的负熵产生。因此，非平衡是人的生命的前提，一旦走向平衡，系统内外的物质、能量交换就趋于停止，负熵产生就趋于停止，生命也就趋于瓦解。对于人来说，平衡对应着死亡，非平衡才是生命的前提。

对于人的耗散结构特性，现代科学研究正提出日益深入的认识。较有代表性的观点如：

贝塔朗菲："活的有机体和死的有机体之间有着根本的区别。通常我们区分活的有机体和死的物体是没有任何困难的。在生命有机体中，无数的物理和化学过程是'有序的'，因而使生命系统能够存留、生长、发育、繁殖等等。"[1]"有序是组织的基础，因而也是生物学中最基本的问题。"[2]

里夫金："能量不断地通过生命有机体。它进入有机体系统时处于较高的级别，而离开同一系统时就处于更加混乱的状态中。有机体通过从周围环境里吸取负熵来生存，这种生存斗争的胜负取决于有机体获得能量的本领……就摄取与利用有效能量而言，每个生物种都可以被看作是一种'转化器'。每一个转化器或有机体都有一整套从外界取得能量的手段。"[3]

欧文·施罗丁格："一个有机体赖以生存的是负熵，它不断地从环境中摄走秩序。"[4]

三、生命以负熵为食

生命是典型的耗散结构，人更是如此，普利高津创立耗散结构理论时，是以生命为典型进行研究和阐明的，他1969年正式提出耗散结构理论的论文，题目就是《结构、耗散和生命》。论文指出：

"把生命系统定义为由于化学不稳定性呈现一种耗散结构的开放系统，无疑是很诱惑人的。""生命看来好像不再作为反对热力学第二定律的一个支撑点……这些特有的动力学定律允许能量和物质流动，以建立和维持功能有序和结构有序。"[5]

生命作为耗散结构，典型地具备耗散结构的3个基本条件，即开放系统、远离热力学平衡、存在非线性相互作用；也典型地体现着耗散结构的基本特征，是通过与环境交换物质和能量，从环境"吃进负熵"，来建立和维持的有序稳定的"活"结构。

1. 生命是典型的开放系统

生命作为开放系统，通过新陈代谢与环境进行物质和能量交换，"吃进"食物、水、

① 贝塔朗菲. 一般系统论［M］. 北京：清华大学出版社，1987：130
② 贝塔朗菲. 一般系统论［M］. 北京：清华大学出版社，1987：142
③ （美）杰里米·里夫金，特德·霍华德. 熵：一种新的世界观［M］. 上海：上海译文出版社，1987：50
④ （美）杰里米·里夫金，特德·霍华德. 熵：一种新的世界观［M］. 上海：上海译文出版社，1987：48
⑤ 普利高津. 结构、耗散和生命［M］. 西安：陕西科学技术出版社，1982：56

氧气、阳光等，排出大小便、发汗、散热等，这个过程是与环境交换熵，有负熵产生。生命一旦变成孤立系统或封闭系统，停止与环境的物质、能量交换，新陈代谢终止，生命系统就会瓦解。

贝塔朗菲指出："每一个生命有机体本质上是一个开放系统。它在连续不断的流入与流出之中，在其组分的不断的构成与破坏之中维持自己，只要它是有生命的，它就永远不会处于化学的和热力学的平衡状态，而是维持在与平衡态不同的所谓稳态上。这是通常所说的新陈代谢这个基本生命现象的真正本质，是活的细胞内部化学过程的真正本质。"①

2. 生命系统远离热力学平衡

开放系统与环境进行物质和能量交换的前提，是热力学条件的不平衡或远离平衡。系统内外的热力学条件如果处于平衡态，就没有物质和能量的交换；如果是近平衡的，物质和能量的交换水平就很低，接近于 0；只有远离平衡，形成巨大的势差，物质和能量的交换才能达到必要的速率和水平。

生命在热力学上是不平衡或远离平衡的，这种不平衡包括两个方面：一是在机体与外环境之间远离热力学平衡，因而与环境之间才有必要速率和水平的物质、能量的交换；二是在机体内部各局域之间远离热力学平衡，因而在机体内部各局域之间才有物质和能量的交换。由于生命在这两个方面远离热力学平衡，因而在机体与环境之间和体内各部分之间才有物质和能量的交换，即中医讲的"升、降、出、入"，才有熵交换和负熵产生，才有从无序到有序、从有序度低到有序度高的发育和进化。非平衡是有序之源，也是生命之源。

贝塔朗菲指出："连续做功的本领不可能存在于一个有尽快达到平衡的趋势的封闭系统中，而只可能存在于一个开放系统中。有机体表面上的'平衡'不是那种不能做功的真平衡；相反，它是动态的假平衡，它同真平衡保持一个恒定的距离，这样它就有能力做功，但另一方面，它要求不断输入能量以维持它同真平衡态的距离。"②

3. 通过耗散物质和能量汲取负熵

负熵化机制是"生命力"的本质。生命活动把较高能态的物质和能量（蛋白质、脂肪、碳水化合物等）"吃进"体内，通过分解和合成进行转化，组织为机体的有机成分，贮存自由能（如 ATP），为生命活动提供能量；再把代谢的产物（低能态的物质、能量）以散热、出汗、大小便等形式排出体外。在"吃进"与"排出"之间，存在着高能态的物质和能量与低能态的物质和能量之间的"差"，机体把它留在了体内，实际就是从环境"吃进"负熵。这是生命的本性，物理学家薛定谔将其概括为"生命以负熵为食"；有的科学家干脆说，生命是环境的负熵的剥夺者。

里夫金指出："能量不断地通过生命有机体。它进入有机体系统时处于较高的级别，而离开同一系统时就处于相对混乱的状态中。有机体通过从周围环境里吸取负熵来生

① 贝塔朗菲.一般系统论［M］.北京：清华大学出版社，1987：36
② 贝塔朗菲.一般系统论［M］.北京：清华大学出版社，1987：117

存，这种生存斗争的胜负取决于有机体获得能量的本领。"[1]

　　欧文·施罗丁格指出："一个有机体赖于生存的是负熵，它不断地从环境中摄走秩序。"[2]

　　维纳认为生命系统是"在熵的海洋中的一些负熵岛"。

　　总之，如实地把生命理解为耗散结构，最为重要的是要认识其负熵化机制，通过新陈代谢从环境汲取负熵，以提高和保持系统的有序稳定，是生命最为本质的特征，也是生命的正常状态（健康）的本质所在。

四、人的有序性与熵变化

　　在人生的不同发育阶段上，机体耗散物质和能量的能力和水平不同，从环境吃进负熵（deS）的水平和速率不同，因而人的总熵变化（dS）的取值也不同。在胚胎阶段和婴幼儿阶段，负熵化水平和速率甚高，diS+deS << 0，故生长发育相当快。在青少年阶段，负熵化水平和速率比较高，diS+deS < 0，生长发育比较快。在中年阶段，负熵化水平和速率稳定在一个中度水平，deS+diS ≤ 0，发育成熟，保持稳定的生命活动。到老年阶段，负熵化水平和速率逐步下降，deS+diS ≥ 0，负熵化日益不抵熵增加，逐步衰老。进入到太平间阶段，负熵化机制和过程停止，deS ≥ 0，主要由 diS 支配，不可逆地熵增加，有序稳定瓦解，机体腐败，走向热力学平衡。

　　一个人从生到死走完生命发展的抛物线轨迹，表面上是总熵变化（dS）从负值到0值再到正值的变化，其内在本质是在与环境交换熵的过程中，从环境汲取负熵的水平和速率从强到弱再到0的变化。因此，从人的健康与疾病状态的相互转化来看，负熵化机制和过程正常与否是深层次的机制，保持必要的负熵化水平和速率，人就健康，否则人就发病甚至死亡。

　　在现实情况下，由于内外条件的随机变化，机体的负熵化水平和速率会发生波动，机体的有序性和稳定性也会发生波动或改变。有序性的改变可以有两种不同的发展方向，一种是有序度提高，打破原有的稳定，建立和保持更高有序度上的稳定，如胎孕、分娩、生长、发育等；另一种是有序度降低，打破原有的稳定，走向失序、失序而失稳，机体偏离健康态发生病变，甚至走向死亡。

　　人的有序稳态是亚稳态，具有可调性。在负熵化的能力和机制基本正常的情况下，有时负熵化的水平和速率会发生随机波动，机体会通过自我调节而后回到或保持在"正常范围"，有序稳态的真正打破并不容易。但是，在保持正常亚稳态的前提下，其内部的有序性可以发生一定程度的波动或下降，健康的内在品质有所下降，进入亚健康态或亚疾病态，或者发生轻度的熵病。当有序性的下降引起稳定的波动或破坏，由失序发展为失稳，则会表现为程度不同的病变。

　　失序、失序而失稳是一种深度病变，具有相当的普遍性。它可以是独立的病变过

① 杰里米·里夫金，特德·霍华德.熵：一种新的世界观［M］.上海：上海译文出版社，1987：50

② 杰里米·里夫金，特德·霍华德.熵：一种新的世界观［M］.上海：上海译文出版社，1987：48

程，也可以是许多重大疾病的前驱性病变。紊乱性病变的本质是"失序"为病，"紊乱"是"失序"的同义词。有学者把耗散结构理论应用于病理研究，提出了"非平衡有序稳态"概念，认为"人体所处的最佳状态，应该是远离平衡的高度自组织性、高度有序的稳定态，可以将它简称为'非平衡适度稳态'。""我们可以把'非平衡适度稳态'看作一种健康状态，而'非适度稳态'和'失稳态'则是疾病状态。"[①] 这是一种非常有价值的观点。

第三节　人的有序稳定与熵病

一、气化学说论人的气化结构

中医学的气化学说把人体的物质和能量的输入、输出及在体内的代谢机制和过程概括为气化，把人体的气化机制称为气机，认为，气化是人的根本的生命活动，气化过程就是负熵化过程，即机体的有序化过程。气机的正常与否，是人体健康与疾病的枢机。故《难经》云："气者人之根本也，根绝则茎叶枯矣。"气化学说所表达的有序和有序稳定思想，主要集中在以下几个方面。

1. 从气的升、降、出、入来说明机体对物质和能量的耗散

气化学说把人作为一个开放系统，作为耗散物质和能量的一个"生化之宇"，把"生化"机制分为"根于中者"和"根于外者"两个方面，从气的升、降、出、入深刻地说明了机体耗散物质和能量的机制和过程。

《素问·五常政大论》曰："根于中者，命曰神机，神去则机息；根于外者，命曰气立，气止则化绝。"

所谓"神机"，是指机体内部耗散物质、能量的机制和过程，是负熵化和有序化的机制和过程，这是生命的内在根据，失常则生气绝；所谓"气立"，是指机体与环境交换物质、能量的机制和过程，这是生命所依赖的负熵的来源，这种交换失常或停止，体内的耗散过程也就失常或停止，生气亦绝。

气化学说把物质和能量在体内的耗散过程称为"升、降"，把机体与环境交换物质和能量的过程称为"出、入"，强调这4个方面的运化要相互协调，从升、降、出、入的统一上全面说明了物质、能量耗散的重要意义。

《素问·六微旨大论》曰："出入废，则神机化灭；升降息，则气立孤危。故非出入，则无以生长壮老已；非升降，则无以生长化收藏。是以升降出入，无器不有。故器者，生化之宇，器散则分之，生化息矣。"

2. 从气与形的关系上说明机体是一种气化结构

气化学说把人体理解为包含着气和形两个方面的活的统一体，在气与形的关系上，提出了与耗散结构理论完全一致的观点，把人的结构理解为由气化过程所形成的结构，

---

① 戴豪良. 融汇中西医诊治精华的理论与实践 [M]. 上海：上海医科大学出版社，1993：31，34

可用中医的语言称之为"气化结构"。

第一，在气与形的基本关系上，明确气是形的本原，形是气的产物。

认为"气聚则形成，气散则形亡。"强调形的生、长、壮、老、已根系于气的生化。

第二，从气化过程来说明形是一种气化结构。

把气的运化分为始、散、布、终等几个阶段，把形的形成和变化分为生、形、育、变等几个阶段，从气的始、散、布、终来说明形的生、形、育、变，指出了气聚成形的机制和规律。

《素问·五常政大论》曰："气始而生化，气散而有形，气布而蕃育，气终而象变，其致一也。"非常明确地把人体之形理解为由活的气化过程建立着、维持着、调节着的活的气化结构，实际就是耗散结构。

第三，从气的运化过程的变化来说明形的变化。

认为气变是形变的基础，形变是气变的表现，形的变化归根到底是气的变化。

《素问·天元纪大论》曰："物生谓之化，物极谓之变。"

《素问·六微旨大论》曰："物之生从于化，物之极由乎变；变化相薄，成败之所由也。"

这些理论用中医的语言说明了人体是通过物质、能量的耗散（气化）形成的耗散结构，并从气化的秩序来说明形（结构）的秩序，明确地把气化的有序稳定理解为形的稳定和健康的内在本质。

3. 从气机的常与变来认识生理、病理变化

中医学从来没有接受过机械人体观，也没有以解剖形态为核心来解释人的生理、病理，而是以气化的正常与否来认识人的生理、病理，从而建立了自己特定的观点。

第一，气化机制是人的生理、病理的基本内容和普遍基础。

《素问·六微旨大论》曰："非出入，则无以生长壮老已，非升降，则无以生长化收藏。是以升降出入，无器不有……无不出入，无不升降。"

这就是说，没有气的升、降、出、入，就没有人的生命活动；任何人体及其组织结构都是由气的升、降、出、入支持着的，没有离开气的升、降、出、入的组织结构存在。

因此，气机的状态和变化是人的生理、病理的基础。

第二，气化机制的"常守"是人体健康的内在本质。

《素问·六微旨大论》曰："四者之有，而贵常守，反常则灾害至矣。"

认为气的升、降、出、入各自有着正常的秩序，四个方面的相互作用也有着正常秩序，这些秩序"贵在常守"，"常守"即负熵化机制正常，机体能保持在必要的高度有序化上，在总体上有序稳定，人就健康，否则人就发病。

第三，气化机制"失常"是最基本的病机。

《素问·举痛论》曰："百病生于气也。"

《素问·六微旨大论》曰："气有往复，用有迟速，四者之有，而化而变，风之来也。""出入废则神机化灭，升降息则气立孤危。"

张景岳论曰："气之在人，和则为正气，不和则为邪气。凡表里虚实，逆顺缓急，无不因气而至，故曰百病皆生于气。"[①]

认为气化机制失常是疾病发生的内在基础，气的运化有往复、有迟速、有盛衰，运化失常是最基本的病机。轻者表现为功能失调，重者发展为器质性病变，极者可导致死亡。

总之，中医学的这些理论，实际上如实地把人理解为一种活的耗散结构，把健康理解为有序稳定，把有序性的下降和对有序稳定的偏离理解为疾病的深层病机，形成中医学的有序性原理。这种原理的核心观点是：人的健康不仅是稳定，更是有序，是有序稳定，即阴平阳秘。

二、阴平阳秘是非平衡有序稳态

"阴平阳秘"是中医学的专用术语，本来已有其明确的医学含义和临床操作内容，完全没有必要用另外一个术语来代替它。在中西医结合研究中，运用自然科学的知识和方法，包括用"平衡"概念，来讨论"阴平阳秘"的有关内容，以更深刻准确地理解其实质，其本意是积极的，无可非议。但是，有些研究力图将人的健康态归结为"阴阳平衡"，甚至直接用"阴阳平衡"取代"阴平阳秘"，由此而引起了激烈的学术争论，成为中医跨世纪发展的重大理论问题之一。现代科学特别是耗散结构理论为解决这些争论提供了有力的答案。

要理解"阴平阳秘"不等于"阴阳平衡"，关键是要把人如实地理解为热力学系统，阴阳的运化反映着人的生命过程中物质、能量、信息的流通和转化，反映着这种过程的热力学特性和熵变化机制。

只要把人及其阴阳运化如实地理解为热力学系统，就必须肯定，它是不平衡或远离热力学平衡的。中医经典理论认为，气分阴阳，"阴者，藏精而起亟也；阳者，卫外而为固也。""阴藏精"和"阳化气"是人的气化运动的相反相成的两个方面，都是物质、能量、信息的流通和转化，是实实在在的热力学过程，在热力学上它是远离平衡的，一旦接近或进入平衡，这些流通和转化就会停滞或结束，生命也就瓦解。

"阴藏精"反映着生命物质的合成过程和生命能量的储存过程，它为"阳化气"提供物质、能量来源，这是在气的"升、降、出、入"过程中进行和实现的，是以远离平衡为前提的，如果趋向平衡，气的"升、降、出、入"就停止，"阴藏精"的过程就会停止，也就不能为"阳化气"提供物质、能量来源，"阳化气"过程也会衰亡。"阴平"是"阴藏精"过程流的最佳状态，是远离平衡的。

"阳化气"反映着生命物质的分解过程和能量的释放过程，它为"阴藏精"提供动力源泉，也是在气的"升、降、出、入"过程中进行和实现的，是以远离平衡为前提的，如果趋向平衡，气的"升、降、出、入"停止，"阳化气"的过程就会停止，也就不能为"阴藏精"提供动力源泉，"阴藏精"过程也会衰亡。"阳秘"是"阳化气"过程流的最佳状态，是远离平衡的。

---

① 张景岳. 类经［M］. 北京：人民卫生出版社，1965：463

　　这就是说，在热力学上，阴自身不能是平衡的，阳自身不能是平衡的，阴阳的任何一方都不能是平衡的。任何一方的平衡，不仅会导致自己的运化枯竭，而且会导致另一方的衰亡，结果是阴阳都"死寂"。

　　阴与阳之间的关系更是不平衡的。"一阴一阳之谓道"，阴与阳之间存在着消长转化的内在矛盾运动，"阴藏精"为"阳化气"提供物质、能量来源，"阳化气"为"阴藏精"提供动力源泉，阴与阳之间通过物质、能量、信息的相互转化，形成互根互用、对立制约的相互关系，这是以阴与阳之间的非平衡为前提的。如果阴与阳之间是平衡的或是趋向平衡的，那么阴与阳之间就没有物质、能量、信息的交换或转化，也就没有"互根互用、对立制约"的相互作用，结果就是"阴阳离决"。故曰"阳不独立，必得阴而后成"，"阴不自专，必因阳而后行"，"阴阳交则物生，阴阳隔则物死"。

　　"阴藏精""阳化气"的运化过程，以及阴与阳之间的相互作用，通过物质、能量、信息的交换和转化，形成熵产生和变化过程，有不可逆的熵增加，有与环境交换的熵流，有负熵产生。负熵产生是"一阴一阳之谓道"的深层机制，它使机体的熵变化（dS）呈负增加，机体走向有序化，并在达到目标值时趋于最小熵产生状态（$dS=diS+deS \approx 0$），在高有序度上形成稳定，即有序稳定，中医把它称为阴平阳秘。

　　"阴平阳秘"作为人身的健康态，它不只是"稳定"，更重要的是"有序"。一方面，阴和阳各自都是有序化的，并达到了必要的有序程度，"阴平"是"阴藏精"过程满足"阴平阳秘"整体最佳需要的有序稳定，"阳秘"是"阳化气"过程满足"阴平阳秘"整体最佳需要的有序稳定；另一方面，阴与阳之间通过物质、能量、信息的交换与转化，形成负熵产生，使阴阳在整体上实现有序化、稳定化，"阴平阳秘"是阴阳统一体的有序稳态。如果阴阳之间根不根、用不用、制不制，或根而失序、用而失序、制而失序，那么将阴不成其为阴，阳不成其为阳，阴、阳变作，生化大乱。"阴平阳秘"的"稳态"是外在表现，"有序"是内在本质。

　　"阴平阳秘"这一最佳状态的"失调"有两种基本情况。一种是"失稳"，但不"失序"，此时阴阳的运化能力仍强，负熵化机制仍强，有序度没有改变，故虽有偏离但"阴阳自和必自愈"，往往不药而愈。另一种是"失序"，是"失调"的较重状态，"失稳"不一定"失序"，但"失序"必致"失稳"，此时阴阳的运化能力失常，负熵化机制虚损，机体有序度下降，进一步恶化会发展到"阴阳离决"，这种"失调"须通过必要的调理和治疗才能恢复正常。

　　必须肯定，机体在阴平阳秘的状态下，表现出某些可以用物理的、化学的或生理学的"平衡"概念来描述的现象，并可以具体化为一些理化指标，用相关的"平衡"概念来研究和描述这类现象是必要的。问题在于，这些物理的、化学的、生理的"平衡"现象都是单项的或某一特定局域的，不是人的生命的整体的，不可能用其中的任何一项"平衡"内容来揭示"阴平阳秘"的整个内涵。更需要注意的是，机体处于阴平阳秘状态时，表现出的不只是这类"平衡"现象，还有许多非平衡现象，和不能用"平衡"来描述的现象。特别是，所有这些物理的、化学的、生理的"平衡"现象，都有其热力学的或动力学的基础，而那些热力学和动力学过程在人身上都是非平衡的，只是在总的非平衡的过程中表现出了某些单项的或局域的平衡现象，正像在不平衡的滔滔江河中，可从特定角度测得某些水分子的或浪花的或水平面的平衡现象，但绝不可能由此论定整条江河是平衡的。

三、熵病

所谓熵病，是指人的负熵化机制和过程失常，机体呈现熵增加现象，有序度下降。熵病分为热熵病和广义熵病。

人的机体作为耗散结构，在物质和能量的代谢中，熵变化遵循普利高津提出的基本公式：$dS=diS+deS$。在这里，diS 是恒增加的，而真正影响或决定人的生命是否正常的，是与环境交换的熵 deS，当 deS 为负值，并且其绝对值大于 diS 时，机体的总熵变化 dS 为负值，机体趋向有序度提高。当 deS 虽为负值，但其绝对值小于 diS 时，机体的总熵变化 dS 为正值，机体呈现为熵增加状态，有序度下降，即进入熵病态。

机体与环境交换熵（deS）是靠交换物质和能量来实现的，因此，影响 deS 是否为负值及其值之大小的，是机体与环境交换物质和能量的速率和水平。一方面，输入的物质和能量是否有足够高的能态，以供机体从中"吃"进负熵；另一方面，输出的过程能否把机体产生的熵交换出体外，以保持体内的负熵化。在输入或输出的任何一个方面不正常，或两个方面均不正常，都可使负熵化机制和过程失常，负熵化水平不足以抵消不可逆的熵增加，会使机体呈现熵增加。负熵化机制和过程的失常是熵病的根本原因。

机体的熵增加现象如果只发生在物质、能量的交换过程中，还没有影响到机体的结构和功能的有序性，属于热熵病变过程。如果影响到机体的结构和功能的有序性，就会发展为广义熵病。

熵病的开始往往是局部性、一过性的，通过机体的自我调节常常可以缓解、自愈，较重者自我调节难以缓解、自愈，则需要调理性治疗。局部性、一过性的熵病得不到有效的控制，在一定条件下可发展为整体性的、器质性的病变，如果自我调节和医药调理均无效，最后会导致死亡。

1. 热熵病

所谓热熵病，是指机体在物质、能量代谢过程中，因熵流失调形成热熵积滞，表现出一定症状的病变过程。

（1）机体的热熵产生与热熵病：机体从环境输入的物质和能量，除了一部分（如氨基酸、维生素、矿物盐等）参加合成代谢转化为蛋白质、核酸等生命物质以外，相当大的部分通过分解代谢转化为生命活动所需要的能量。物质和能量的这些转化过程实际上就是熵的变化过程。

在分解代谢中，把糖类、脂肪、蛋白质等所含势能的约 50% 转化储存于 ATP（三磷酸腺苷）的高能磷酸键中，成为自由能；其余约 50% 的能量供生命活动做功，转化为热能。然后，在 ATP 水解放能的过程中，其中约 50% 的能量又转化为热能。这样，进入机体的物质、能量在体内的这两种转化过程中，约有 75% 转化为热能，这些热能除供维持人的体温以外，不能再被人的生命过程所用，这是热熵产生过程。热熵必须及时排出体外，不然，就会造成热熵在体内积滞，即为热熵病。

在机体的能量代谢中，负熵化过程包含着三种基本机制，即富能物质的正常输入、体内合成代谢与分解代谢的正常转化、所产热熵的正常输出，这3个方面的正常水平和正常配合形成正常的负熵化过程，其中任何一个方面发生失调，都会造成机体内部熵流失调、排熵不畅，造成热熵在体内积滞，引起热熵病。

（2）热熵病形成的主要机制：热熵病的病机是熵产生过程与排熵过程不相适应，其基本原因有以下三点。

第一，熵产生的速率和水平过高，排熵的速率和水平正常，部分热熵不能顺利排出。

可因输入的富能物质过多，合成代谢和分解代谢的水平正常，有过多的热能产生；也可因输入的富能物质正常，但机体合成自由能的机制失常，合成自由能比重下降，产生热能的比重上升，导致过多热能产生。在这两种情况下都使体内热熵产生超常，但排熵机制和过程仍保持正常水平，出现"产"大于"排"的异常，使一部分热熵不能顺利排出而滞留于体内，造成热熵积滞。

第二，熵产生的速率和水平正常，排熵的速率和水平下降，部分热熵不能顺利排出。

在某些异常条件下，体内热能传输不畅，使热熵瘀滞于体内某些部位；或在某种影响下（如寒束肌表），大小便、出汗、体表散热等机能受阻，使热熵积滞于体内；或因环境条件的异常（如高温潮湿），使出汗、体表散热等机能受遏，令热熵欲外达而不能，积滞于近体表处。

第三，熵产生的速率和水平异常，排熵的速率和水平也异常，两种异常的机制和过程交织在一起，形成更复杂的热熵积滞。

这是由产熵和排熵两个方面的异常共同形成的热熵积滞。

（3）常见的热熵病：热熵一刻也不停地产生于人的生命活动中，只要正常排出就不会为害，只有热熵积滞才成为病。热熵积滞的现象每个人都可能出现，为日常所常见，但人们长期不理解它。热熵与体温变化是不同的，体温变化是机体的体温调节机制使然，它本身不是热熵积滞，体温高未必有热熵积滞，体温低未必没有热熵积滞。倒是中医的"热"概念较好地反映着热熵积滞，人们知道中医讲的"内热""上火"与体温变化是两回事，但其实质是什么，长期并不清楚，实际上它就是热熵积滞，是热熵病。

中医认为，"热为火之渐，火为热之极"，其内在机制在于能量代谢的失调。或"过食肥甘厚味"，摄入的富能物质过盛，代谢产生的热熵偏高，超过正常排熵能力而积滞；或七情失调、劳逸不当，影响了机体正常的合成代谢和分解代谢，使热熵产生失常或排熵机制失常，造成热熵积滞。

中暑也是比较典型的热熵病。由于人在烈日或高温下工作，机体散热速率和水平受遏，不能将体内产生的无效热能正常地排出体外，使体内热熵积滞，导致机体功能失常，出现头痛、眩晕、心悸、恶心、血压下降、体温上升等症状。

普通感冒也有热熵积滞的病机。中医讲的"风寒外束，毛窍闭塞，正气郁闭于内""暑热内郁，风寒外束肌表，正气不得外达""外湿之邪，袭于肌表，卫气被遏"等，都是指各种因素造成排熵通道不畅，而致内熵积滞为病。

从细胞和亚细胞水平来看，积熵为病大体有以下几种情况：一是处于高熵态的细胞对组织、器官、系统的功能产生影响；二是削弱生命大分子的水化状态，改变蛋白质的正常分立有序状态，影响其功能；三是扰乱聚酰胺的各种酰胺基间的 H- 键合状态，使蛋白质分子扭曲、旋转、折叠等正常构型发生畸变，引起其功能失常；四是在两类代谢共轭过程中，部分能量直接转化为合成代谢产物中的构型熵等非热熵，使复制精度下降，尤其是核酸和各种蛋白酶复制精度下降，又反过来使合成代谢的质量和速率下降，满足不了负熵化的需要，形成恶性循环，这可能是导致人体衰老的途径之一。[①]

2. 广义熵病

所谓广义熵病，是指因机体的有序性被干扰或有序度下降而呈的疾病。这是从广义熵的角度，即从"信息是负熵"的角度来定义的疾病，其本质不是热熵的积滞，而是有序度下降。广义熵病在临床上经常遇到，许多是大家所熟悉的，只是没有从广义熵病的角度来认识它。

人的机体在分子、细胞、组织、器官等各个层次上，在结构和功能的各个方面，凡是有作用过程、有相互关系、有组织的地方，都有秩序。特定的秩序保持着特定的有序度，其有序性受到干扰，有序度发生波动、下降，或被破坏，就会发生结构性的或功能性的秩序失常，呈现为广义熵病。

人体不同层次的功能秩序受到干扰或破坏呈现的熵病，是临床上最为常见的。各种以"紊乱"命名的疾病，如糖代谢紊乱、脂类代谢紊乱、蛋白质与核酸代谢紊乱、电解质代谢紊乱、酸碱平衡紊乱等，以及各种"官能症""综合征"中的一些功能失调性疾病，实质上是在生命活动的不同层次、不同方面发生的有序性的失常。

人体的生物钟是一种特定的时间秩序，其有序化被干扰或破坏，就表现为病态。时差反应是一种常见的时间型熵病，是时间节律的有序性被干扰或破坏。人的生命活动（心理、智力、体力）各有自己的时间节律，其中的任一种节律被打乱，或三大节律之间的有序关系被打乱，就会表现为某种病态。女性的月经周期遵循着特定的时间节律，与 30 多项指标的周期性变化相关，这些关系的特定有序度制约着月经的正常周期，一旦其有序性被干扰或有序度下降，就表现为月经周期紊乱或某些月经病的出现。

人体的结构（解剖的与非解剖的）失序为病也是广义熵病。在分子、细胞、组织、器官等不同结构水平上，正常的结构序一旦被改变或破坏，就呈现为结构性熵病。例如，生物大分子都有化学结构和空间结构，在这两种结构上发生的异常，通常被称为畸变，而其实质，是生物分子结构的有序化被干扰或破坏。蛋白质是由氨基酸按特定的有序关系构成的，其有序性被干扰或破坏，就造成蛋白质分子的化学结构异常。核酸是由核苷酸按特定的有序关系构成的，其有序性被干扰或破坏，就造成核酸分子的化学结构异常。蛋白质和核酸的空间结构同样遵循着空间有序性，其空间秩序被干扰或破坏，就

---

① 冯昭仁.熵病［J］.自然杂志，1982（4）：269

会发生空间结构的异常。蛋白质和核酸发生的化学结构或空间结构上的异常，都是有序性被干扰或破坏，人们通常把这称为分子病。

人的生命活动过程在各个层次上存在着多种秩序，其秩序的扰动或失序，是更广泛的广义熵病。例如，在物质能量代谢过程中，合成过程和分解过程都是化学生产线，其生产程序或某个"操作"环节发生错乱，都会发生代谢性失序。在神经、内分泌、免疫等系统内，各种神经递质、激素的产生、作用都有特定的秩序，其环节性或过程性的失序，都会造成神经、内分泌、免疫等的功能性紊乱；细胞的分裂增殖有着严格的"生产程序"，某些环节失常、时序失常、操作失常，都会导致新生细胞的异常；核苷酸组合成 DNA 的化学过程，DNA 的解链复制，按中心法则从 DNA 到 RNA 再到蛋白质的转录复制过程，都像生产线一样有着严格的"操作程序"，操作中的某个（些）环节或过程发生失常，都会使复制反应的精度下降或发生差错，造成遗传密码的错码、DNA 的结构性变异、基因的畸变、蛋白质或蛋白质组的异常。这些失序可由外来因素干扰而引起，更可因"生产"和"操作"过程内在的不稳定、不精确、误操作、原料供应失常、相互作用失调等引起。

3. 熵病的防治

无论是热熵病还是广义熵病，往往首先发生在人的"未病"和"亚病"过程中，难有临床表现，其进一步发展和恶化呈现为功能性或器质性病变时，则有临床表现。因此，研究和控制熵病，是对疾病进行早期防治的重要步骤。

要注意熵病的性质和特点，它与已知的器质性病变、功能性病变非常不同。其病变的本质是热熵积滞或有序度下降，其病变的临床表现首先是功能性异常，但不是由器质性病变引起的那种功能异常，更多地属于非器质性病变的、或器质性病变的前驱性功能异常；广义熵病也有结构性异常，既有解剖形态的失序性异常，如分子结构的失序、细胞结构的失序、器官结构的失序等，又更多地涉及非解剖结构的失序，如时间节律的失序、功能子系统的失序等。

对于热熵病的防治，首先要理解热熵的性质和特点。熵是物质和能量的一种属性，热熵的变化或交换，是由物质和能量的变换或转化所包含和实现的，它不能游离于物质和能量之外而独立存在，不能提纯出或合成出"熵""负熵"，不能用补给、注射"负熵"的办法来治疗，只能研究和掌握机体在物质和能量代谢过程中的热熵转化的机制和规律，考察清楚引起热熵积滞的具体原因，通过对物质和能量的代谢机制和过程的调节，来调理热熵的交换机制和过程，使热熵产生和交换的机制和过程正常化，使积滞的热熵顺利排出。例如，调节饮食，调节从环境"吃"进富能物质并把它合成为机体组分和自由能的机制和过程，使机体的熵产生过程处于正常范围；调节排熵通道使其通畅，令所产生的热熵正常排出；在已经发生热熵积滞的情况下，采用清泻等法强化排熵机制和过程，使滞于体内的热熵尽快排出。

对于广义熵病的防治，同样需要了解有序度下降为病的性质和特点。有序的内在本质是负熵或信息，有序性下降是丢失信息。信息以物质和能量为载体，但信息就是信息，既不是物质，也不是能量，它不能游离于物质和能量之外单独存在，不可能提纯出或合成出"信息"，用补给、注射"信息"的办法治疗有序性下降。需要认识和掌握机体的信息调节机制和过程，通过对这些机制和过程的调节来调节信息的变化。例如，通过调节和控制分子复制的机制和过程，保证其复制过程正常，不发生信息丢失，不发生失序。对于已经发生的信息丢失、有序性异常，人们找到了基因治疗等方法来修补，但如果不同时有效地调节和控制造成信息丢失和有序性异常的机制和过程，孤立的修补难以成功，一个地方修补了，另外的地方可能会发生新的信息丢失和有序性异常。

正在兴起的"调序疗法"，是一个很有价值的发展方向。天津市调序脑科学研究所从精神病的防治入手，研究并提出了生物序变律，认为动态的有序是生命的基础，精神病是一种"系统性信息调制失序病症"，导致这种失序的关键是"成序机制"的紊乱，是人脑不同层次的动态相互作用失序，从而导致大脑整合机能失衡。他们认为，中枢神经递质的紊乱不过是精神病发病的中间环节，需要回答中枢神经递质到底是怎样紊乱的？紊乱的中枢神经递质是怎样导致人的精神失常的？他们发现，中枢神经元功能失调、中枢神经递质相互作用失序、脑的整合机能失衡，是精神病发病的三个相互关联的环节，因失序的信息不同，以及发生在大脑的不同部位，而呈现为不同的病症。他们认为，精神病不是脑的局部病变，而是整体性疾病，是在内外环境作用下，系统性的失序病症，不仅存在脑的多层次相互作用失序，也与神经、免疫、内分泌机能失序密切相关，发病机制尽管错综复杂，但最根本的机制是"成序机制"的紊乱。他们认为，现有的治疗原理和100多种抗精神病药物，主要是作用于中枢神经递质，效果不理想而多有毒副作用，关键在于没有抓住"失序"。防治原理的着眼点应当用"恢复成序机制"来取代"受体阻断"，提出了"调序疗法"，运用多种非药物调理方法，使中枢神经元的生理活动恢复和增强同步化、有序化。[①]这种观点和方法是精神病防治的一种开拓，对于失序为病和广义熵病的研究和防治具有重要的启发意义。

【思考题】

1. 什么是有序性原理？
2. 什么是耗散结构？主要特点有哪些？
3. 什么是熵病？如何进行分类？
4. 结合所学中医学知识，阐述热熵病的机制与防治方法。

---

① 石文."调序疗法"治疗精神病［N］．北京：光明日报，2005-09-15

第十章　自主性原理 ▷▷▷

扫一扫，看课件

【导　读】

【教学目的与要求】

掌握：自主性原理的定义及其基本思想、自组织及自组织系统的定义、自主调理的定义及特点。

理解：人的自组织特性；中西医两种防治原理及其区别。

了解：系统自组织理论形成过程；中医自主调理的特点、法则、手段；中医自组织理论之阴阳自和、五行自稳特点及相关内容。

【重点名词】自主性原理　自主调理　阴阳自和

第一节　中医系统论的自主性原理

一、自主性原理

1. 定义

自主性原理可表述为：人的生命是高级自组织系统，发病和愈病是人的生命的自主调理效应。

自主性原理是中医学对人的自组织机制和规律的自觉认识和驾驭，强调人的自组织机制是健康、疾病、愈病的枢机，健亦健在自组织，病亦病在自组织，调亦调在自组织。

2. 自主性原理的基本问题

发病和愈病是生命自主地自我发展的过程，医学的目的不是把注意的焦点放在"疾病"上，用特定的医学手段来预防和治疗疾病，而是应该放在"人"上，用多样化的手段来维护、增强、推动人的自稳调节能力以抗御和祛除疾病。

医学所要解决的根本矛盾不是特异病因、特异病理、特异治疗之间的矛盾，而是在尊重、依靠机体的自主调节机制的基础上，运用医学手段来推动、发挥机体自主调节机制的作用，防止机体从健康态向疾病态转化，推动机体从疾病态向健康态转化。

中医治疗学不乏特异性治疗，但根本的治疗原理是自主调节，治疗学的未来发展方向是全面地认识、驾驭、发挥机体的自主调节，推动机体自主调理，这是治疗学的第一原理。

3. 自主性原理的基本思想

自主性原理是关于治疗学的基本原理，其基本思想是：

第一，把人如实地理解为一个自组织系统，对于人的健康、疾病及治疗，都注意并突出了其自组织特性。

第二，提出"阴阳自和"论，它是中医学关于人的自组织理论，把人的健康态"和"理解为由阴阳之间的相互作用自我实现的，阴阳失调是阴阳自和的机制或能力的失常，故治疗需要调理阴阳自和的机制和能力，阴阳自和者必自愈。

第三，以五行学说为工具，提出了机体保持有序稳定的"五行自稳模型"，表达了五藏之间通过生、克、制、化的相互作用保持有序稳定的机制，及通过调理五行之间的相互关系治疗疾病的原则和方法。

第四，以"治病求本"为核心，提出了依靠、推动、发挥机体内在的自主反应机制，进行自主性调理的治疗原理。

二、自组织与自组织系统

1. 组织的定义

作为系统科学的专属概念，组织是指形成系统有序化结构的内在机制和过程。

组织的作用在于使要素与要素之间、要素与系统之间的相互关系有序化，没有组织机制和过程，系统就不能有序化，就不能形成特定的结构。

组织的本质是减少不确定性，增加确定性，减熵，增序，提高有序度，即推动系统从无序走向有序，从有序度低走向有序度高，从低级走向高级实现进化。

组织程度的高低，对应着系统的有序化程度和进化程度的高低。

组织的机制与系统本身的物质成分无关，由不同的物质成分组成的系统可以有共同的组织机制，这种机制推动系统获得信息、实现负熵增加。

2. 自组织的定义

所谓自组织，是指动力、指令、调节都来自系统自身内部的一种组织机制和过程。

例如，生物大分子的自我复制，细胞的分裂繁殖，胚胎的发育，个体的成长，刀口的愈合，市场上的价格变化，等等，都是系统自我发动、自我设计、自我调节的。

系统建立有序化结构的自身内在动力、指令、调节，就是系统的自组织机制，依靠这样的机制建立有序化结构的过程就是自组织。

人的生命产生和存在于非生命的环境中，之所以不被破坏和瓦解，就在于生命的自组织。生命的有序稳定是在复杂的环境中自组织的结果，是自组织的机制和过程正常的效应。

3. 自组织系统的定义

由自组织机制形成的系统称为自组织系统。

人是自组织系统的典型，机器是他组织系统的代表，人与机器的差别众多，但本质的差别在于自组织与他组织。

三、系统自组织理论

系统自组织理论是研究系统的自组织机制和规律的学说，是现代系统科学的重要组成部分，其主要学科是耗散结构理论、协同学、超循环理论等。

贝塔朗菲的一般系统论的动态性原理实际上已经提出了系统的自组织问题。他指出，系统的有序稳定的建立和维持是一个动态过程，其源泉不在上帝或什么外力，而在于过程本身；系统的类似机器的结构不是系统有序稳定的最终理由，其真正根源在于系统内部的非线性相互作用及其与外部涨落之间的相互作用。

20 世纪 60 年代以来，系统科学特别是系统自组织理论对系统有序化的自组织机制和规律的认识越来越深入。

第一次对系统的自组织机制作出具体科学解释的，是普利高津的耗散结构理论。该理论揭示了系统在耗散物质能量的过程中，产生负熵，系统由无序走向有序，建立起耗散结构那样的有序稳定系统。其基本结论是：耗散导致有序。

德国物理学家哈肯创立的协同学，从统计物理学的角度揭示了系统的自组织机制，其基本结论是：协同导致有序。该理论指出，系统内部存在大量子系统的情况下，子系统之间的协同作用把子系统组织起来走向有序化，形成宏观尺度上有序化的空间结构、时间结构或功能结构。协同学专门研究这种有序结构是如何通过自组织的方式形成的。

德国生物物理学家艾根创立的超循环理论，研究并解释了生物大分子的自组织机制，其基本结论是：超循环导致有序。他研究发现，在生物起源和进化的化学阶段与生物阶段之间，有一个生物大分子自组织的阶段。把生物大分子组织成为生命形态的，是超循环机制。形成超循环是能够积累、保持、处理遗传信息的大分子组织的最低要求，它可以从任何混乱无规则的状态开始，把生物大分子组织为有序化。

四、自主调理是自组织的突出特性

自主调理是自组织的突出特性，是指自组织系统对外来的各种作用自发地做出反应，通过自组织机制进行处理的过程。自主调理是机体作为自组织系统与生俱来的固有属性和功能，是机体防病祛病的内在动力和机制。

机体的自组织机制的作用方向，是建立和保持机体的有序稳定，即健康。一旦机体偏离健康态趋向或发生疾病，它就会内在地、自发地进行调理，把偏离的状态再调回健康态，这个过程就是自主调理。

自主调理自始至终维系着人的生命；健康是自主调理的功能所向，疾病是自主调理功能失常或调理失利的结果；防治疾病要把机体的自主调理放到枢机地位；自主调理是愈病的内在动力和治疗收效的内在基础，各种治疗都应包括机体自主调理功能的调动和发挥。

第二节　人的自组织与自主调理

一、生命的自组织特性

1. 自动性

系统的发生、发展、消亡是自我发动、自我完成的，其组织的动力是自身内在的，组织过程是一种"自己运动"。例如，鸡蛋孵化出小鸡又长成母鸡，受精卵发育成胚胎又生长成人的个体，地球生物的起源和演化，太阳系的起源和演化，宇宙的起源和演化，等等。

2. 方向性

系统的自组织是向着特定方向发展的，沿时间的方向一去不复返，形成系统自己特定的"内部时间"。这种方向性不仅是沿着从无序到有序、从有序度低到有序度高的方向进化，而且这种进化是不可逆的，在同一条发展轨迹上不存在可逆的退行变化。进化的轨迹可以有迂回曲折，但总的方向是前进的、上升的，形成螺旋式的发展轨迹。就一个系统的全部历史而言，由于其自组织机制有从盛到衰的变化过程，因而一个系统的全部演化轨迹是沿着时间轴向前展开的一条抛物线。例如，太阳系经过约100亿年的演化完成从产生到消亡的历史，人的生命经过近百年的演化完成生长壮老已的历史。

3. 目的性

说系统的"目的性"带有拟人的性质，是指在给定的条件下，由于系统内在指令的作用，系统在演化中把自己组织到特定的目标值上。系统似乎有自己的"目的"，不受初始条件的限制，能够把系统组织到某种"预设"的目标值，达到目标值后就在那里稳定下来。例如，生物个体出生之后，各自经历不同的生长过程，最终都发育成本种的规则形态；鱼的流线体型，鸟的强健翅膀，动物的各种伪装色，等等，都是各物种自组织的一些目标值。

4. 自稳性

系统在内外条件变动的冲击下，能够自己把自己保持在目标值上，使系统的状态不随时间的延续而变化，即保持稳定。由于系统的自调节机制的作用，系统的状态保持在目标值上就稳定，一旦离开目标值就不稳定，就引起系统内自调节机制的作用，再把系统的状态拖回到目标值上。

5. 自主性

即系统对外来作用的反应是自主性的。自组织机制是外部条件与系统之间的中介环节，它自主地对外部条件发挥组织作用。不经过自组织的作用过程，外来作用因素就不能直接进入系统的结构或要素，也不能改变系统的状态。经过自组织的作用过程，系统对外部条件会作出多种多样的不同反应，在外部条件的"输入"与系统反应的"输出"之间，关系是不等价的、非线性的。系统可以完全排斥外部条件，可以吸收外部条件组织为自身，可以对外部条件进行耗散、转化，可以利用外部条件来保持自身的目标值，可以把外部条件在系统内滞留、积累、记忆，若干时间后再作出某种反应，等等。

二、人是最典型的自组织系统

在现实世界上，生命是复杂化的自组织系统（自我更新、自我复制、自我调节相统一），而人是自组织的最高典范（生命属性、社会属性、思维属性的自组织及其统一），自组织的几个基本特点，在人身上都充分地表现出来。

1. 人的生命有典型的自动性

人最典型地具备生命的自我更新、自我复制、自我调节的本质特性，3 个"自我"是自动性的集中表现。人的起源是自动的，进化是自动的，个体发生是自动的，发育成长是自动的。在地球生命的 35 亿年历史和人类的 300 万年历史上，还没有发现什么生命或人的个体是由外来的装配者把它组织起来的。

2. 人的生命有典型的方向性

地球的生态系统中的任何一个物种，包括人类在内，一旦产生就不可逆地向前发展，完成其以亿、万年计的演化周期。人类的每一个个体的生、长、壮、老、已也是不可逆的，生命活动的每一个层次都具有不可逆的性质，分子遗传是不可逆的（中心法则的方向性），细胞分裂繁殖是不可逆的，受精卵的发育是不可逆的，个体的成长是不可逆的，在生命全过程中的物质和能量代谢是不可逆的。

3. 人的生命有典型的"目的性"

人的不同个体的先天和后天条件不一样，但通过发育过程都向一个特定的目标逼近，人的基本生理常数似乎是其追求和保持的目标值。分子按遗传密码复制保持特定信息，细胞通过有丝分裂保持染色体的稳定传递，个体发育不受初始条件的限制，各项生理指标向着生理常数逼近。

4. 人的生命有典型的自稳性

人和其他生命一样，是在宇宙的自然环境中产生的。环境条件的随机变化，选择了人的生命，也锻炼了人的生命，使人的生命具有了应付环境变化、保持自身稳定的能力和机制，这就是自我调节，这种自我调节使机体在不断变动的环境条件中保持稳定。

例如，物质能量代谢的稳定，体内物质成分和能量贮备的稳定，体温、呼吸等基本生理指标的稳定，基本发育过程的稳定，受到不良条件干扰偏离正常状态后的自我恢复，等等。

在内外环境条件的变动中，人的生命活动会发生波动，一些生理指标会偏离正常值，但在一般情况下，机体的自调节机制会进行调节，把机体状态再调回到正常值上，保持健康。

5. 人的生命有典型的自主性

第一，人体对于外来的所有作用因素都自主性地作出反应。存在着排斥、适应、吸收、转化（同化、异化、缩小、放大）、积累、滞留等机制，外来的物质、能量不经过机体自身的同化或异化过程，就不能对机体产生作用，不能被机体所用。

第二，外来的致病或治疗因素不经过机体的吸收、转化，就不能发挥其致病或治疗作用，不同的吸收、转化会发挥出不同的致病或治疗作用。

第三，在繁殖过程中，后天获得的性状不能直接遗传，除非决定该性状的信息被组织到遗传信息中改变了原有的遗传信息（突变）。

第四，机体对外来条件有多种反应机制和效应。机体可以排斥外部条件，如已知的机体对供体的血液、器官的排斥，表现出"排斥反应"；可以吸收外部条件组织为自身，如机体把各种营养物质合成为机体的组织成分，表现为"同化反应"；可以对外部条件进行转化、耗散，如把非生命的物质成分转化为细胞成分，把外来的能量转化为ATP为生命活动所用，表现为"转化反应"；可以利用外部条件保持目标值，如通过转化富能物质释放能量来保持恒定体温，表现为"稳定反应"；可以把外部条件在体内滞留、积累、记忆，若干时间后再作出某种反应，如疾病潜伏、慢性中毒，表现为"滞后反应"，等等。

第五，致病或治病作用是机体自组织的一种效应。从病因学和治疗学的角度来讲，外来的各种作用因素究竟对人起营养作用，还是致病作用、治疗作用，是经过人身的自组织过程所呈现出来的一种效应，是通过自组织机制的组织、转化，产生出营养、发病、不病、有效、无效等效应，人身的自组织机制是发病和愈病的枢机。

总之，机体对于外来作用所作出的反应，是机体进行自组织的结果或产物，在外来作用与机体反应之间，不是直接的线性关系，而是复杂的非线性关系。

三、自组织系统的"不倒翁"特征

由于自主调理，人的生命可在运动中保持高度自稳性。系统状态的"正常值"是自主调理的"目的点"，系统状态在正常值上，就不会引起自主调理；一旦偏离正常值，就引起自主调理，把系统状态调回到正常值，自主调理就休止。实际情况经常是，内外条件不断地变化，不断地扰动系统状态使其偏离正常值，不断地引起系统的自主调理，不断地把系统状态调理回正常值。结果就是，系统的状态无休止地变动，无休止地引起自主调理，使系统状态围绕着正常值波动，形成以正常值为核心的稳态。人的现实生命运动，就是在围绕正常值的偏离与复正的波动中保持健康，这种特性就像"不倒翁"，无论扰动来自何时何方，只要偏离度不超过难以自调的程度，都可自主地调回到以正常值为核心的稳定态。

四、健康与疾病的本质在自组织

人的生命产生和存在于非生命的环境中，之所以不被破坏和瓦解，就在于生命的自组织。外来的一切作用因素，无论是营养的，还是致病的，或者是治疗的，都无法超越自组织机制而直接发挥作用。生命的有序稳定是在复杂的环境中自组织的结果，是自组织的机制和过程正常的效应。生命的自组织能力是人体强大的维持和促进健康的能力。病变，即失序，并不是自组织机制的亡失，而是自组织机制或过程的失调。治病，就是要调理和纠正自组织机制或过程的失调，使系统恢复自主修复能力，这是治病最合理、最有效的途径。自组织是健康、发病、愈病的内在动力和枢机，健亦健在自组织，病亦病在自组织，治亦治在自组织，愈亦愈在自组织。

第三节　推动生命自主调理的防治原理

一、医学防治的两种不同原理

治疗原理反映着治疗活动的基本规律，它以对病因、病机、病变本质的特定理解为基础，选择和运用治疗手段的特定的作用性质和作用方式，形成治疗取效的特定机制，以达到治疗的目的。

1. 西医学的治疗原理

西医学的治疗原理在历史演变中发生过多次变化，在希波克拉底时代注重整体调理和自然疗法，16 世纪以后把机械观点和机器模型移植到治疗学中，形成了"修理模式"。

"修理模式"贯彻了牛顿力学原理，惯性力保持事物的初始状态，外来作用力造成加速度，改变了原有状态，要纠正变态回到初始状态，需要相反的外加作用来抵消加速度。这一原理转化到治疗学中，则成为用治疗作用来消除外来致病作用及其引起的病变状态，把疾病理解为机体的局部异常，治疗的任务在于消除或修复已有的病灶，在病变和治疗中都把机体置于被动地位。

"身体是机器，疾病是机器故障的结果，医生的任务是修理机器。"[①]

19 世纪以来，随着化学、生物学的进步及其在医学中的应用，生理学和化学治疗有了巨大发展，认识了特异性的致病因素和特异性的病理改变，发现了能够特异性地消除病因和纠正病理的化学物质，治疗模式从"修理模式"发展为"特异模式"。

"特异模式"把疾病理解为由特异性原因引起的特异性病理改变，损伤与抗损伤是疾病和治疗的基本矛盾，特异性地消除病因、纠正病理是治疗的主旨。这种模式开始注意机体的自愈力，但把它置于治疗的辅助地位而不是主体地位，没有把它有机地融入病理和治疗的体系之内。

西医学的治疗原理是针对病变的特异性的病因、病理，运用药物（及非药物）的化学（及物理等）的作用性质和作用方式，形成特异性地消除病因、纠正病理的治疗机制。

这种治疗的作用目标是可特异性地测定的病因、病理、病位，治疗手段的选择和设计是以能够特异性地消除病因、纠正病理为标准，治疗活动就是运用这种手段去消除病因、纠正病理的过程。

有的学者把这种治疗原理的主要特点概括为：

"西医以疾病为对象，有三个基本要素：病因、病理、病位，认为致病因素决定疾病的性质，病理变化决定疾病的转归，病因、病理、病位成为其诊断对象和治疗对象，特异性消除病因和纠正病理是它的临床疗效标准，也是它筛选药物的药理指标，成为

它的价值标准。"[1]

2. 中医学的治疗原理

中医学以元气论、气化学说为基础，从正邪、阴阳、气机的矛盾运动来理解病因、病机，把气的正常气化、调节机制和过程理解为"正"，"正虚"是一切病变的共同本质，"证"是"正"的"病变"，要纠正"证"，必须调理"正"，强调治病必求于本。求本、治本是中医治疗的基本模式。

中医的治本模式把疾病理解为"正"的异常，把"正"放在发病和治疗的自主性主体地位，把"扶正""治本"作为各种治疗的中心环节，其治则、治法都讲究分清标本，重在治本，一推其本，诸证悉除。这种模式的突出特点是依靠、调动、发挥机体本身固有的自主调节的机制和能力，达到祛病、愈病的目的。

中医学的整个治疗体系中虽然不乏"修理""特异"式的治疗，但就其主体来讲，"治本"是其基本特色。这种治疗原理是针对机体与致病因素相互作用的矛盾运动及由此形成的"证"，运用药物（和非药物手段）对这种矛盾运动及其"证"所具有的调理作用，推动矛盾向健康方向转化以纠正病证状态。

这种治疗的作用目标是纠正机体的自我调节功能和以此为枢机的矛盾转化机制，治疗手段的选择和设计以是否能够对机体的自我调节功能和矛盾转化过程产生特定的良性调理作用为标准，治疗活动就是运用这样的治疗手段，依靠、调动、发挥机体自身的抗病、祛病、愈病的机制和能力，推动疾病向健康转化。

学术界把这种治疗原理的主要特点概括为：

"中医是一种健康智慧学，其对象是人，是人的健康与疾病的相互转化过程。中医的'证'也有三个要素：正虚、邪实、传变。中医研究的是正邪矛盾的虚实性质、矛盾运动变化的机制、动力、趋势，运用治疗手段来推动矛盾向健康方面转化。认为主体性的抗病反应形式决定疾病的性质，整体性的自稳调节机制主要环节及其失衡程度决定疾病的转归；人体调节抗病反应的形式、环节和时相，是中医的诊断对象以及治疗的依靠对象和服务对象，帮助抗病反应完善和调节机制正常化，是中医临床疗效的价值标准，也是中医筛选中药的药理指标。"[2]

中医和西医这两种不同的治疗原理对疾病的本质理解不同，治疗的层次和深度不同，取效的机制也不同。这两种治疗原理的差别特别突出地表现在两个方面：一是如何分层次治疗、重在深层次、直达最深层次；二是如何推动和发挥机体固有的自愈机制和能力进行自主调理。

二、中医防治原理的核心是自主调理

中医的治疗是驾驭人体的自我调节功能推动机体自主调理的一门艺术。尽管由于历史的局限，中医的治疗还有许多不尽如人意之处，但从治疗深度的角度来看，它却达到

---

① 陆广莘.重建中医主体价值体系［J］.山东中医药大学学报，1998（6）：402
② 陆广莘.重建中医主体价值体系［J］.山东中医药大学学报，1998（6）：402

了迄今为止我们能够认识到的最深层次，这是中医治疗学最杰出的创造、贡献、特色。

1. 自主调理的特点

中医治疗原理区别于西医治疗原理的主要特点，在于其治疗深度，而治疗深度的主要之点又在于，从对疾病的理解，到治疗手段的选择和设计，直到治疗取效的机制，都是以"正"为核心，把"正"不正作为病变的本质，把机体与致病因素相互作用的矛盾运动在"正"不正的情况下所发生的异常过程，即正不胜邪、阴阳失调、气机失常作为病机，把"证"理解为这种异常过程的表现或产物。

因此，治疗的中心环节是调理机体与致病因素的矛盾，使其向健康方向转化，而实现这各种转化的枢机在于矛盾的主导方面——机体的自我调节功能。

这种治疗原理具有更深刻的性质，更加符合人的发病与愈病的客观规律，应注意更深入地研究和理解中医治疗原理的这种特点。

（1）病因、病机以"正气"为核心：中医的病因、病机学说把机体的"正气"与致病的"邪气"的矛盾作为基本矛盾，贯彻在对一切疾病的诊治当中。没有离开"邪气"的病，更没有离开"正气"的"邪气"，内外环境条件的变化构不构成"邪"，取决于它与"正气"的关系，关键在于"正气"的状态。在"正"与"邪"的矛盾中，"正"是矛盾的主要方面，"正气存内，邪不可干；邪之所凑，其气必虚。"正不胜邪为病，本质是"正气虚"。

（2）治疗原则以"扶正"为纲要："正"与"邪"的矛盾贯穿于一切疾病当中，疾病的本质是"正气虚"，克服"正气虚"是扭转病机的关键，各种疾病的治疗必然以"扶正"为纲。尽管在不同条件下"扶正"的要求和方法不同，对"扶正"与"祛邪"的关系处理不同，但任何疾病的治疗都离不开"扶正"，"扶正"是指导一切治疗的一条基本原则。所谓祛邪，不是祛除特异病因，而是顺应机体正气抗邪趋势的"顺势疗法"，其本质是护正，亦是扶正的一个变法。

（3）治疗方法以"自和"为枢机：在多种扶正、祛邪的治法中，包含着一种最深层次的治疗原理——推动和发挥机体本身的祛病、愈病的机制和能力，即调理和推动"阴阳自和"，使疾病自愈。阴阳自和的失佳是发病的枢机，推动阴阳自和是治病、愈病的枢机。正如张仲景所论："凡病……阴阳自和者，必自愈。"使治疗手段基于阴阳自和，调于阴阳自和，效于阴阳自和，这是"治本"的最深之"本"，"扶正"的最深之"正"，治疗的最深之治。

（4）治疗手段以"自主"为中介：方药、针灸等各种治疗手段，虽然有些情况下用于对症治疗、特异治疗，但从其基本的取效原理来看，治疗手段不是直接地特异性地攻除病邪，而是作用于不同层次上的自我调节机制和过程，推动其自主地进行自我调节，使阴阳、气血的失常态转化为正常态，由此而产生出二次效应甚至三、四次效应，表现为临床疗效。这是以机体的自主调节为中介进行的一种深度调理。

2. 自主调理的法则

中医的自主调理有许多重要法则，是指导临床治疗的理论原则，最有代表性的有以下几点。

（1）扶正祛邪：在中医病机学和治疗学中，一以贯之地把"正气"作为正邪矛盾的主导方面，而"正气"的深层内涵是人的自组织机制和能力，"正气虚"是病变的内在本质，虽然"正气虚"的具体内容很丰富，但其本质性内涵是人的自组织机制和能力不正常。"扶正祛邪"的主导方面是"扶正"，"扶正"虽然包含着补充必要的物质、能量的营养性作用，但更本质的是对机体的自组织机制和能力调理，即对气的运化机制和能力的调理，对"生生之气"的调理，对"元气"的滋补。祛邪不是特异性的"以箭射靶"，而是"顺势疗法"，关注目标仍是正气反应状态。

（2）五藏生克：以五行学说为工具，提出了五藏之间通过生、克、乘、侮相互作用保持有序稳定的"五行自稳模型"，在病机上认识了五藏之间相互传变的关系，在治疗上运用适当的手段，或者阻止疾病的藏间传变，或者推动五藏的生克、制化作用，发挥补母泻子、抑强扶弱一类的治疗效应，把治疗变为对五藏相互作用关系的斡旋。

（3）阴阳自和：中医学的阴阳自和论把阴平阳秘的状态理解为是由阴阳之间的相互作用自我实现的，阴阳失调是阴阳自和的机制或能力的失常，故治疗需要调理阴阳自和的机制和能力，俾阴阳自和者必自愈。张仲景说："凡病……阴阳自和者，必自愈。"清代柯琴发挥曰："欲其阴阳自和，必先调其阴阳之所自。"实际上提出了"调理阴阳自和"的治则，即如何运用治疗手段促使阴阳自和，使治疗过程基于阴阳自和，调于阴阳自和，效于阴阳自和。

这些治疗法则的共同特点，都是依靠、调动、发挥机体的自组织机制和能力进行自主调理。

3. 自主调理的手段

中医学的防治手段多样，有主有从，但都鲜明地贯彻着自主调节的基本原理。

（1）中药方剂的自主调理作用：中医治疗的主要手段是中药方剂，其治疗作用原理与西药有着原则性差别，一般不用其直接的抗菌、消炎等特异性药理作用，而是以机体的自组织机制为中介，推动这一中介发挥调节作用而收到疗愈效果。中药方剂服务于中医的自主调理，也充分地体现着自主调理原理。

有一些中药和方剂具有特异性治疗作用，中医临床有时也运用其特异性治疗作用，但这不是主流，作为中医临床治疗主流的，是运用中药方剂对机体的有关功能过程进行调理，其中枢环节是阴阳自和，同时包括五藏生克制化、微生态平衡的调节等多种自组织机制。

由于中药方剂的作用点是机体的自主调理机制和能力，推动这种自主调理机制和能力发挥了作用，才产生或表现为疗效，因而在中药方剂和治疗效应之间是二次甚至多次因果关系，一般不呈特异性关系或特异性不强。有些药物在药理实验中具有特异作用，但在临床治疗时往往不具有特异效应；药理实验不具有特异作用的，在临床治疗中有时可以产生类特异性效应。

（2）针灸的自主调理作用：针灸是中医治疗的重要手段，它只从特定穴位输入特定的能量和信息，通过经络的作用，收到祛病愈病的效果。它不仅能治疗功能性疾病，而且对于一些细菌感染性疾病、甚至某些器质性疾病，也都有肯定的疗效。

针灸的治疗效应与针灸对穴位的作用内容之间，找不到直接的线性因果关系，它所引起的机体内部的转化，比起中药方剂来，更加复杂深刻。

针灸作用取效的基础是经络，经络是人身功能子系统，针灸是依靠、调动、发挥经络的作用而收效的，如果经气不应，任何针灸都不会有效果，针灸是运用经络之气对人身进行调节的一种艺术。

"得气"是针灸取效的关键环节，是经络功能被调动起来的表现，是经络之气与针灸作用的呼应，得气才有循经感传，针灸作用随"气至病所"而奏效，"气至而有效"是针灸治疗的基本规律。得气是经络的自主性反应机制和过程，是把针灸作用转化为祛病愈病功效的枢机，故曰"气速效速，气迟效迟，气不至而不治。"

（3）气功的自主调理作用：气功是更加典型的自主性调理。气功（内养功）是在主观意念的带动下，调理机体的气血运行，使其消除异常过程，恢复正常状态，从而收到祛病延年的效果。

"入静"是练功获效的中枢环节。所谓入静，是排除一切干扰，使机体运动回到"纯自然状态"。机体运动的"纯自然状态"是以负熵化机制建立和保持有序稳定的正常状态，是"阴阳自和"能力最正常的状态。只要排除生活环境对这种"纯自然状态"的干扰和破坏，依靠这种状态的内在机制和规律，就可以使机体消除异常，恢复正常。

气功的自主性调理是人类所特有的，是在自觉意识的作用下，通过意守、放松、调息、姿势、舌、肢体等的动作，使机体由"入静"进入气功功能态。

这种过程是机体内的神经、循环、体液、内分泌等系统的有序化运动，引起机体自主神经功能、心血管功能、生物电活动、脑电活动以及代谢、血象、体温等的良性改变，使机体在自身内在的自我调理中，克服发生的异常倾向或状态，恢复到正常生命应有的健康态。

三、"阴阳自和"是中医学的自组织理论

中医学没有提出自组织概念，但实际上已经把人理解为一种自组织系统，认识并驾驭了人的一些重要的自组织机制和规律，把人的发病和愈病都看作是机体的自主性反应过程，强调人的自组织机制是健康、疾病、愈病的枢机，"阴阳自和"论就是这样的理论。"阴阳自和"是中医学的一项重要理论，但历来对它的认识主要限于《伤寒论》的研究范围，现在看这是不够的。从现代系统自组织理论来看，"阴阳自和"论是中医学从阴阳学说的角度对人的自组织规律的理论概括，反映着人身阴阳的深层规律，是中医学关于人的自组织理论，对于病因学、病机学和防治学的发展具有重大意义，应当把它提高到阴阳学说的一项基本理论的高度，提高到中医学的自组织理论的高度，作出新的更深入的研究和阐明。

1.《伤寒论》的阴阳自和观点

在现存可考的中医文献中，最早论"阴阳自和"的是张仲景（约150—219）的《伤寒论》，有两条经文讲："凡病，若发汗、若吐、若下，若亡血、亡津液，阴阳自和者，必自愈。""问曰：病有不战、不汗出而解者何也？答曰：其脉自微，此以曾发汗，

若吐、若下、若亡血，以内无津液，此阴阳自和，必自愈，故不战不汗出而解也。"主要是指如果汗、吐、下太过，则损伤津血，但只要机能不衰，阴阳还能自和，则病可自愈。明确认识到"阴阳自和"是机体自愈其病之机。

后世对阴阳自和的讨论，主要限于对《伤寒论》上述经文的注解，如成无己《注解伤寒论》、方有执《伤寒论条辨》、尤在泾《伤寒贯珠集》等都有一些独到的认识和体会。

吴谦等的《医宗金鉴》则有所发挥，注曰："凡病，谓不论中风、伤寒一切病也，若汗、若吐、若下、若亡血、若亡津液，施治得宜，自然愈矣。即或治未得宜，虽不见愈，亦不至变诸坏逆，则其邪正皆衰，可不必施治，惟当静以俟之，诊其阴阳自和，必能自愈。"

对阴阳自和的认识有所展开和深化的是清代柯琴，他是历史上从阴阳自和讨论治疗和向愈最多的医家，其《伤寒来苏集》到处可见"阴阳自和故愈""阴阳自和而愈""阴阳自和则愈""阴阳自和而自愈""阴阳和而病自愈"等论，仅在其《伤寒论注》中使用"阴阳自和"不下 15 次之多。特别是他明确提出了"欲其阴阳自和，必先调其阴阳之所自"的观点，认为："其人亡血亡津液，阴阳安能自和。欲其阴阳自和，必先调其阴阳之所自。阴自亡血，阳自亡津，益血生津，阴阳自和矣。要知不益津液，小便必不得利；不益血生津，阴阳必不自和。"这实际上创立了"调阴阳自和"的治法。

仲景以降，关于阴阳自和的理论和实践，概而言之包括三方面基本内容：

一是人身存在着阴阳自和的机制，它是祛病向愈的内在根据和客观基础；

二是治疗不论得宜与否，均应诊察和依靠阴阳自和，只要阴阳自和必能自愈；

三是不要仅着眼于症状的纠正，而要以阴阳自和为枢机，调理阴阳促其"自和"，病必自愈。

2. 中国哲学的阴阳自和思想

"阴阳自和"概念未见于《内经》而见于《伤寒论》，但并非张仲景所创，亦非中医学首倡，它是中国古代哲学的一个重要概念。

（1）阴阳自和的哲学观点："阴阳自和"思想最早可溯至《周易》，其后的道家有了更深刻的论述，《庄子·田子方》记孔子见老聃，老聃论道曰：

"至阴肃肃，至阳赫赫；肃肃出乎天，赫赫发乎地。两者交通成和，而物生焉。"

到了秦汉之际的新道家，"阴阳自和"的思想更加具体明确了。

如《淮南子》说：

"万物固以自然"，"是故天下之事，不可为也，因其自然而推之；万物之变，不可究也，秉其要归之趣。""所谓无为者，不先物为也；所谓无不为者，因物之所为。所谓无治者，不易自然也；所谓无不治者，因物之相然也。"

在现存可考文献中，最迟在王充（27—97）的《论衡·自然》中已正式使用"阴阳自和"的概念，并对"阴阳自和"思想有了系统的发挥。

他认为，天道自然，阴阳自生自化，万物自生自灭。指出：

"自然之化，固疑难知，外若有为，内实自然"，

"阳气自出，物自生长，阴气自起，物自成藏"，

"天地合气，万物自生"，

"天地合气，人偶自生"，

"天动不欲以生物而物自生，此则自然也；施气不欲为物而物自为，此则无为也。"

王充认为，至圣至贤者黄帝、老子能提挈天地，把握阴阳，善顺"阴阳自和"之势而用，故称："黄老之操，身中恬澹，其治无为，正身共己而阴阳自和，无心于为而物自化，无意于生而物自成。"

这是现存可考文献中关于"阴阳自和"论的最早记述。王充是东汉初人，张仲景是东汉末人，王充早 100 多年。从上文中可以看出，阴阳自和概念不像王充在此首创，似为当时流行用语，其始用可能在西汉或更早。

（2）"自"是"阴阳自和"的核心：阴阳自和思想的核心不在"和"而在"自"。

以和为贵是中国哲学的一个基本观点，讲求阴阳之间的和合、协和是阴阳学说的一个重要思想。但在阴阳自和这里，思想更深入了一个层次，即着重于揭示阴阳之间的"和"是怎样实现的。

世界上有多种多样的"和""合"，其形成的机制有两种截然不同的情况：一种是主要靠外力的控制而组合成的（如搭积木、装配机器），是"他和"，是"他组织"；另一种是主要靠内在力量自我实现的（如夫妻相爱、民族团结），是"自和"，是"自组织。

那么，阴阳之间的"和"是怎样实现的呢？阴阳自和观非常明确地强调了，是靠阴阳的内在力量自我实现的，是"自和"，而不是靠外力支配的"他和"。

（3）阴阳为什么"自和"：阴阳为什么是"自和"的？中国哲学有着明确的认识和说明。

第一，"自和"是阴阳的本性。阴阳是由元气分化出的两个方面，"易有太极，是生两仪"，"道生一，一生二"，"气分阴阳"，"阴阳者，一分为二也"。这些经典论述都明白无误地强调了，阴阳是统一体的两个方面，"二"是"一"中的"二"，"对立"是"统一"中的"对立"，阴阳作为"二"首先是"一"的，作为"对立"的两个方面首先是"统一体"的，太极图形象地表达了阴阳作为统一体的两个方面的内在关系。因而，"和"是阴阳的先天根基、自然本性，是自身内在的规定性，完全无须任何外力来支配。

第二，阴阳之间的交互作用是实现"自和"的内在机制。"一阴一阳之谓道"，"阴阳交而生物"，"刚柔相摩，八卦相荡"，"生生之谓易"。这些经典论述也都明白无误地强调，阴与阳之间在性质上是相反的，但在功能上是相成的，两者之间存在着互根、互生、互化、互用等相互作用，使阴阳在变化过程中自然而然地"和"起来，"和"是"阴阳运化之所为"。

第三，阴阳自和是普遍的客观的自然规律。"万物负阴而抱阳，冲气以为和"，"道法自然"，"为无为，则无不治"，"天地合气，万物自生"，"因其自然而推之"。这些经典论述也都明白无误地强调，阴阳自和是普遍的自然规律，万事万物都遵循它。阴阳自和作为一种客观规律，它不以人的意志为转移，人可顺而驭之，不可逆而更之。人们认识了它，它在起作用；不认识它，它也在起作用；人们可法其自然，就其"自和"之势

而推之，使它为人们的一定目的服务，由此可以大有作为。

3. "自和"是阴阳变化的基本规律

"阴阳自和"论是中医学阴阳学说的一项有相当深度的重要理论，是中医学对人的自组织性的深刻认识和理论概括，其重大的科学价值和临床意义需要引起高度重视，其具体的思想内涵和方法论意义需要进行深入的探讨和明确的阐发。

"阴阳自和"论所回答的不是"什么是健康态"的问题，而是阴平阳秘这种有序稳态的"健康态是怎样形成"的问题。其回答是，阴平阳秘这种"和"的健康态不是依靠外部力量的控制作用形成，而是由阴阳本身的内在矛盾运动自然而然地形成的，是"自和"，不是"他和"。

（1）阴阳变化的状态、机制、规律：要深入理解"阴阳自和"论的价值，需要分析阴阳学说的内容的层次性。人身阴阳除了可以按通常所说的生理、病理、药理等层次进行划分以外，还应当把阴阳运化的状态、机制、规律之间的层次关系区分开来，阴阳自和不是阴阳变化的外在表现，而是阴阳变化的内在规律，是人身阴阳的更深刻本质。在理解上需要划分出以下三个层次：

第一，阴阳变化的状态。

所谓阴阳变化的状态，是指阴阳的变化所呈现的具体的形状和态势。是在各种不同的条件下阴阳的不同变化所呈现的外在表现，是"现于外"的"象"，表现为临床可见的阴阳征象或证候，可以直接地观测到，是判断阴阳的变化正常与否的可测依据。

阴阳变化的基本状态可分为3类：阴平阳秘、阴阳失调、阴阳离决。

第二，阴阳变化的机制。

所谓阴阳变化的机制，是指影响和决定阴阳变化状态的各种运化机制。是"藏于内"的"机"，不可直接观测，但可以调理。阴阳的状态正常与否是由这种机制的正常与否决定的，要改变阴阳的状态必须调理阴阳的运化机制。

阴阳的运化机制包括3个基本层次：一是以"阴藏精""阳化气"为主要内容的阴和阳各自的运化机制；二是以"互根""互用""互制""互斥"为主要内容的阴与阳之间的相互作用机制；三是阴阳与人身内外环境的相互作用机制。这3种机制又相互作用，从整体上影响和决定着阴阳的总状态。

阴阳失调未必是单一机制的失常，往往是几种或多种机制及其相互关系失常所致。

第三，阴阳变化的规律。

所谓阴阳变化的规律，是指阴阳运化所遵循的自然法则，是阴阳变化之"道"，是阴阳不测之"神"，是阴阳变化的内在根据。它更深地"藏于内"，不可直接观测，不可人为地更易，但可驾而驭之。它支配着阴阳运化的机制，制约着阴阳运化的方向和过程，决定着阴阳运化为什么征象或证候，是阴阳变化的最深层本质。

这种自然法则最根本的体现是阴阳自和。

（2）掌握阴阳变化的"自和"规律：对于人身阴阳的变化，不但要认识和掌握其状态和机制，更要掌握其规律。

阴阳自和是不以人的意志为转移的客观规律，人们认识到它，它在发挥作用；人们不认识它，它也在发挥作用。现在需要的是从自发上升到自觉，充分认识和理解阴阳的"自和"规律，自觉地驭"自和"而用。

阴阳自和作为一种客观规律，不是"和"的状态本身，不是形成"和"的具体机制，而是阴阳本身固有的自己走向"和"、自己保持"和"的能力和趋势，这是阴阳的本性，只要阴阳在，它就要自己走向和保持"和"，"自和"是阴阳的内在本质规定性。

阴阳自和作为人身阴阳运化的规律，它伴随人的一生，是人身阴阳变化的内在根据，不论是否发病，不论医家是否注意到它，它都在自然而然地发挥着作用。

4. 阴阳自和是发病和愈病的枢机

阴阳自和作为人身阴阳变化的一条基本规律，它贯穿于阴阳的一切变化过程中，无论是在健康的情况下，还是在未病、已病的情况下，它都在起着支配作用。

（1）阴阳自和的三种基本状态：阴阳自和作为一种规律是客观存在的，但是，这条客观规律并不能保证阴阳在任何情况下都一定是"和"的或是阴平阳秘的。

这取决于两方面的原因。

第一，阴阳自和是阴阳自己走向"和"的能力和趋势，由于阴阳自身有虚实之变，这种自和的能力和趋势也不是恒定的，也有虚实之变，即自和的能力和趋势也会发生强弱变化。

第二，人身阴阳的变化并不单纯由这一条规律所支配，它还受着其他条件的制约，这些条件有正常与异常的变化，有时对阴阳自和起积极的促进作用，有时起消极的阻碍作用，因而，阴阳自和这种能力和趋势所达到的实际结果，即阴阳的"和"的状态，往往会非常不同。大体来说，有3种基本情况：

一是阴阳自和的能力和趋势正常，其他条件也正常，"自和"走向并保持阴平阳秘。

二是阴阳自和的能力和趋势正常，但其他条件异常，或其他条件异常而阴阳自和的能力和趋势也虚弱，阴阳"自和而不佳"或"自和而不能"，呈现为阴阳失调。

三是阴阳自和的能力和趋势由虚弱走向瓦解，阴阳由"自和"转向"离决"。

（2）阴阳自和状态之间的转化：由于阴阳自和的能力和趋势是变化的，其他条件也是变化的，因而在每一个具体和现实的人身上，阴阳所达到的"和"的程度和状态不是一成不变的，实际上是在围绕着"和"这个目标值波动。

在阴平阳秘、阴阳失调、阴阳离决这3种基本状态之间没有非此即彼的严格界限，态与态之间存在着"亚态""过渡态"，3种状态之间会相互转化。

特别是阴平阳秘与阴阳失调这两态之间的相互转化，是发病和愈病的客观规律，科学地认识和控制这种转化，应当是养生学、防治学的基本任务，它为发挥人的主观能动作用留下了巨大的活动空间，可以通过养生、治疗对阴阳自和的能力和过程进行调理，促其从阴阳失调态向阴平阳秘态转化。

（3）驭阴阳自和的防治原理：遵循阴阳自和规律，依靠、调动、发挥阴阳自和的能力和趋势，调节和控制阴平阳秘与阴阳失调之间的相互转化，这应是防治学的一条基本原理。

其主要思想是：阴阳自和是人身的自组织机制，发病必然通过它，愈病也必然通过它，因阴阳自和"不佳""不能"而为病是更深层的病机，因阴阳自和"而治""而愈"是更深刻的治疗法则，诊"自和"、用"自和"、助"自和"、调"自和"是更高级的治法。

该原理可具体地体现在以下几个方面。

第一，阴阳自和是发病的枢机。

阴阳自和是人身的自组织过程，条件的变化如果不能改变阴阳自和的能力或过程，就不能使阴阳自和的状态失佳，就不能破坏阴平阳秘，就不会阴阳失调。哪里有阴阳失调，哪里便有阴阳自和的状态、过程、能力的失常。

正如系统自组织理论所指出的，条件的变化如不改变系统的自组织过程，就不能改变系统的状态。人身之病归根到底是阴阳自和之病，阴阳自和失佳是最深的病机。

可以说，健亦健在阴阳自和上，病亦病在阴阳自和上。

第二，阴阳自和是愈病的枢机。

不但各种保健因素和致病因素只有通过阴阳自和的作用过程才能对人身的状态产生某种效应，而且各种治疗因素也只有通过调理阴阳自和的能力和过程才能从深层次调整阴阳的状态。

中医学的一个重要特色是其治疗深度，即其治则、治法、方药、针灸的治疗作用点，大多在深层机制，是通过调理阴阳自和而发挥作用，故不仅可同病异治、异病同治，而且同一方、同一药可同时产生多种不同的治疗效应，即所谓"施治于外，神应于中""一推其本，诸证悉除"者。

治病愈病归根到底是通过阴阳自和而奏效的，调阴阳自和是最深的疗愈机制。

可以说，治亦治在阴阳自和上，愈亦愈在阴阳自和上。

第三，阴阳自和失常，无病不在。

阴阳自和作为愈病的枢机，不仅仅存在于仲景所论"若发汗、若吐、若下，若亡血、亡津液"的情况下，而是存在于《医宗金鉴》所论"不论中风、伤寒一切病"的情况下。

阴阳自和失常是一切病证最深的"病本"所在，只要没有阴阳离决，不论病的程度如何，阴阳自和的能力和过程仍然存在。

阴阳自和的失常，失的是阴阳自和的能力之"常"、机制之"常"，问题只在于"自和"的能力和过程失常的性质和程度不同。要么内伤自耗使"自和"能力削弱，要么外邪过盛使"自和"能力相对不足，要么"自和"过程受到干扰，"自和"不顺；不是不欲"自和"，不是不趋"自和"，而是"自和"的力量不足，欲"自和"而不佳、不能。

第四，顺阴阳自和之势而调之。

阴阳自和是愈病枢机，临床诊治应察其"自和"而不佳、不能的病情，顺其"自和"之势而调之，助其"自和"由"不佳"转化为"佳"、由"不能"转化为"能"，可从根本上扭转病机。

在临床复杂的病变中，具体方法可以多种多样，根据仲景以来的认识和实践，最少可分为 3 种基本情况。

一是"待自和"，即诊其病势，知可"自和"，不药不治，待其自愈。

二是"助自和"，即虽有"自和"之力，但有邪有损，单靠"自和"之力不足自愈，可因"自和"之势，扶正祛邪，助其"自和"而愈。

三是"调自和"，即"自和"之力虚弱，"自和"过程遏阻，需对阴阳"自和"的能力和过程进行深度调理，增其能力，畅其过程，强其"自和"而愈。

第五，立调理阴阳自和之法。

因阴阳自和之机而用，是最深最活的治疗原理，应立为临床治疗的专门法则。根据已有的认识，可以概括为"调其阴阳之所自，阴阳自和必自愈"，可称为"阴阳自和法"。

所谓"调其阴阳之所自"，是指对阴阳自和的能力和过程的调理，包括对阴阳各自的运化过程的调理，对阴阳之间互根、互用、互制、互斥等相互作用的调理，对阴阳趋和机制和过程的调理，及对有碍阴阳"自和"的虚损及病邪的诊治等。

其具体方法和方药，可以在对现有调理阴阳的多种方法和方药进行挖掘的基础上予以发挥和创造。

第六，"有病不治，常得中医"。

中国历来有"有病不治，常得中医"之说，或称"病不服药，常得中医""病不服药，如得中医"，《汉书·艺文志》记为谚语，在医界称为"八字金丹"。

"中医"者，不药而自愈也，是说在许多情况下，有病可不求医而求自愈，实际上是对阴阳自和规律的朴素认识和运用，许多医家熟谙此法。

徐大椿的《医学源流论》中有"病有不必服药论"等篇专论此道曰：

"外感内伤，皆有现症。约略治之，自能向愈。况病情轻者，虽不服药，亦能渐痊；即病势危迫，医者苟无大误，邪气渐退，亦自能向安。"

"天下之病，竟有不宜服药者……如无至稳必效之方，不过以身试药，则宁可以不服药为中医矣。"

"病之在人，有不治自愈者，有不治难愈者，有不治竟不愈而死者。其自愈之疾，诚不必服药；若难愈及不愈之疾，固当服药。"

这种"不药为中医"的观点和方法，包含着依靠、调动、发挥阴阳自和的能力和趋势以防治疾病的原理的基本思想，值得深入地挖掘和阐发。

当然，相对于人身自组织机制和规律的客观存在来说，阴阳自和概念所反映的还远不够全面和准确，理论认识和临床应用还不够深入和充分，还没有建立起专门的关于人身自组织的概念和理论，迫切需要吸收和运用现代系统自组织理论，把这方面的研究进一步展开和深化，这是中医现代研究的一个重大课题。

中医学的"阴阳自和"论具有极高的科学价值。尽管它在理论上尚不完备，但它毕竟从一定角度触及并有效地驾驭了人的自组织特性和规律，为研究人身自组织现象打开了一扇大门，由此前进，可全面揭示人的健康和疾病乃至整个生命活动过程的自组织特性和规律，这不仅会有力地促进中医学和中西医结合研究的发展，而且将对整个医学和现代科学作出重要贡献。

四、"五行"模式驾驭五藏自稳规律

五行学说源远流长，在漫漫历史长河中难免会泥沙俱下而使其光彩淡没。五行学说的存废之争已有几起几落，迄今未已。近世各种肯定五行学说的观点，多为指其唯物主义思想，这当然应当首先指出和肯定。同时也不可否认，五行理论在归类、说理等方面确有不少机械、牵强之处，整个理论有待改造和发展。但是，对五行学说的研究至今并不透彻，它所包含的一些深刻的科学原理，至今并没有真正认识清楚。

爱因斯坦讲，真理必须一次又一次地为强有力的性格的人重新刻勒，而且总是使之适应于雕塑家为之工作的那个时刻表的需要。现代科学为我们提供了一个新的时刻表，系统自组织理论使我们从一个新的角度来重新认识五行学说，拂去历史的尘埃，去发现五行学说闪耀的灿烂的科学之光。五行学说的科学价值主要的不在其唯物主义观点，而在方法论，它是描述机体自稳定的一个模型，为研究和掌握机体的自稳定提供了理论，开辟了道路。

1. 五行自稳模型

五行学说的主旨，在于用木、火、土、金、水 5 种物质的属性及其内在关系，来类比说明人体脏腑之间生理、病理的相互联系与相互作用，用以指导诊断和治疗疾病。因此，五行学说的价值，更主要的在于其方法论意义，有人干脆把它称为"说理工具"。

有人说，五行过于机械，不如阴阳辩证。阴与阳之间是对立统一的，是互根、互用，对立制约的，而五行之间不具有这种辩证关系，其生、克、乘、侮的作用都是单向的，不可逆的，不具有阴阳那样的辩证性。其实，这正是五行的独到之处，正是五行的这种特点，有效地弥补了阴阳学说的不足。

五行学说的重要科学贡献在于，它用五行之间的生、克、乘、侮关系网，来类比说明人身"五藏"这 5 个功能子系统之间的相互作用关系，进而说明由这个相互作用网建立和维持的整体的有序稳定正常与否的机制和规律，可称为"五行自稳模型"。

五行模型具有阴阳模型不可替代的作用。阴阳和五行是从两种不同的角度或层次进行的描述和调节，阴阳主要是把人身之气分为阴阳两个方面，从其矛盾关系进行矛盾调节；而五行则是以五藏为核心，反映了五藏之间的生、克、乘、侮关系，是一种反馈调节。

五行模型在性质上不同于阴阳模型，反映了阴阳模型无法反映的许多重要内容，解决了阴阳模型所无法解决的一些问题，能够处理更加复杂的相互关系，特别是用来描述人的五藏之间的关系，因此，五行自稳模型是对阴阳模型必然的、恰到好处的补充。

需要指出的是，根据中医学的临床实践和现代研究的事实，遵循五行之间生、克、乘、侮关系的，是超解剖的 5 个功能子系统"五藏"，而不是解剖学器官"五脏"。对五行的方法论研究须与"五藏"紧密地联系起来。

五行模型的主要内容是：

第一，五行模型表达了人体以五藏为核心的自组织机制。

　　如果说，阴阳自和是从阴与阳之间的相互作用来说明人的自组织性，那么，五行则是从五藏之间的生、克、乘、侮关系来说明人的自组织性。它以木、火、土、金、水五行来类比肝、心、脾、肺、肾五藏，以五行之间的生、克、乘、侮关系来说明五藏之间的相互作用的关系，把人理解为包含着像五藏这样 5 个子系统的一个巨系统，从这 5 个子系统的相互作用，来说明机体保持稳定的机制。

　　这种稳定机制的特点，不是靠中枢控制，不是靠特异性物质成分的作用，不同于已知的神经、免疫、内分泌等调节机制，而是一种反馈控制，是通过反馈保持稳定的一种自组织机制。

　　坎农、维纳等人虽然提出了机体保持内稳态机制的一些认识，但五藏这种通过子系统之间的反馈作用来实现和保持稳定的机制还落在其视野之外，因而研究和开发五藏之间的自组织机制对于生理学、病理学和治疗学都有重大意义。

　　第二，五行模型表达了机体对外来刺激的自主性反应机制。

　　环境对于机体的各种作用因素（包括营养作用、致病作用、治疗作用等），都要引起一藏或多藏的反应或变化，而任何一藏的反应或变化，必然沿着生或克的途径作用于相关的藏，引起相关藏的反应或变化，也引起整个五藏关系网的反应或变化。由于反馈机制的存在，特别是由于负反馈的存在，反应或变化的总结果是稳定。

　　例如，肝木亢盛沿着"生"的方向引起心、脾、肺藏趋亢，而肺藏趋亢又反馈回来克肝，使肝复平，其他各藏也在这种被生又被克的相互作用过程中发生着偏离又回复到正常，因而五藏在整体上保持着稳定。

　　这样，五藏就按五行关系形成一个反馈调节系统，它是环境作用与机体反应之间的一个中介环节，外来的一切作用因素都要经过它的加工处理，其处理结果作为机体的反应表现出来。这种加工包括对外来作用因素的吸收、同化、耗散、转换、放大、缩小、滞留等，使机体所作出的反应具有适应、缓冲、抵抗、变性、触发、衰减、滞后等，在整体上表现为病或不病。

　　恩格斯在 100 年前指出的："机械的、物理的反应（换言之，热等等），随着每次反应的发生而耗尽了……有机的物体具有独立的反应力，新的反应必须以它为中介。"[①]

　　五行学说实际上正是揭示了机体这样一种自主性反应机制，即以五藏为核心形成一个反馈调节系统，外来的一切作用因素，都首先作用于这个反馈调节系统，引起它的一系列运动，其结果才是机体作出的反应。

　　第四，五行模型表达了机体的"目的性"机制。

　　所谓"目的性"，是指系统不受初始条件的制约，在边界条件的变动中，自发地走向并保持在目标值上的特性。

　　阴阳自和论从阴阳学说的角度表达了机体通过阴气和阳气的运化，自发地走向并保持在阴平阳秘状态的"目的性"，而五行模型则是从五藏的相互作用上，表达了机体自我保持稳定的"目的性"，因而它是一种自稳模型。

---

① 恩格斯.自然辩证法［M］.北京：人民出版社，1984：277

在内外条件变化的冲击下，五藏的现实状态不可能是恒定不变的，某些条件会引起某藏的变化，而另外的条件会引起另外某藏的变化，由于五藏之间存在着生克乘侮的反馈关系网，任何一藏的变化都会引起其他各藏的变化，而变化的总结果是五藏在整体上保持稳定。因此，它实际上是机体的一个"内稳定器"，条件的变化可引起五藏的变化，但变化的结果是稳定，使机体在内外条件变化的冲击下能够保持在目标值上。

总之，用五行学说所描述的五藏之间通过生克乘侮关系形成的在运动和变化中保持稳定的机制，是机体自我保持稳定的一种自稳模型，它在机体的自我调节过程中发挥着"内稳定器"的作用，是机体防御机制和调节反应机制的重要内容，在抗病和祛病中具有重要地位。

2. 五行自稳调节的特点

五行模型所表达的自稳调节机制，与已知的各种自我调节机制有许多不同。它是以中医学对人的特有理解为基础，以中医所认识的五藏系统为核心，反映了人体内更具复杂性的一种自组织机制，具有其他模型所没有的一些突出特点。

（1）多体关系：阴阳模型所反映的只是阴与阳之间的"两体"关系，而五行模型所反映的是肝、心、脾、肺、肾五藏之间的"五体"关系。阴阳模型可以描述或处理五藏之中两藏之间的关系，或每一藏的阴阳关系，但无法从整体上同时描述和处理五藏之间的五体关系。五体关系比两体关系复杂得多，具有两体关系所没有的一些特定的相互作用机制和规律，只有运用五行模型才能恰当地描述和处理之。

（2）多向作用：阴阳之间的两体关系是双向的，只有阴对阳的作用和阳对阴的作用，而五藏之间的相互作用却是多向的，每一藏都在4个方向上同时与其他4藏相互作用着。五藏之间的相互作用包括方向不同、性质不同的生、克、乘、侮4种作用，形成一个相互关系网，每一行都是这个网上的一个纽结，处在"我生""生我""我克""克我"的交叉点上。因此，每一行都不是孤立的，其变化既根于4个方向相互作用的变化，又引起4个方向的相关变化。

（3）不可逆性：五藏之间的生克乘侮关系是不可逆的，即在同一个作用通道上，作用有方向性，不可倒逆，如《素问·玉机真藏论》所说："神转不回，回则不转，乃失其机。"生的方向是：肝木→心火→脾土→肺金→肾水→肝木……，前后两藏之间是"母"与"子"的关系；克的方向是肝木→脾土→肾水→心火→肺金→肝木……，前后两藏之间是"胜"与"不胜"的关系。

相乘、反侮两种作用虽然也发生在相克的通道上，但是指过度克制的病态，其作用方向与相克相同或相反，相乘和反侮的作用也是不可逆的。用五行模型反映的五藏之间相互作用的这种不可逆性，是人的生命自组织机制的本质性特征之一。

（4）反馈调节：五行之间的相互作用是单向的，又有相生和相克两条作用通道，形成"比相生而间相胜"（相邻的两行相生，相间隔的两行相克）的相互关系，这样就在五行之间建立起了循环回路，任何一行的变化在作用到第四行时，其效应就从回路中反馈回来再影响其自身,形成反馈控制机制。例如,当肝木偏盛时,沿着"生"的通道对心火、脾土、肺金产生"相生"的作用,但相生作用达到肺金时,其对肺金的作用效应又沿着"克"的通道反馈回来克肝木自身,可使其偏盛状态回复到平和状态。这即是由五行模型所反映的反馈调节机制。五藏通过这种反馈调节能够自我保持稳定,是作为"内稳定器"的一种反馈式自我调节机制。

(5)整体稳定:五行之间的生克制化关系实际上构成一个反馈回路网,每一行都是这个网上的一个纽结,因此,任何一行的任何变化,无论是"原发"的还是"继发"(被生或被克)的,都要沿着"生"的通道对其相生之行产生相生作用,而其结果又沿着相克的通道反馈回来克其自身,再回到原有的状态。例如,肝木发生变化,会使心、脾、肺、肾各藏都受到"相生"作用,发生"被生"性变化;同时,各藏又从反馈回路受到"相克"的作用,发生"被克"性变化;这样,不但肝木的"原发"性变化被克服,而且每一藏都发生了"被生"又"被克"的两次变化,又都回到了原有的正常状态。这样的变化实际上可以从任何一藏的"原发"性变化开始,其结果都是"藏藏动,总为平",即每一藏都变化过了,总结果是整体上保持稳定。

3. 五行之后——"N 行"

五行学说面临的不是存废问题,而是如何挖掘和发展。

(1)五行学说的科学价值:从实践的观点和现代科学的观点来看,五行学说具有重要的临床实用价值和科学价值。

第一,五行学说的实用价值已经在临床显示出来。

其中最为重要的是,以五行来类比说明五藏属性和功能,用五行之间的关系来说明五藏之间的递相资生、递相制约的关系。实践证明,五藏之间的确存在这种相互关系。

例如,肾(水)之精以养肝,肝(木)藏血以济心,心(火)之热以温脾,脾(土)化生水谷精微以充肺,肺(金)清肃下行以助肾水。同时,肺(金)气清肃下降,可以抑制肝阳的上亢;肝(木)的条达,可以疏泄脾土的壅郁;脾(土)的运化,可以制止肾水的泛滥;肾(水)的滋润,可以防止心火的亢烈;心(火)的阳热,可以制约肺金清肃的太过,等等。

五藏之间递相资生和制约的这种关系,为诊断和理解脏腑病证及其相互之间的传变提供了依据。例如,肝病可以传脾,是木乘土;脾病也可以影响肝,是土侮木;肝脾同病,相互影响,即木郁土虚或土壅木郁;肝病影响心为母病及子,影响肺为木侮金,影响肾为子病及母,等等。

在临床上,五藏之间的这种相互关系可以为防治疾病服务。

《难经》提出:"虚则补其母,实则泻其子";《金匮要略》提出:"见肝之病,知肝传脾,当先实脾",这都是把五行理论运用于防治的重要原则。

在脏腑病证的治疗中,更广泛地运用着五藏之间的这种相互资生和相互制约的关系,制有培土生金、滋水涵木、壮水制火等法,这些治法都是相当有效的,许多医家都有自己的创造性发挥。

第二,五行反映了人身的自组织机制。

从现代科学的眼光来看,五行学说的确反映了人身上客观存在的相互作用关系,特别是具体地反映了五藏之间可以用五行关系来描述的相互作用,确实包含着相当深刻的科学内涵,它与现代系统自组织理论十分吻合。

问题在于,医学的其他理论还没有能够认识和反映人身上客观存在的这类相互作用机制,只有中医学的五行学说从特定的角度作了一定的反映和描述,这种反映和描述现在看是不够充分和完备的,但这不是废除它的理由。

科学的态度首先是充分肯定,其次才是分析局限、开拓发展、使其完善。

第三,五行模型相当严格地符合拓扑学的一些基本原则。

拓扑学是 20 世纪 20 年代以来形成的现代数学分支,它研究几何图形在连续变形下的不变的整体性质。五行模型所反映的五藏之间按生克制化关系形成的反馈网,符合拓扑学"有两个以上奇点的图形不能一笔画出"的定理。

按拓扑学这一定理,能一笔画出的图形只能有一个奇点,即组成该系统的要素的个数必须是奇素数(素数是大于 1 而只能被 1 和它本身整除的整数,除了 2 以外,所有素数都是奇素数,如 3、5、7、11、13、17、19、23、29 等)。

在由奇素数形成的系统中,任一要素与其他所有要素都有关系,但任何两要素之间的关系都是单向的,任一要素所处的关系的总数为"N−1"种(N 为系统中要素的个数),要素所处的每一种关系都可形成一个闭合环(即"一笔画出而不重复"),但各种关系所形成的闭合环互不重叠。

五行模型严格地符合这些原则,如五行的"5"是个奇素数,五行中任一行与其他所有的行都有相互关系,且每一行所处的关系的总数为 5−1=4,即我生、生我、我克、克我,每一种关系都是单向的,按其中的任何一种关系都可以把木、火、土、金、水这五行一笔连画出来而不重复,而按 4 种相互关系所画出的闭合环不相重叠。

(2)五行学说的局限性:有人说,五行学说的局限关键在于"五"的机械性。

"五"的确有它的机械性,在用五行来讨论和说明问题时,要素数不足于"五"的要扩充到五,大于"五"的要归并为五,因而不能精确地反映和描述"五"之外的多种类型的事物。但是,从现代科学的角度来看,"五"又是非常科学的,非常深刻的,需要特别注意两点:

第一,从拓扑学的观点来讲,在奇素数序列中,中医选择了 5,而不是 3,表明了对系统的复杂度的认识已从 3 上升到 5。

包含着 5 个要素的系统的内部相互作用关系,要比只包含 3 个要素的系统复杂得多,"五行"模型的内容要比"三行"模型丰富得多,能比"三行"更好地与人体复杂巨系统相吻合。当然,它还没有发展到能够反映和描述包含着 7 个、11 个、13 个等等更多要素的系统的相互作用关系,这是其局限所在。

第二,从方法论的角度来讲,五行作为一种模型,它较好地符合了模型方法的基本要求。

模型是对原型的简化，是对多种多样具体事物的共同特点的抽象和模式化，不简化、抽象化、模式化就不具有方法的作用，但这样一来，模型就与现实的各种具体事物有一定的距离。

模型就是模型，它不是原型，不是现实事物本身，在方法论上模型必须执简驭繁，用一个模型来同时反映或描述多个事物的共同特征，事物的有些特征必然地落在模型之外。如果要求模型完美无缺地反映或描述所有有关对象的所有特征，那就必须按每一具体事物来制定一种模型。

例如，反映三焦关系要制定三行模型，反映四时关系要制定四行模型，反映六腑关系要制定六行模型，反映七情关系要制定七行模型，反映五脏六腑的综合关系要制定十一行模型，反映人体数以亿计的细胞的相互关系要制定亿行模型，如果需要反映的关系有一万种类型，就要制定一万个模型，这样一来，虽然每一模型都与具体事物完全一致起来，但这种模型就不再是模型，它再也没有任何方法论意义。

不要说模型以万计，就是在医生面前摆上几十个模型，实际运用起来也就不能执简驭繁，也就不能真正发挥模型的方法作用。因此，必须从方法论的角度来认识"五"的意义，它是对各种较为复杂现象的简化、抽象、模式化，是一种执简驭繁的模型。要求制定一个模型，能够充分和完备地反映每一具体事物的所有特征，并以此来要求五行模型，是不懂方法论的表现。

（3）五行学说的发展：五行学说需要发展，这包括以下两个方面的问题。

第一，五行学说本身的进一步丰富和完善。

这主要包括以下几方面的工作：要把五行学说的科学精华进行更深入和充分的挖掘和阐发，让人们更广泛、更准确地理解和掌握五行模型；要把中医用五行所反映和描述的五藏关系更清楚地揭示出来，在临床上更加自觉地运用五行模型来防治脏腑病证；要在此基础上向前开拓，研究和揭示人体内其他可以用五行模型来反映和描述的相互作用关系，并用于临床。

同时，对于运用五行模型反映和描述具体对象时，该对象有哪些内容被扭曲或落在了模型之外，要尽可能地作出研究和说明，提出处置办法，以弥补模型方法的简化所带来的局限。

第二，要考虑"五行之后"。所谓"五行之后"，就是要发展比五行更复杂一些的模型，以反映和描述用五行模型难以反映和描述的更复杂的对象。

按照奇素数序列，可以考虑发展"七行""十一行""十三行"等等模型，可概称为"N行"。

例如，"七行"可反映和描述包含7个要素的相互作用关系网，其中每一行所处的关系有6种（7–1=6）；"十一行"可反映和描述包含11个要素的相互作用关系网，其中每一个要素所处的关系有10种（11–1=10）。

要研究和制定这种新模型，首先要对于人体内各种复杂的相互作用关系有更深入和全面的认识，只有认识了人身上现实的、更复杂的相互作用关系，才可能从中抽象出新的模型，也才有制定新模型的现实需要和具体用场。

目前这可能还只是一种大胆的设想，具体的研究和制定还有很长的路要走，但不管怎样，这是五行学说提示的一种方向，也是五行学说发展的前景。

五、自主调理是医学防治的根本原理

要承认和理解人的自组织特性，就必须承认和理解机体的自组织机制在发病和愈病中的枢机性地位和作用。因此，依靠和推动机体的自组织机制进行自主性调理，应当是防治疾病的基本战略，是治疗学的第一原理。

1. 治疗深度问题

研究和理解依靠机体的自组织机制进行自主调理，需要提出和研究治疗深度问题。

（1）治疗深度：所谓治疗深度，就是治疗在什么层次发挥作用和通过什么机制发挥作用的问题。

治疗深度主要包括以下两个问题。

第一，治疗的层次性和加强深度治疗的问题。

人的疾病有层次性，治疗也要有层次。如何按照病变的层次性有层次地进行治疗，重在深层次治疗，直达最深层次？

第二，治疗手段如何推动机体自主调节机制发挥作用的问题。

人的机体具有自主调节机制，如何尊重机体的这种自主调节机制在发病和治疗中的主体地位，运用治疗手段推动和发挥这种自主调节机制的能力和作用进行自主调理？

中医和西医两种治疗原理的差异，突出地表现在治疗深度上。

西医的特异模式在治疗深度上相对较浅，中医的治本模式在治疗深度上相对较深。

目前在中西医结合研究中，对于这个问题还没有引起足够的重视，在临床治疗中存在着某些表浅化、简单化倾向，治疗往往乐于从便从简，甚至把中医的治本模式改造为西医的特异模式。有不少的研究表现出明显的舍本逐末倾向，打着各种时髦的幌子，人云亦云，亦步亦趋，匆匆于见菌杀菌，见炎消炎，脂高降脂，糖高降糖，忽视和抹杀中医重在深度治疗的特色。

昔有王应震经验之论："见痰休治痰，见血休治血，无汗不发汗，有热莫攻热，喘生休耗气，精遗不涩泄，明得个中趣，方是医中杰。行医不识气，治法从何据，堪笑道中人，未到知音处。"①

而今却有大不以为然者，称："怎么能见痰休治痰、见血休治血呢？有痰不治、有血不治，还治什么？"这是对中医治疗本质未洞见精髓之论。

（2）治疗的层次性：治疗深度首先是治疗的层次问题。除少数较简单的疾病外，大多数疾病的发生、发展都程度不同地具有层次性。这种层次性可以表现在形态结构上，也可以表现在功能活动上，更可以表现在时间过程上、逻辑上。

---

① 张景岳.类经［M］.北京：人民卫生出版社，1982：323

例如，发生在器官、组织、细胞、分子等不同结构水平的病变的层次性，熵病、功能子系统病、功能 A 病、器质性疾病、功能 B 病等不同病变阶段的层次性，原发性病变与继发性病变、原经病与传经病等不同病变过程的层次性，等等。

这些不同病变层次之间有着质的差别，又有着相互作用，在因果关系上，形成一次因果、二次因果、三次因果及更深层次的因果链；在现象与本质的关系上，有着一级本质、二级本质、三级本质及更深层次本质的不同。

一般来说，只要存在着层次性，深层的病因、深层的本质，无论对于病变，还是对于治疗，都更具有决定意义。

人的疾病有层次性，治疗的作用究竟发挥在什么层次上，才符合疾病的实际，才更加科学？

应确立治疗的层次原则，治疗要分层次，发生在不同层次上的病变，或病变在不同层次上的内容，要按相应的层次进行诊治。对于这个问题，整个治疗学还没有作出明确的研究和回答，临床诊治对治疗深度注意不够，达不到必要的深度，影响和限制着疗效的提高，甚或造成误治和医源性疾病。在较复杂的疾病特别是大病、难病的治疗中，这个问题显得尤为突出。

治疗深度的难点是如何加强深度治疗问题。如何按照病变的实际深度，把治疗的作用发挥到最深层次和最深机制，是治疗深度问题的重点，也是其难点。

应确立治疗的深度原则，按照病变的层次性有层次地治疗直达最深层次。

（3）推动机体自主调理：治疗深度的核心是如何发挥机体的自主调节作用的问题。治疗的深度不仅要达到病变所定位的结构层次或演变所达到的阶段，而且要有效地驾驭和调节影响着病变的基本机制和规律。病变是机体与致病因素相互作用的结果，无论是病变的发生和发展，还是病变的治疗与痊愈，机体始终处于主体地位，在自主性地发挥着作用。

是单纯地依靠药物发挥对病因和病理的直接纠正作用，还是通过治疗手段依靠、调动、发挥机体固有的自我调节能力而祛病，这是治疗的两种不同作用机制，也是两种不同的治疗原理。

治疗深度的更根本的问题，就是如何抓住机体的自主调节机制与致病作用过程之间的矛盾，通过调动和发挥机体的自主调节能力来防治疾病。

应确立治疗的自主原则，如实地把机体的自主调节机制理解为病变矛盾运动的主导方面，努力推动机体自身发挥愈病作用。

2. 自主调理是治疗学的发展方向

治疗学的未来发展方向是什么？根据人的实际和现代科学提供的启示，根本方向是深入地研究和掌握人的自组织机制，依靠和推动机体进行自主调理。如何推动和发挥机体的自愈机制和能力进行自主调理，是治疗学的一个基本原理问题，是治疗深度能否达到最深病本的问题。

（1）发展更加完备的治疗原理：人的疾病归根到底是治好的还是自愈的？

对于这个问题，医学界存在着不同甚至截然相反的回答，中医和西医的认识也明显不同。有两点是十分明确的：

一是有些疾病的确可以不医不药而自愈，就如中国历来所讲的，"有病不治，常得中医"。

二是有些疾病必须问医用药进行治疗，不治疗就不能痊愈甚至死亡。

目前认识上的差异和争论更突出地表现在上述第二种情况下，即在需要医治的时候，治疗作用和机体自愈机制各处于什么地位，是一种什么关系？在疾病的整个治疗和痊愈的过程中，机体的自愈机制和能力是处于基础地位并发挥主导性作用呢，还是仅仅是可借用力量或者可有可无呢？

治疗学中已有的"修理模式"轻视或无视机体的自愈机制；"特异模式"虽然在一定程度上注意到了机体的自愈机制，但仅仅把它作为可借用力量，没有把它放在中枢的地位；中医的"治本模式"十分强调机体的自愈机制，把它放在中枢的地位，从发病与治病的统一上把它理解为病之本、治之本。

中医学的自主性原理深刻地反映着人的自组织特性，驾驭着人的自主调理机制，更符合未来治疗学发展的方向，应当充分发挥其优势，发展为具有现代意义的自主调理原理。这种治疗原理的不可缺少的基本点有：把人的疾病理解为人的生命过程发生的异常，机体与致病因素的矛盾运动贯穿于病变的全过程；机体的抗病、愈病机制和能力是矛盾的主导方面，是祛病、愈病的基础，通过治疗手段调动和发挥它的积极作用，是治疗取效的关键环节；治疗活动应当紧紧抓住这一关键环节，同时采取必要的手段以祛除致病因素的作用，推动矛盾转向健康；要充分认识病变的不同阶段所具有的不同时相性和层次性，不同的时相和层次要有不同的治疗方法，据此选择和设计治本的与治标的、特异的与非特异的等多种治疗手段；要根据实际情况有层次地治疗，可以有"修理"式治疗，可以有"特异"式治疗，更可以有"治本"式治疗，把各种治疗模式融于统一的治疗体系之内；"治本"是贯穿于各种治疗中的一条红线；依靠、推动、发挥机体固有的抗病、祛病、愈病的机制和能力进行自主调理，应当是治疗学的第一原理。

（2）机体自主调理机制是发病和愈病的基础：不能怀疑和否定治疗手段对于祛除疾病的重要作用，和在一定条件下的决定性意义。但是，更不能怀疑和否定，机体与疾病的矛盾是贯穿于一切疾病和疾病的一切阶段的基本矛盾，从根本上决定着疾病的发生、发展、转归、痊愈，疾病的向愈都必须以机体与疾病的矛盾的良性转化为基础，归根到底，疾病主要是靠机体自身的力量痊愈的。

从人类的疾病史和治疗史的角度来看，人的疾病已有300万年历史，而真正意义上的医疗活动和医学知识不过万年左右，这就是说，人类的历史有99%以上的时间是"缺医少药"的，细胞病和分子病"缺医少药"的时间更长，然而，人类并没有被疾病征服，更没有被疾病消灭，而是战胜了疾病，实现了进化，靠的是什么？

很明白，是生命的自组织机制，是机体对内外环境的复杂作用能够防御、调节、适应的机制和能力，是机体对于自身所发生的异常（病变）自主性地调节、恢复到正常值并保持稳定的机制和能力。

生命和人类在纯自然的演化过程中付出了重大的代价，有些生命被疾病夺走了，有些生命被自然条件淘汰了，但有些生命被自然条件选择了，也被疾病选择了，它因适应环境并有战胜疾病的能力而被保存和发展下来，现有的生命和人类，如果不具有适应环境和战胜疾病的基本的能力，就不可能存在和发展到今天。

生命和人类在进化过程中所形成的与疾病的这种规律性关系，应当反映到治疗学的基本原则之中。

（3）治疗学正走向自主调理：医学家们早就注意到了人的自愈力，在今天很难找到完全否认自愈力的人，问题在于把它摆在什么位置。

目前存在的一种矛盾现象是，在理论上承认人的自愈力，但在治疗原理中没有它的具体位置；许多医生口头讲人有自愈力，但在具体治疗中，却把它抛在脑后，在医生手中，病人及其机体成了被动地被修理的东西。

这种矛盾进一步反映为诊断与治疗的矛盾，新的诊断技术迅速发展，很多疾病很快确诊，但确诊之后往往没有理想的治疗方法，运用手术和各种特异性治疗效果常不理想，一个根本性的缺陷就是没有把人体自身的愈病机制和能力设计到整个治疗方案之内，没有采取依靠它、调动它、发挥它的作用的措施。

一些重病、难治病患者，包括一些癌症患者，通过各种方法发挥机体的自愈作用，往往能够防止病情恶化或者向愈甚至痊愈，由此显示了这条规律的客观存在和可驾驭性。

20世纪以来，不少有见识的医学家已经明确地意识到这个问题并提出了自己的见解，认为"治疗学的第一原则是自然痊愈力的利用"。

美国医学家安东·威格英尔在倡导"自然医学"时提出一套理论，主张保护和运用人体的自然功能来防治疾病，并以亲身征服自己的癌症来实践，他说：

"人体固有抵抗各种疾病的自愈能力，只要不用化学药品、动物脂肪侵袭它，而用天然植物中存在的大量丰富的营养来滋补它，人体的这种自愈能力就能充分发挥。"[①]

我国学者近些年来也一再提出这类观点：

"任何有效的治疗不过是为痊愈创造了有利条件，或者缓解了病情，为机体自愈争得了时间。疾病的痊愈终归还得依靠人体本身的自愈能力，包括免疫、防御、代偿、修复、适应等机能。"[②]

古人云："人之所病病疾多，而医之所病病道少。""医良则相，庸则匠。"欲为"医相"，不为"医匠"，关键是要知"病道"。

人的自组织机制是健康、疾病、愈病的枢机，自组织机制与致病因素之间的矛盾关系是最深之"病道"，可以说，健亦健在自组织，病亦病在自组织，调亦调在自组织。因此，运用治疗手段，依靠、调动、发挥机体固有的抗病、祛病、愈病的机制和能力进

---

① 彭瑞骢.医学辩证法试用教材［M］.大连：医学与哲学杂志社，1983：96

② 彭瑞骢.医学辩证法试用教材［M］.大连：医学与哲学杂志社，1983：103

行自主调理，是最要之"医道"，应当成为治疗学的最基本的原理。

治疗作用的对象是人，人是自然属性、社会属性、思维属性的统一体，对于这种对象的成功调节，不可能是工匠式的修理术，而应当是一门艺术，是运用特定手段推动人体进行自主性调节的艺术。研究和发展这种艺术，应当是新的治疗学的主要方向。

3. 推动机体自主调理的艺术

自主调理是中医学自主性原理在治疗学上的具体化，其核心是"治本"原则，建立了一整套治疗分层次、重在深层次、直达最深层次的治则和治法，形成了充分地发挥人的自主调节作用的调理艺术，深刻地体现着中医治疗学的特色，对于整个医学治疗学的发展具有重大意义。

中医学的自主调理原理的更杰出的贡献在于，它自觉不自觉地认识和掌握了人的自组织机制和能力，在治疗中实际地运用了人的这种机制和能力，提出了一系列依靠、调动、发挥机体的自组织机制进行自主调理的治则和治法，临床应用相当有效。

总结和发扬中医学自主调理的治则和治法，对于发展新的自主调理原理具有更直接的理论和实践价值。

中医学关于"治本"的一整套原则和方法是推动机体自主调理的一种艺术。中医学如实地把人理解为一个自组织系统，把人的自组织机制理解为健康、疾病、愈病的枢机，把发病和愈病都理解为机体的自主性反应过程，以"治病求本"为核心，提出了一整套依靠、调动、发挥机体的自组织机制进行自主调理的治疗原则和方法。

"治病求本"是中医治疗学的首要原则，这一原则立足于对人的病变的层次性的深刻理解，及对于深层次本质在病变中的决定性地位的正确认识，明确地提出了"标"与"本"的关系问题，贯彻到治疗中形成两个基本点：

一是标本论。这是层次原则，认为病有标本，治亦应区分标本，正确地认识和处理"根、本"与"枝、叶"的关系。明确指出："病有标本……知标本者，万举万当，不知标本，是谓妄行。""夫阴阳逆从标本之为道也，小而大，言一而知百病之害。"（《素问·标本病传论》）

二是治本论。这是深度原则，区分标本的目的，在于分清主次，抓住本质，把注意力集中于"治本"上，重在深度治疗。强调"善为医者，必责根本"，"病变万端，各有其本，一推其本，诸证悉除"。

中医重"本"治"本"，并不单纯是临床上一病一证的具体诊治方法，而是贯穿于预防、治疗、保健的各个领域，贯彻于防病、诊病、祛病、愈病的全过程，形成一套完整的"治本"体系，可概括为"防病知本，诊病求本，祛病治本，愈病固本"。

"防病知本"是指养生和治未病就要灌根养本。《吕氏春秋·尽数》曰："故凡养生，莫若知本，知本则疾无由至矣。"养生者，就是要养"根、本"以茂"枝、叶"，强调"澄其源而流自清，灌其根而枝乃茂"是"自然之经"。

"诊病求本"是指诊察疾病要分清标本，把握病本。对每一具体病人的具体病证，都要考察和分清其具体的标本关系，务究其本，强调"治病必求于本"，"圣人不察存亡，而察其所以然"。

"祛病治本"是指把治疗措施的作用点放在对"本"的调理上。"求本""治本"就是要把治疗推进到病的"所以然"处，执其枢要，可"众妙俱呈"。正如张景岳所说："病变虽多，其本则一。知病所从生，知乱所由起，而直取之，是为得一之道。譬之伐木而引其柢，则千枝万叶，莫得弗从矣。"①

"愈病固本"是指疾病的痊愈要以"固本"为基。"固本"是保证疗效、实现良好预后的基础。正足邪自去，养正积自消，未有正气复而邪不退者，亦未有正气竭而命不倾者。

由于"标"与"本"的划分具有相对性和层次性，"治本"究竟治在哪一个层次上？中医的"治本"原则有一种非常明确的思想，强调治要治到最深病本，即机体自主调理之"本"。最有代表性的是王冰注《内经》的经典论述：

"壮水之主，以制阳光；益火之源，以消阴翳。"

《素问·至真要大论》论曰："诸寒之而热者取之阴，热之而寒者取之阳，所谓求其属也。"王冰注曰："言益火之源，以消阴翳，壮水之主，以制阳光，故曰求其属也。夫粗工褊浅，学未精深，以热攻寒，以寒疗热，治热未已而冷疾已生，攻寒日深而热病更起，热起而中寒尚在，寒生而外热不除，欲攻寒则惧热不前，欲疗热则思寒又止，进退交战，危亟已臻，岂知藏府之源，有寒热温凉之主哉。取心者不必齐以热，取肾者不必齐以寒，但益心之阳，寒亦通行，强肾之阴，热之犹可。观斯之故，或治热以热，治寒以寒，万举万全，孰知其意，思方智极，理尽辞穷。"这里分析和论证了，以苦寒治热而热反增，非火之有余，乃真阴不足，阴不足则阳有余而为热，故当取之于阴，阴气复则热可自退，而不宜治火；以辛热治寒而寒反甚，非寒之有余，乃真阳不足，阳不足则阴有余而为寒，故当取之于阳，阳气复则寒可自消，而不宜攻寒。这一论断从理论上总结并提出了治疗最深病本的原则，"审证"要审到最深病机，"施治"要治到最深病本。

这一论断明确地把病变、病机分为3个层次，即："阳光"和"阴翳"——"水"和"火"——"水之主"和"火之源"，要求把治疗的作用点放在最深的那个层次。

第一层次是"阳光""阴翳"，这是"存亡"的表现，是标不是本，不宜直取。

第二层次是"水""火"，"阳光"的病本不在"火"而在"水"，是真阴不足；"阴翳"的病本不在"水"而在"火"，是真阳不足；故须阳病治阴，阴中求阳；阴病治阳，阳中求阴。

第三层次是"水"的真阴不足和"火"的真阳不足如何治？不是"壮水"，不是"益火"，而是"壮水之主"以治阴，阴气复而阳光制；"益火之源"以治阳，阳气复而阴翳消。

这一论断充分体现了中医"治本"原则的真谛，治疗作用的作用点既不是"阳光"和"阴翳"，也不是"水"和"火"，而是水之"主"、火之"源"，这才是最深病本

① 张景岳.类经［M］.北京：人民卫生出版社，1982：15

所在。

如果不分标本，见"阳光"就用治火的方法直治"阳光"，见"阴翳"就用攻寒的方法直治"阴翳"，必是粗工凶凶，难免误治、错治。

这个问题目前在临床上反映得仍然相当突出，诊病不分标本，治疗不分标本，治疗作用不达最深病本，往往不合病机实际，工与病标本不符，治疗必然隔靴搔痒，难以取效。

中医的这种直达最深病本的深度治疗在临床上具有相当的普遍性。

如关于"见痰休治痰"，就是不直治痰而治痰之病本。痰由津液在病理变化中转化而来，外感内伤均可在一定条件下引起津液停聚而成，可有痰流经络、痰伏筋骨、痰着筋膜、痰浊壅肺、痰迷心窍、痰郁气结、痰瘀互结、痰热风动等多种病机。不论何种病机，都存在着痰因病生，因痰生新病的层次性。因痰而病者，病为标，痰为本，治痰为治本；但痰由病生，痰为标，生痰之病为本，治痰必先治生痰之病，是为治病本之本。故见痰休治痰，应先治生痰之病。这里同样存在着病变的 3 个层次，应从最深层次着手调理。

【思考题】

1. 为什么说人是最典型的自组织系统？
2. 你怎么理解健康与疾病的本质在自组织？
3. 中医的自主调理有哪些特点？
4. 如何在理论和实践中切实贯彻和应用中医的自主性原理？
5. 结合实际，提出你对中医自主性原理的补充观点。